森岡正博

生命学に何ができるか

脳死・フェミニズム・優生思想

keiso shobo

はじめに

生と死の問題を、まったく新しい角度から見たい。

この本は、そういう思いから生まれた。

脳死移植、中絶、遺伝子操作などを、いままでになかったやり方で考えることができたら、面白いのではないか。

生命倫理というと、「善いか悪いか」にばかり目がゆく。だが、それ以前に、これらの問いにもっと違った方角から光を当てることができるんじゃないか。

たとえば、中絶の善悪が問われるときに、女性の権利と、胎児の生存権ばかりが強調されて、そこに「男の責任」が現われてこないのはなぜなのか。中絶を引き起こす原因となった、「男のセクシュアリティ」こそが、真に問われるべきではないのだろうか。それを通して、男から女へ、女から胎児へとつらなった、暴力の連鎖のネットワークの存在が見えてくる。

あるいは、子どもが脳死になったときに、頭ではそれを理解していても、どうしても死の実感がわかない人々がいる。彼らの話を聞いていると、脳死になってベッドに横たわっている子どもの身体に、「いないはずの人が、ありありと現われている」という感覚をもっていることがある。生とも死ともつかない、このようなリアリティについて、掘り下げて考えるべきじゃないのだろうか。

このようにして、生命倫理を、「人間とは何か」「科学技術はわれわれに何をもたらすのか」「現代文明は人間をどこに連れてゆこうとしているのか」という、さらにスケールの大きな問いに結びつけることもできるのではないか。

＊

私は、できるかぎりオリジナルな方法で、生命倫理の問いに挑戦した。

この本は、まず、脳死についてのエッセイから始まる。そのあと、脳死の最新事情を説明するが、読者はその事実に目を疑うであろう。そして「人と人とのかかわりあい」から見た人間の生と死について考える。他者から伝えられた「揺らぎ」が、さざ波のように伝わっていくことの可能性とは、いったい何か。

次に、日本の生命倫理の出発点である、一九七〇年代のウーマン・リブを取り上げる。あまり知られていないが、日本の現代的な生命倫理は、女性と障害者たちによって開始された。「自己肯定」をめぐって不屈の闘いを挑んだ彼らの運動から、われわれは多くのものを学べるのだ。フェミニズムからの問いかけを受けて、男である私は、とり乱してしまう。彼女たちからの問いに答えるための、男たちの生命倫理についても考える。

障害者たちは言った。「自分の子どもは、五体満足であってほしい」という、われわれの「内なる優生思想」こそが問題なのではないかと。その問いを、正面から受けとめてしまったとき、われわれは、何を考えなくてはならなくなるのか。ポイントは、「無力化」と「根源的な安心感」だ。

本の最後では、私の採用した「生命学」という方法について、できるかぎり分かりやすく説明してみた。

読んでいて、疑問が起きても、そのうちのいくつかは、読み進めるうちに解決されるようになっている。とくに第四章は、途中でやめたくなっても、ぜひ最後まで読んでほしい。とりわけ女性読者のみなさん（そのわけは、ここではまだ書けない）。

＊

本書では、「生命倫理」「生命倫理学」「生命学」「生命倫理への生命学的アプローチ」ということばを、使い分けた。まぎらわしいが、以下のような違いがある。

まず「生命倫理」とは、脳死や体外受精など、生命にかかわる諸問題について、人々が具体的に議論し、熟考し、行動したことを指す。たとえば、一九七〇年代にウーマン・リブの女性たちと、障害者たちは、中絶をめぐって激しく議論し、考えを深め、独自の運動を行なっていた。彼らが具体的に考えたことや、行動したことすべてが、彼らの生命倫理である。

「生命倫理学」とは、一九七〇年代に米国を中心に形成され、一九八〇年代に日本に輸入された「バイオエシックス bioethics」のことを言う。制度化された倫理学の枠内で、脳死や体外受精などの問題を議論する学問である。

「生命学」とは、私が提唱している学問の方法だ。人間の生と死や、生命世界のあり方を、独自の視点から探求し、自分の人生へと反映させてゆく知の方法のことだ。その内容は、本文を読んでいくうちに、徐々に分かるようになっている。最終章で、それをまとめてみた。「生命倫理学」とは、対照的な内容をもったものだ。

「生命倫理への生命学的アプローチ」とは、脳死や体外受精などの問題に対して、「生命学」の視点からアプローチすることを言う。そのことによって、われわれの「生命倫理」を、「生命学」のほうへ向かって、飛翔させようとするのである。

本文を読んでいて、混乱したら、いつでもここに戻ってきて、確かめてほしい。

「生命倫理への生命学的アプローチ」は、世界的に見ても、珍しいのではないかと思われる。本書では、「エコロジーへの生命学的アプローチ」に言及することができなかったのが残念だ。読者とともに、次の可能性に向かって、進んでゆきたい。

生命学に何ができるか

——脳死・フェミニズム・優生思想

目次

序　脳死との出会い

1

いままでこころの内にそっと秘めていたことを、語ろうと思う。

私は一九八九年に『脳死の人』という本を出版した。そこで、私は、脳死というものを、脳死の人をめぐる人と人との関わり方であると考えた。そして、家族の視点、親しかった人々の視点から、脳死というものをとらえようとした。この本は、当時の脳死論に一定のインパクトを与えることとなった。

一九八九年と言えば、脳死臓器移植問題が社会的に大きくクローズアップされ、テレビや新聞などのメディアでさかんに取り上げられていた時期である。京都に移ったばかりの私も、あちこちに引っぱり出されて、とまどいながらも発言を続けていた。

一九九〇年の夏、滋賀医科大学の学生から連絡があって、秋の学園祭で脳死など生命倫理の問題をとりあげるので、そのシンポジストになってほしいとのこと。断わる理由もないので、お引き受けすることにした。打ち合わせのために、三名の学生さんたちが、新築間もない私の職場へ訪ねてきた。そのうちのリーダー役らしいひとりの女性が、シンポジウムの狙いを語り、私に対する期待を語った。彼女は、私の『脳死の人』を読み、とても興味を持ったと言った。ぜひ、その本で展開したような意見を述べてほしいと。その女性、藤原好（よしみ）さんの、きらきら光る眼差しは、とても印象深く脳裏に刻み込まれた。

一九九〇年一〇月二八日に、滋賀医科大学で開催された公開討論会「日本におけるお任せ医療について――患者と医師の新しい関係を考える」は、とても好評だった。学生が主体となって作り上げた討論会らしく、参加したみんなが、それぞれ本音で語り合えた。藤原さんは、司会を無事にやり遂げた。すばらしい会だった。

一九九四年、私の職場で開催していた共同研究「生命と現代文明」で、現代医療と看護の問題をとりあげることになった。現場の一線で活躍されている看護婦の方や、医療現場で調査に当たっている学者の方に発表していただくことにした。そんなとき、ふと、四年前に出会った滋賀医科大学の藤原好さんのことを思い出した。彼女はもう卒業して、研修医になっているだろうか。あの生き生きとした、問題意識の旺盛な女性は、どんな医師になったのだろうか。もし、時間に余裕があるのなら、この共同研究会にオブザーバーとして出席してくれないだろうか。そうしたら、お互いに、きっと実りあるものになるはずだ。そう思って、彼女の自宅に研究会の案内状を出した。それを投函したあと、四年前のことを、なつかしく思い出した。会うのがとても楽しみだった。

数日後、電話が鳴った。

私は受話器を取った。

「森岡です」

一瞬の沈黙があって、女性の声がした。

「藤原と申します」

私はすぐにピンときた。

「藤原さん、お久しぶりです。お元気でしたか」

ちょっとうれしくなった。

しかし、電話の向こうから聞こえてきた返答は、想像を絶するものだった。

「私は、藤原好の母です」

「あ、はい」

「研究会の案内状ありがとうございました。ですが、好は、一年前に亡くなりました」

私は、どう反応していいのか分からなかった。

彼女は続けて言った。
「好は、脳死になって、亡くなりました」

2

私の『脳死の人』を読んで、私に講演を依頼しにきた二十七歳の医学生が、その三年後にヘルペス脳炎が原因で脳死の人となり、死んでしまった。私は、その事実を、どう受け止めればいいのか、まったく分からなかった。そう、まったく分からなかった。

この、宙吊りにされたような感じ。その人とは、たったの二回しか会ったことがない。人生で触れ合ったのは、ほんの一瞬にしかすぎない。私の脳裏には、その人の、若く元気だったときの姿が、そのまま焼き付いている。私は、彼女の脳死の姿を見ることもできなかったし、冷たくなった姿を見ることもできなかった。そのくらいの、たんなるゆきずりの他人にすぎない。

でも、私が受けたこの衝撃は、いったい何だろう。脳死になって死んだということを聞いた瞬間に、私のなかにわき起こってきた、このやるせない、切ない感情は何なのか。死のことを聞いた瞬間に私のなかに立ちのぼってきた、この生気に満ちた彼女のイメージは何なのか。「彼女は生きているはずだ、どこかで」という思いを断ち切ることができなかった。

しかし、彼女はすでに一年以上も前にこの世からは姿を消したわけで、その事実との落差が、私にはきつかった。それに、やっぱり、「脳死の人」になって死んだというのがつらかった。私たちは、あのとき、脳死についても語り合った。これから医師になっていく彼女にとって、脳死とは何かという話もした。脳死というできごとに、いまの医療の様々な問題が集約してあらわれているというような話もした。私の話に、彼女は真剣にメモを取っていた。ふと目をそらして、窓から外を眺めるときの、彼女の生気に満ちた表情はいまでも思い出す。

藤原好さんの母上、康子さんと会うことにした。

藤原康子さんは、好さんの死について淡々と語ってくれた。学園祭の準備のときには、私の『脳死の人』を興味深く読んで、とても面白がっていたと私に伝えた。彼女は、好さんの死後、その思い出をまとめるために、『飛翔』という文集を自費でまとめられた。そこには、好さんの脳死に至る経過や、彼女の友人・先生たちによる数多くの感動的な文章がおさめられている。

私はその文集を受け取って、パラパラとページをめくってみた。好さんの写真がたくさんある。友人や先生たちとの楽しそうな姿の数々。そのなかには、私と出会ったころのショートの髪型をした姿もある。ショートカットの下で揺れる、大きめのイヤリングは、とても素敵だった。その横顔を、ありありと思い出す。文集のなかに、学園祭のパンフレットが載っている。そしてその隣には、おそらく彼女が書いたと思われるメモがある。討論会のテーマを箇条書きにしたもので、「日本人の意識構造」「患者の権利意識」「医療現場における人間疎外」などの項目が並んでいる。私は、そのメモを、たしか打ち合わせのときに見た覚えがある。その記憶は、私を、そのメモを持っていた好さんの姿へと連れ戻してゆく。

三人の滋賀医科大学の学生さんたちが、私の職場を訪ねてきたとき。クーラーの入った部屋に彼らは入ってきて、誰かが私の壁にはってあるビートルズのポスターを指さして、ビートルズ好きなんですかと聞いた。そして私たちは、学園祭のテーマについて、語り合った。藤原好さんは、三人のなかでもいちばん年長であるらしく、話をまとめるのがうまかった。彼女は、最初は心理学の勉強をしていたこと、そのあとで医学部に入りなおしたことを教えてくれた。心理学から医学部というコースをたどったという話は、とても興味を引いた。だから、医療現場のインフォームド・コンセントなんていう話題を、自分から考えようとしているのだろうか。そう思った。当時、彼女は『脳死の人』に共鳴していたらしく（『飛翔』一八頁）、われわれのあいだの基本的な意思疎通はきわめてうまくできたように思う。

藤原康子さんから手渡された文集をめくりながら、そんなことが、一気に脳裏によみがえってきた。藤原さんは、この文集をぜひ私に読んでほしいと言った。私は、いまからすぐに読ませていただきますと答えた。そして彼女に、今度の研究会に来てみませんかとお誘いした。彼女は、こころよく受けてくれた。彼女と別れてから、私は自室に戻って、文集を舐めるように読んだ。

3

そのときの読書体験を、私はどのように表現すればいいのだろう。

二十九歳で脳死の人となって生を閉じた、藤原好さんという女性の「いのち」が、この文集のなかに脈打っている。その文集に文章を寄せたたくさんの人たちの「思い」のつながりあいのただ中に、彼女のいのちは、こうやって生き続けている。その思いのつながりのネットワークのなかに、こうやって文集を読んでいる私もまた組み込まれているのだ。そして、そのネットワークの細い糸を伝って、生々しいいのちの流れが私のこころのなかに入り込み、そして私のなかで存在しつづけていた好さんの姿にいのちを与え、それをなめらかに動かしはじめる。

好さんは、文集を読んでいる私のなかに、いまここで、生き続けている。なぜなら、私は、好さんの思いの熱さや、なまめかしさや、ほとばしるそのいのちの流れを、ありありとこの心身で実感できるからだ。この世界に物質としてはなにも存在しなくても、私はそういう流れをありありと感じることができる。そのような、なにか生きた塊のようなものとして、好さんは、いまここで生き続けているると思わざるを得なかった。私にとってまだ未知であった彼女の様々な姿が、私の前に開かれてくる。その濃密な時間の経過。しかしながら、彼女はすでに一年前に死んでいるのだ。もうこの世には存在していないのだ。読みながら、私は様々なことを記憶の底から思い出し、手が震えた。いまから思えば、そのときに私が思い出していたのは、好さんのことだけではなく、それまでに私がかかわりをもった別の幾人かの人間たちとの過去の出来事も、そこには含まれていたのにちがいない。好さんの文集は、そうやって、私個人の深い記憶の層の奥底にまでたしかに届いたのだった。

読み終ってから、私はしばし呆然と椅子に座り込んでいた。たったいま、この文集から立ち現われてきた彼女の生々しい姿と、その彼女が実は一年以上も前に死んでいるという事実とのギャップを、どういうふうに理解していいのか分からなかった。このやり切れない、せつなすぎる感情はいったい何なのか。それに加えて、もうひとつの謎が私を襲う。どうして、私の『脳死の人』に共鳴して私をたずねてくれた人が、そして私の出席するシンポジウムの企画・準備・司会をしてくれたその人が、そのすぐ後に脳死になって死んでしまったのか。あんなにせつない文集を一冊のこして。

文集『飛翔』は、ご両親によって編集された自費出版の書物である。少部数のため、脳死の現状に興味をもたれる方々のあいだにもほとんど出回っていない。好さんが私の本を読んで私を滋賀医科大学の学園祭で紹介してくれたように、私もまた好さんの生と死の一片を、読者に紹介したい。それが、亡くなった好さんから届けられた一冊の文集を手にして震えている私に課せられた、責務であると思うからである。

文集の冒頭に、藤原康子さん、藤原史和さんご両親による、好さんの死までの闘病の記録がある。これは、現代の病院医療の現実を知るうえでも貴重な記録である。そして、そこには、脳死になった好さんに対するご両親の生命観がみごとに表現されている。

好さんが発病したと思われるのは、一九九二年一二月一七日のことである。好さんは医大の近くの瀬田に一人住まい。この日は、京都市上桂の自宅に帰ってきたが、頭痛を訴える。解熱剤を飲んだが、三八度を超える熱があり、トイレで倒れた。そして昼ご飯を食べていたときに、お茶碗を握りしめたまま一分弱意識を失う。次の日、熱が三九度台まで上がり、開業医で診てもらうが、風邪であるから休養していれば治るだろうと言われる。同日、午後一一時二五分、痙攣発作がおきて意識を失い、冷汗が出る。すぐに救急車が呼ばれ、向日市にある救急病院に運び込まれる。CT、胸部レントゲンには異常がなく、これは「ヒステリー」であって、ストレス等の原因によるものであるという説明を受ける。

翌日、好さんの意識は回復する。このとき、母親の康子さんとベッドサイドで久しぶりにこころを開いた会話をする。康子さんは、もっと親に甘えてくれてもいいのにと、好さんを抱きしめる。次の日、好さんは親しい先生たちが自分を覗き込んでいるという一種の臨死体験らしいものを経験している。好さんの様子がおかしいので、康子さんは主治医に次のように言う。

様子がおかしいので主治医に会いたいというと、今日は、連絡が着かない、明日（月）も研修会で来ない、火曜日では？　熱を下げるための指示は出ていると若い看護婦がいう。とても腹立たしくなり、一体、人の命をなんと思っているのか！と食ってかかった（九頁）。

好さんは無意識にいろんな身体運動をするようになる。康子さんは転院を考えはじめる。次の日、好さんにチアノーゼが出る。ここではじめて、好さんの髄液が取られ、検査に回される。ご両親が奔走して、好さんの大学である滋賀医科大学病院第三内科にようやく転院できることになった。この救急病院の最後の夜の様子。

一晩中、点滴の管を引っ張ったり、注射針を引き抜こうとしたり、鼻の穴に指を突っ込んだり、ベルを押したり、狂ったように動いた。看護婦は、お嬢さん、忙しいのだから、冗談をしないで！と怒ったが、今にして思えば、本当に苦しかったのかもしれない。

転院が決まってから、看護婦は尿の量を測りだす。後で気が付いたのであるが、ゴムシートの上にシーツが一枚かかっているだけのベッドに寝ていたのだ。床づれもできていた。

朝、湯たんぽで火傷をし、左足首のあたりに水ぶくれが出来ていた。熱さも感じなくなってきたようだ。看護婦は、こちらが指摘するまで気付かない（一〇〜一一頁）。

発作がおきて救急車で運び込まれた一二月一八日の深夜から、転院する二二日朝までの三日間半、こういう状態の救急病院で過したことが、好さんの脳死へのプロセスに大きな影響を与えたであろうことは容易に想像が付く。この病院での診断は「ヒステリー」。治療・看護状況も、康子さんが描写するような状況である。

康子さんは、好さんの死後一カ月たってはじめて、やっと医学書をひもといて、真の病名である

「ヘルペス脳炎」について調べる。すると、好さんの症状の進行の様子や、不可解な無意識行動などすべてが、「数学の解答を見てから、問題を解くように」理解できたという。「まるで、テキストどおりの症状を網羅していることに気付いた。その上、発病年齢のピークが九歳以下と二十九・六歳にあることなど、全く典型的な単純ヘルペス脳炎であることが理解できた」とのこと（二五～二六頁）。ちなみに好さんは当時二十九歳であった。康子さんは、しかし「今となっては、誰にも責任を問いたくない」と述べておられる（二六頁）。私もこのお気持ちは大切にしたいと思う。

康子さんは、同時に、患者の家族として、ご自分が体験された救急医療に対して疑問を投げかけておられる。

ＩＣＵ（?）へ入り、二四時間医師、看護婦等の監視体制のもとにあるものと思っていたが、ベッドから落ちた音を聞いて、初めて、看護婦が別室から駆けつけて来るということでよいのか？　病院では、患者に対して〝ＩＣＵ〟と称しているが、看護婦詰所に隣接しているだけで、部屋はガラス張りではなく、パネルで仕切られただけで、ゴキブリが這い、汚物の処理もすぐに行われず、清潔域とは程遠い。これを〝ＩＣＵ〟と称するのは、誇大広告と同様誤解を与えるのではないか？

髄液を採る検査は、入院後三日後の月曜日であったが、土、日、祭日等は、緊急を要する検査であっても、行なわれないのか?

転院を希望したのは二〇日(日)であったが、実際に転院出来たのは、二二日(火)であった。どうしてこの様に時間がかかったのか? どこにネックがあるのか?(二七~二八頁)

そして、それを解決するために、「病院の学閥、閉鎖的な体質、秘密主義」を取り払い、医師は自分の専門分野以外にも広く研究のまなざしを向け、病院間に風とおしのよいネットワークシステムを確立することが必要だと提言している。現代の病院医療がかかえる矛盾を指摘した貴重な提言である。襟を正して聴かなければならないと私は思う。

4

さて、好さんは二二日の午前中に滋賀医科大学病院に到着する。ただちにICUに入り、「ヘルペス脳炎」の診断を受ける。そして、一~二週間が山であり、予後は四〇~三〇%であると説明される。好さんのからだには様々な管やモニターが取り付けられた。「何か人間的なものを離れ、サイボーグ人間のような、物体になったような、そんな気がして依り付きにくかった」と康子さんは述べている(一一~一二頁)。やがて、好さんの意識が戻るようになる。家族の語りかけにうんうんとうなづくようになり、大学の先生や友人たちも見舞いに来てくれる。
一二月二六日、突然モニターが異常を知らせる。脳幹ヘルニアになったらしいとのこと。翌日、医師から、ヘルペス脳炎が原因の脳幹ヘルニアになったという説明を受ける。ほぼ脳死に近い状態であると言われる。父親の史和さんは次のように書いている。

人工呼吸器ではあるが、心臓も停止せず、血液も体中をめぐり体温もある。脳死の状態ではあるが、好が死んでしまったという実感がわかない。昏睡状態の好がそこにいるだけだ（一五頁）。

ここには、肉親が脳死の診断を受けたときに多くの人がもつ実感が、率直に表現されている。脳死の状態になったということは理解できるのだが、人工呼吸器のおかげで身体もまだ暖かい。血液も全身をめぐっている。心臓も動いている。だから、死んだという実感がわかない。ただ、そこで深い眠りについている（昏睡状態）だけのようにみえる。このような感覚は、これまでも、実際に肉親、とくに子どもを脳死状態を経て亡くされた方々から報告されている（杉本健郎ほか『着たかもしれない制服』など）。
脳死になったらもう意識はないし回復もしないという説明を頭では理解していても、自分の感情と身体はそれを「実感」として受け止めることができない。頭での理解と、全身での実感という、ふたつの世界観・リアリティのあいだで、ただ揺れ動くしかない。人間とは、そういうものだと私は思う。

どちらかのリアリティが正しいわけではなく、そのようなお互いに矛盾するいくつかのリアリティを、同時にまとめて生きなければならないのが人間の生命なのだ。頭で分かっても身体・感情が分からないという事態そのものを、人間の真実としてとらえてゆくような視点が必要なのだ。

なぜ、身体がまだ暖かい脳死の人を前にして、死んだという実感がわかないのかと言えば、それはおそらく、脳死の人の暖かい身体と、それを見たり感じたりしている親しい人の心身のあいだに、ある親密な関係性と歴史性がなお強固に成立していて、それが脳死の人をまだ「いのち」あるものとしているからであろう。「いのち」は関係性と歴史性のなかに成立し、そのなかで育まれていくものである。だから、親しい人々とのあいだの「いのち」の関係性と歴史性がその場から消え去らないうちは、脳死の人は、親しい人々にとってまだ「いのち」をもっていると言えるのである。そして、その関係性と歴史性をささえるものとしては、「元気なときの面影」と「あたたかいからだ」が、とても重要になってくる。親しい人にとっては、「元気なときの面影」と「あたたかいからだ」のほうが、その重要性において、「脳内の科学的情報」よりもはるかに勝っている。

史和さんは述べる。「ここ数日で好の人生も終わるのか。そんなことを考え、一方では、死後の準備もしておかなければならないと心は乱れる」（一五頁）。脳死の説明を受けてそれを理解した後でも、史和さんは「ここ数日で好の人生も終わるのか」というふうに、〈好さんがまだ生きている〉というリアリティを保ったままである。

一二月三〇日から、翌年一月一三日までの、史和さんの記述を追ってみよう。

［一二月三〇日］毎日数十分間、好を励ますため手を握り、足をさする。人工呼吸器により、呼吸は正常である。それを確かめ、私達自身が安心してＩＣＵを出るのが日課である。だが、娘が点滴をし、鼻と口から管を通し、人工的に生命を維持している状態は、まともに見られるものではない（一六頁）。

［一二月三一日］脳死のため回復しないと思われる病気の病状を聞きに行くのも辛い。でも好の心臓は動いている、温かい手を握りしめに行きたい。複雑な気持ちだ！…体を触ると温かい、まだ生きている。そう信じたい。好を百分の一の奇跡で何とか回復させてほしい！（一七頁）

［一月四日］好が滋賀医大四回生のとき、たまたま脳死のことなどについてのシンポジウムを企画した。当時の仲間のＭさんによると、好の考えは脳死は死であって、無駄な延命治療には疑問を持っていたようである。…ただ、親として人工呼吸器を止めてまで心臓死に至らしめる気は起こらない。出来る限りのことをしてやろう。それだけだ。それが親としての最後の務めなのだと自分に言い聞かせた（一九頁）。

［一月八日］手を握ると温かい。すぐに元気になり意識を取り戻しそうな気がする（二一頁）。

［一月一二日］好の顔は益々やつれ、手足も細くなってきた。来るところまで来たのだろうか、ただ手を握ると体温があり温かい。幾分、安心をする。好！ガンバリや！といって病院を後にする（二三頁）。

好さんの手を握ると温かいこと。そしてそれを確認することで、自分が安心することなどが記述されている。娘さんの温かい体温をもった手に触るということが、史和さんにとって、とても大きな意味をもっていたのだということが伝わってくる。史和さんにとって、脳死状態の好さんは、こころから「ガンバリや！」と声をかけてあげることのできるような存在者なのだ。

同じ時期の、康子さんとご兄弟の様子も、康子さんによって次のように記されている。

［一月五日］脳死になった好に対して、毎日看護婦さんは体を丁寧に拭き髪も清潔に梳かして下さっている。本当によくしていただき感謝している。望が好のためにチェックのしゃれたリボンを買って来る。好の長い髪を結んだ残りを自分の腕に結び、姉と共にいることを感じている。（今もずっと結んでいる。勿論、受験の時も…。）（一九～二〇頁）

［一月七日］陽が望に「今のうちに、お姉ちゃんの手の感触をしっかり憶えておけよ！」とい

ってチェロで鍛えられたがっしりした手を握る。ボディーローションを、がさついた手足に塗る。足の裏に香水をかけてやる。病室に異様な臭いがし、あまりよくない（二二頁）。

好さんの身体を丁寧に拭いて髪をとかしてくれる看護婦さんに感謝し、妹さんはチェックのリボンを好さんの髪に結んで、自分の身にもそれを付ける。康子さんは、好さんの身体にボディーローションを塗って、香水をつけてあげる。脳死状態になった好さんという存在者は、家族のなかで、このような親密な関係性をつむぎだせるような、そういう存在の仕方をしているのである。そういう行為を親しい家族にさせてしまうようなある種のパワーを、好さんはまだ保っている。家族にとって、脳死状態の好さんは、けっして死せる物体ではない。好さんは、家族のこころのなかに、大きなとまどいと安心を呼び起こすパワーを秘めており、このような行為をうながすパワーをもっているのである。そのような意味での「いのち」を、脳死状態の好さんはもっているのである。

一月一四日深夜、好さんの心臓はとうとう停止した。家族が駆けつけたときにはすでに心臓マッサージが行なわれていた。午前一時二六分心臓停止。

史和さんの記述。

好の短い人生も終わりを告げた。覚悟はしていたけれど、何か空しい気持ちを覚える。残念だ！

康子さんの記述。

一瞬にして、血の気がなくなり、土色に変化した。やはり脳死といえども、今までは生きていたのだということを実感した。これが本当の死なのだ。不思議と涙は出なかった。来るべきものがついに来たと受け止めた。最後まで、よく頑張ったねと声をかけた(一二三頁)。

康子さんは、脳死とはいえどもそれは生きているのであり、心臓死が本当の死なのだという実感を書いている。親しい関係性を生きてきた人間が、このような実感をもつという事実を、われわれはけっして無視してはならない。脳死は科学的に見れば死であるという言説があるが、それは誤っている。現に生活している人間の真実から見れば、脳死の人は心臓死まで生きているとしか認識できないこともあるのだ。

私は『脳死の人』のなかで、人間がいつ死ぬのかという問題は、その人と、その人を取り巻く人との関係性によって異なってくるのであり、一義的な答えはあり得ないと述べた。いまでも、その考え方は正しいと思っている。

たとえば、好さんと大学四回生のときから話をしはじめたというある学生さんは、つぎのように書いている。

> だから51CVで貴女を見たとき、貴女だと感じることができませんでした。ただ心電図だけが冷静に動き、まるで人形のようにじっと視線が空間の一点をとらえている貴女。脳死というものを思いしらされました（六四頁）。

人形のように一点を見つめたまま動かない好さんというのが、この学生さんが経験した脳死の人のリアリティだったわけで、それはこの学生さんにとっての真実である。そしてそのようなリアリティの一部は、おそらくこの学生さんと、好さんとの、それまでの関係性によってもたらされたのであろう（あとは、医学教育だと思う）。この学生さんの体験した脳死の人のリアリティと、ご両親が体験された脳死の人のリアリティは、まったく異なっているが、しかしいずれも「真実」であると私は考えたいのである。

5

藤原好さんの場合、私にとって彼女は死んでいない。

彼女の文集を見るたびに、あるいは彼女のことを思いだすたびに、彼女は私のなかでふたたび生き生きと動きはじめる。その意味で、彼女は私のなかで生き続けている。

私は、彼女とは、二回しか会っていない。だから、彼女とはけっしてお互いに親しい知人ではない。私は彼女と生活圏をともにしたことはないから、彼女と共有する歴史性というのは存在しない。

私と彼女の出会いとは、たった二回の鮮烈な共同作業のときだけ。しかし、それよりももっと強烈なのは、『脳死の人』を媒介として出会った人が脳死になってしまった、そして三度目の出会いは文集だったということ。一年間のアメリカ生活から帰ってきて、あの人にもう一度会いたいなと思って連絡したら、「亡くなりました」という返事がきて、友人たちの思い出がいっぱい詰った文集が手もとに届けられる。

そして、彼女が脳死になって死亡したあとで、私はその文集を読んで、いままで知らなかった彼女の姿にあらためて出会ったのだった。彼女の肉体が消滅したあと、文集のなかで、あのときの彼女とはまったく別の姿にあらたに出会って、読書という架空世界のなかで彼女とともに生きた。それが私にとってのリアリティだ。

その文集には、二九歳の彼女が、まっすぐに自分のめざすものに向けて生き、男性に恋をして、しかしその恋に破れ、でもあきらめきることはできず友達や母親にもらしてしまうという、そういう彼女の姿がある。入院中に母親に「何かしてほしいことは」と聞かれて、インドへ一緒に行ってほしいと答える彼女。文集には、そのインドに行ってしまった人の妹さんの文章も載っている。ある男子学生の文章「ある時二人で三二番街の喫茶店に入って話をしていて、それぞれの結婚の事、将来の事などについて話をしていると突然彼女が泣き出してしまった事がありました。高層ビルの最上階から見た夜の大阪のイルミネーション、星影、藤原さんの涙、そしてしまった事をしてしまったという僕のあせりの気持…」（八五頁）その一瞬一瞬の情景を、読みながら私は彼女とともに生きる。彼女の肉体が消滅した一年後に、私はそうやって、そのような見知らぬ彼女とはじめてリアルタイムで出会う。それは、たしかに出会いであり、私が出会ったのは語りのなかで生きている彼女だ。そういう実感がある。

彼女の肉体が消滅する前にも私は彼女と出会った。消滅した後でも、私はこうやってふたたび彼女と出会った。文章を読みながら、私の鼓動はだんだんと早くなっていく。私にそのような変化を起こさせる何かが、はじめて文集を読んだときに、文集と私とのあいだで成立している。それこそ、肉体が消滅しても生き続けている「いのち」なのではないか。文集に協力した人たちの、思いやりと、大切にしたいという気持ちのネットワークによってささえられ、保存されている、好さんの「いのち」なのではないか。

読みながら、私は大学祭のことを思い出す。シンポジウムが終わって、控え室にみんなで戻った。そこにはテレビ局の取材が来ていて、シンポジスト何人かにインタビューする。私もなにか答える。そして、企画代表として、好さんもインタビューに答えている。雑談をしたあと、三々五々帰りしたくをはじめる。学生さんたちも、次の用事に向かいはじめる。私も帰ろうと思い、どうしようかと相談する。すると、好さんと、もうひとりの学生さんが、車で駅まで送ってくれるという。私たちは瀬田の駅まで出た。夕方だったし、私は議論の後の軽い興奮状態にあったので、このまま別れてしまうのはなんだか淋しくて、彼女たちに夕食をしないかと誘った。ふたりとも、快く受けてくれた。私たちは瀬田の駅前にあるレストランで、夕食をした。なぜかワインが飲みたくなり、私は赤ワインを注文した。そして彼女たちにもふるまった。乾杯をして、ワイングラスが音をたてた。ワインを飲みながら、夕暮れのレストランで、何を話したのか、もう覚えていない。ただ、ワインをおいしそうに飲む好さんの姿だけは、いまでも覚えている。最初に会ったときのように、ショートカットに素敵なイヤリングをしていたと思う。そうやってワインを飲んで、それから瀬田の駅で別れた。生身の好さんを見るのは、それが二回目で、そして最後だった。でも、いまでも、彼女は私のなかに生きている。

第一章　いま脳死を再考する

1　脳死の真実

いま脳死を再考する意味

序章で述べた、藤原好さんとの出会いと別れが、いったい何を意味するのか。これから、じっくりと考えてゆきたい。脳死の人とは、どのような存在者なのか。人は「いのち」の問いを、どのようにして受け渡してゆくのか。

それをきちんと考えるためには、「脳死」についての最新の知見を手に入れておく必要がある。なぜなら、ここ数年で、「脳死」を取りまく状況が大きく変わったからである。それにもかかわらず、われわれのほとんどは、まだ一〇年以上も前の常識で「脳死」について語っているのだ。まずは、前提となる知識をリニューアルしておこう。

人工呼吸器をつけた患者が、外部からの刺激にまったく反応しなくなることがあるという事実は、一九五〇年代より知られていた。そのような患者の脳は、すでに機能していないのではないかと専門家たちは疑っていた。一九六七年、南アフリカで、そのような状態の患者から心臓が取り出され、心臓病の患者に移植された。心臓を取り出された患者は、生きていたのか、それとも死んでいたのかが大きな問題となった。この時点では、「人間の死」と同一視される意味での医学的な「脳死」概念は存在しない。

一九六八年、ハーバード医科大学が、深い昏睡状態に陥って二度と回復しない患者を判定するための医学的基準を発表した(ハーバード基準)。これは、「不可逆的昏睡の定義 a definition of irreversible coma」と題されており、「人間の死」と同一視される「脳死」の概念は、まだ登場していない。[(1)] これを受けて、一九七〇年に、世界最初の脳死法がアメリカ合衆国カンザス州で制定される。この法律においてはじめて、「脳死=人間の死」という定義がなされるのである。その後、アメリカ合衆国の各州で、続々と脳死法が制定される。そして、脳死からの臓器移植が活発に行なわれるようになる。

ここで注目しておくべきは、脳死移植に至るアメリカ合衆国のすばやさである。一九六七年に世界初の脳死からの心臓移植が行なわれてから、約三年で脳死法を成立させている。この期間中、アメリカ合衆国では、「脳死は人の死か」をめぐる国民的議論は起きていない。その後も同じである。[2] かくしてアメリカ合衆国は、「脳死」についての国民的議論を行なわないまま、世界に名だたる移植王国となった。脳死概念に対する専門家からの例外的疑義は出されたが、[3] 状況を変えるまでには至らなかった。八〇年代の大統領委員会報告に対する議論も、専門家のサークルの外に出ることはなかった。[4] かくして、のちに述べる一九九七年のトゥルオグの論説が発表されるまで、アメリカ合衆国の「脳死」論議は、生命倫理の専門家のサークルの内部で、一般人からはさほどの注目を集めることもなく、なされていたにすぎないのである。

ヨーロッパ諸国やアジア諸国も、アメリカ合衆国と同じような立法を、一九七〇年代から八〇年代にかけて成立させた。ところが、これらの中で、脳死に関する「国民的な議論」が勃発したことによって、脳死に関する立法が遅れた国が存在する。デンマーク、ドイツ、日本の三国である。まずデンマークでは、一九八七年より脳死をめぐる大きな国民的議論が沸き起こった。一九八九年に、デンマーク倫理委員会は、脳死を人の死とせずに臓器移植を可能とする提案を行なった。委員会の一九八九年のレポートは重要なので、詳しく見てみたい。

委員会は、脳死が人の死であるという考え方を否定する。なぜなら、死の基準は、それぞれの文化の中で人々が共有している「日常的な」死の経験に近いものでなければならないからである。人々の日常的経験は、科学的知識とは異なるものである。日常的経験においては、「ひと person」のアイデンティティは、意識ある精神と肉体的な機能の統合体として把握されている。すなわち近親者にとっては、肉体と精神の双方が、「ひと」のアイデンティティを形成している。だから、脳は死んでいても人工呼吸器のおかげで呼吸と心臓の鼓動が続いている状態、すなわち身体が暖かくて通常の色つやをしている脳死状態では、死のプロセスはまだ終了していないのである。

委員会は、このような理由から、「ひと」の死は「脳死」によって始まり、心臓と呼吸の不可逆的停止によって終了するとした。そして、本人あるいは家族の同意がある場合には、死にゆく脳死の人から合法的に臓器摘出ができるとしたのである。これは、日本の脳死論議においてよく議論された「違法性阻却論」に当たる考え方である。しかしながら、デンマーク国会はこの委員会報告を否決し、それにかわって、脳死を人の死とする脳死法を一九九〇年に制定したのであった(5)。

ドイツは最近まで脳死法を持っていなかったが、すでに一九八〇年代から脳死の人からの移植を行なっていた。ところが、一九九二年に妊娠四ヶ月の女性が脳死となり、この女性の体内で胎児は生き続けた。だが、約一ヶ月後に流産となり、女性の生命維持装置ははずされた（エアランゲン妊婦のケース）。この事件をきっかけにして、妊娠を継続できる人間が果たして死んでいると言えるのか、女性の身体が保育器代わりに用いられたのではないかなどの国民的な大議論が起きた。その後、一九九七年にドイツの連邦議会で、脳死を人の死とする法律が制定された。その際に同時提出された「脳死を前提としない移植法案」に対して、六二六票中二〇二票の賛成があった。国会議員の約三割が、脳死を人の死としない案に賛成したという事実は、ドイツにおいても根強い脳死反対論が存在することを意味している(6)。

日本では、一九六八年の和田寿郎による心臓移植が告発されてから、一九八三年までのあいだ、脳死はタブーになっていた。一九八五年に脳死判定基準（竹内基準）が発表されると、「脳死は人の死か」どうかをめぐって国民的な大議論が起きた。中島みち『見えない死』（一九八五年）、立花隆『脳死』（一九八六年）がベストセラーとなり、メディアの関心が集中した。一九九二年、脳死臨調が脳死を人の死とする最終答申を作成したが、同時に、脳死を人の死としない少数意見を併記して注目を浴びた。一九九七年、脳死を人の死とする法案と、脳死を人の死としない法案が衆議院に同時提出され、紆余曲折を経て、現行の臓器移植法が制定された。これは、脳死判定と臓器摘出について本人の意思表示があり、家族がそれを拒まないときに限って、脳死判定を行なって人の死とし、臓器を摘出できるとしたものである。臓器移植の意思表示があるときに限って、脳死を人の死とするという、世界的にもユニークな法律となった。[7]二〇〇〇年に、現行の臓器移植法の見直しが始まった。臓器移植法が改正される可能性もある。[8]

ここで、以下の三点を確認しておきたい。

第一に、ほとんどの国において、脳死に関する一般市民を巻き込んだ国民的議論は行なわれていないということ。また、大きな国民的議論が行なわれた三つの国では、脳死を一律に人の死とみなすことへの根強い疑義が表明されたこと。

第二に、それにもかかわらず、脳死を人の死とみなして臓器移植を可能にする法律あるいはそれに準ずる規約が、これらの三国をも含む多くの国で制定されたということ（例外はイスラム諸国や第三世界諸国)。

第三に、一九八三年から一九九七年までのあいだ、日本は多様な一般市民を巻き込んで、世界でもっとも濃密な脳死論議を行なった国であるということ。一五〇冊を超える脳死本が刊行されており、そのほとんどが一般読者を対象としたものである。英語で出版された脳死本の数ははるかに少なく、かつそのほとんどは専門書である。二〇〇一年三月時点で検索したところ、タイトルに「脳死」を含む日本語の書籍は一七一冊、そのうち現在書店で購入できるものは一四二冊である。これに対して、タイトルに「brain death」を含む英語の書籍は一七冊、そのうち現在書店で購入できるものは九冊である。日本の脳死論議は、世界でも最先端の議論をしてきた。(9) 言語の壁があるので、海外にはほとんど紹介されていない。その一部は、第2節で紹介する。

世界的に見たとき、ほとんどの国では「脳死問題」はすでに「終わった」問題として処理されている。そのなかで、デンマーク、ドイツ、日本で執拗な脳死論議がなされた。なかでも、この問題に対する日本のこだわりは一種異様であり、突出した議論の深まりを達成している。議論が低調だったアメリカ合衆国において、一九九〇年代の半ばから、生命倫理の専門家のサークル内部で脳死論議が再燃し始めてきた。一九八〇年代から九〇年代にかけての、日本の脳死論議を振り返って再検討することによって、われわれは新たな生命倫理の扉を開くことができるであろう。また、この作業は、世界の生命倫理の議論に対しても、重要な貢献をなすことになるはずである。

アメリカ合衆国をはじめとする先進諸国は、一九七〇年代から八〇年代にかけて、「脳死は人間の死である」という前提で脳死法を作成し、臓器移植のシステムを作り上げた。ところが、一九八〇年代半ばから九〇年代にかけて、「脳死状態」の医学的解明が進み、以前には考えられなかったような驚くべき事実が明らかになってきた。

そこで、まず第1節において、脳死の医学に関する最新の情報を整理し、移植先進国であるアメリカ合衆国で起きてきた新たな脳死論を概観する。これからの脳死論は、以下に述べる知見をもとに再構築されなければならない。

ついで、第2節において、一九八〇年代から日本で蓄積されてきた脳死論議の中から、いわゆる「二人称の死」の問題を取り上げて、詳しく吟味する。この論点にこそ、日本の脳死論議のオリジナリティの核心部分が宿っていると思われるからである。

さらに、第3節において、これまでほとんど議論されることのなかった「脳死の存在論」について考えてみたい。序章で述べた私の体験が意味するものについても、掘り下げてゆくつもりである。

これら、次元の異なる三方面から脳死を再考することによって、生命学のいくつかの課題が明瞭に浮かび上がってくるはずだ。

長期間維持される脳死状態の秘密

脳死状態になったら、遅かれ早かれ、約一週間ほどで心臓も停止すると専門家たちは語ってきた。ＡＤＨとエピネフリンを投与することで心臓停止を引き延ばすことができることは知られていたが、これはあくまで人工的な例外とみなされてきた。脳が死んだ人間は、ちょうど操縦席が破壊された飛行機と同じであり、いずれ地面に墜落して粉々になるなどと言われてきた。二〇〇〇年五月に総理府が行なった世論調査でも、回答者には、次のような文章が示された。「脳死状態とは、呼吸などを調節している部分も含め、脳全体の機能が停止し、元には戻らない状態。人工呼吸などの助けによって、しばらくは心臓を動かし続けることもできるが、やがては心臓も停止する」。あるいは東海大学医学部長で日本臓器移植ネットワーク理事である黒川清が監修した『ドナー・脳死・臓器移植』(二〇〇〇年)には、次のような記述がある。「(前略)脳機能が失われても、人工呼吸器で呼吸と循環を一定期間維持させることはできる。だが、そうした治療を行なっても、数日後には心臓も停止してしまう。つまり、脳死と診断されれば、まず、その人は死んだものと思って間違いない」[(10)]。これらの記述が従来の通説であった。

しかしながら、脳死になったら「やがて」心臓も停止するというのは事実に反していることが、一九九八年に医学的に明らかにされた。脳神経科学のもっとも権威ある雑誌 *Neurology* に、UCLA医科大学のD・A・シューモンが「長期にわたる脳死」という論文を発表して、関係者の話題をさらった[(11)]。彼は、過去三〇年間の医学文献に現われた脳死についての記述を徹底的に調査し、脳死判定から心臓停止までにかかった時間を調べた。その結果、一七五例の脳死患者(原文でも patient = 患者と書かれている)の心臓が、少なくとも一週間以上、動き続けていたことが分かった。そのうち、八〇例が少なくとも二週間、四四例が少なくとも一ヶ月、二〇例が少なくとも二ヶ月、そして七例が六ヶ月のあいだ心臓が動き続けていた。さらには、二年八ヶ月が一例、五年一ヶ月が一例あり、最長では一四年六ヶ月というケースがあったのだ[12]。

一四年六ヶ月も心臓が動き続けたのは、四歳のときに脳死になった男の子で、その後、自宅で人工呼吸器をつけたまま一九九八年時点でも心臓は動き続けている。彼は脳死状態のまま十八歳を迎えた。（シューモンの講演によれば、二〇〇一年時点でも同様であり、一七年六ヶ月が経過し、彼は二十一歳となった。）このほかにも、退院して、施設や自宅で看護が続けられた例が五件ある。シューモンは述べる。長期にわたる脳死状態では、時間が経つにつれ、肉体の状況はむしろ安定してくる。身体のホメオスタシスは調整され、血流動態は改善され、栄養吸収が再開され、管理に手がかからなくなる。脳死の身体は、いわば安定飛行にはいるのである。

これらの事実は、何を意味しているのだろうか。それは、脳が死んでいても、身体は統合作用を保ち続ける不思議な潜在力を秘めているということだ。脳が死んでも、身体の各部分はかならずしもばらばらにはならず、お互いに連携を取りながら全体性を保つ力があるということが、医学的に明らかにされたのだ。シューモンは言う。脳が死んだら人間は死ぬといままで見なされてきたのは、次のような仮説があったからである。すなわち、「脳は身体の〈中心的統合体〉あるいは〈中枢的臓器〉であり、それが破壊されたり不可逆的に機能停止すれば、身体の統合機能は失われ、熱力学的な意味での「不帰の点」を超えることを意味し、文字通り全体としての有機体の〈解体〉を意味する[13]」という仮説である。しかしながら、今回の調査によってあきらかになったのは、脳死になっても、かならずしも身体の統合機能は失われないということ、そして「身体の統合作用は、脳という中枢臓器からのトップダウンの指令によって成立しているのではなく、臓器のあいだの相互のやりとりによって成立している(14)」という事実である。

シューモンが明らかにしたこの事実は、われわれが従来の脳死論議で前提としていた右の仮説を、根底から覆すものであると言ってよい。「脳が死んだら、身体は統合作用を失って機能的にはバラバラになる。その証拠に心臓はすぐに止まる。だから脳死は人間の死だ」、という考え方は誤りであることが医学的に明らかにされたのである。脳死になれば臓器摘出されるか、あるいはただちに人工呼吸器のスイッチを切られる情勢下で、長期の脳死状態の例がこれだけ多く見つかったことの意味は大きいとシューモンは強調している。なぜなら、そのままにしておけば長期の脳死状態になるであろう元気のよい患者こそが、まっさきに臓器摘出の候補になるからである。

たしかに、以前より、長期間維持される脳死状態についての報告は、散発的になされてきた。だが、それらを徹底調査して医学的な意味づけを与えたシューモンの研究は画期的である。この論文の最大の功績は、脳死状態の人間の中には、身体の統合性を保つ安定した有機体としか考えられない生物個体が存在するということを客観的に示したことにある。この論文の潜在的なインパクトは、計り知れないほど大きい。

振り返ってみれば、一九八八年に発表された日本医師会生命倫理懇談会の「脳死および臓器移植についての最終報告」は、脳全体の機能が喪失すれば、体を構成する細胞や臓器の機能を統合する能力が完全に消滅するので、脳死を人間の個体死としてよいと提言している[15]。一九九二年に発表された脳死臨調最終報告は、この点について、そのものずばりの記述を行なっているので、再確認しておきたい。

このように各臓器・器官が一体となり、統合的な機能を発揮しうるのは、脳幹を含む脳を中心とした神経系がこれらの各臓器・器官を統合・調節しているためとされている。したがって「脳が死んでいる」場合、すなわち意識・感覚等、脳のもつ固有の機能とともに脳による身体各部に対する統合機能が不可逆的に失われた場合、人はもはや個体としての統一性を失い、人工呼吸器を付けていても多くの場合数日のうちに心停止に至る。これが脳死であり、たとえその時個々の臓器・器官がばらばらに若干の機能を残していたとしても、もはや「人の生」とは言えないとするのが、わが国も含め近年各国で主流となっている医学的な考え方である[16]。

日本医師会生命倫理懇談会および脳死臨調が依拠していたこれらの医学的前提は、一九九八年のシューモンの研究によって、見事に覆されてしまったのである[17]。

「ラザロ徴候」の衝撃

脳死状態になっても脊髄は生きている。だから、脳死の人にも脊髄反射はあると言われてきた。脊髄反射があったとしても、それは脳が生きていることを示すものではない、と。八〇年代以降の日本の脳死論議で、この点をめぐる「論争」はほとんどなかったと記憶している。脳死の人の自発運動は、脊髄反射（あるいは脊髄自動反射）の一言で片づけられてきた。脊髄反射と言われれば、膝を叩いたときに、脚がポンと自動的に持ち上がるような動きだと、多くの人は理解するだろうからである。まさか、それ以上の動きを脳死の人がしていたとは、専門家以外は誰一人として想像しなかったであろう。

ところが、実は、そのような想像をはるかにこえる事実が八〇年代より専門誌に報告されていたのである。そして、この情報は、後に述べるような理由で、一般市民に情報公開されてこなかった。

一九八二年、*The New England Journal of Medicine* に、テンプル大学病院のS・マンデルらによる驚くべき報告が記載された(18)。二十八歳の男性が脳死となった。その一五時間後に、患者は左脚を自分の力で持ち上げ、手足を動かした。両腕は、四五度まで上がった。そして両手で祈るような動作をして、手のひらを握りしめた。その後、両腕が離れて、身体の横の元の位置に戻った。そのあいだ、両脚はあたかも歩いているような動きを見せた。この動作は、四日間自発的に続いた。この患者の心臓はその後二ヶ月のあいだ動き続けた。マンデルらは、未知の現象として、この事例を報告している。

一九八四年、マサチューセッツ総合病院のA・H・ロッパーは、脳神経科学専門誌 *Neurology* に、同様の症例を五例、詳細に報告し、これを「ラザロ徴候」と名付けた(19)。ラザロとは、新約聖書でイエスによって死から蘇らされた人物の名前である。ラザロ徴候は、脳死判定を終えて人工呼吸器を取り外したあとに四例観察され、脳死判定の無呼吸テスト中に一例観察された。

ロッパーの記述にしたがって、その典型的な動きを見てみよう。

まず、人工呼吸器を取り外した四～八分後、腕と胴体に鳥肌が出現。両腕に小さな震えが見られる。三〇秒もたたないうちに、肘が、ガクンと機械的に曲がる。そして二秒もしないうちに、両腕は大きく持ち上げられて胸の前にまで運ばれ、そこで一時的に止まる。さらに腕は胸の上で小刻みな運動を見せる。突如、両腕は首や顎のところまで動いたり、胴体から十数センチ持ち上がったりする。指にも不規則な動きが見られる。両腕は硬直しているので、他人がそれを動かすことはできない。肩が動いたり背骨が少し弓なりになる患者もいる。両腕は自発的に動いて、互いに交差したり、手のひらを合わせたりする。そして最後に、両腕は二秒かそこらでベッドの上に戻される。両腕の動きは、あたかも祈っているように見えたり、人工呼吸器のチューブをつかもうとしているように見えたりした。再度確認しておくが、以上はすべて、脳死患者が、自力で、自発的に動き始めたのである。ロッパーの観察した五例では、胴体、脚、顔の動きは見られなかった。そのほか、脳死患者の首を医師が動かしたら、それに刺激されて腕が持ち上がることもあった。これらの動きは連続写真に撮影され、雑誌に掲載されている。[20]

ロッパーは、これらの動きの原因を、外部からの刺激と低酸素状態によって刺激された運動ニューロンによって誘導された自発運動だろうと推定している。脳死判定がなされている以上、脳の関与はないはずだからである。そして医学的に言えば、これは「脊髄自動反射」ということになる。

しかしながら、「脳死状態でも脊髄反射はある」と言われたときに、誰がこのような身体の動きを想像できるだろうか。ロッパーは論文の最後に、注目すべきコメントをしている。「人工呼吸器が最終的に取り外されるときには、家族に過度の恐怖とストレスを与えないためにも、家族が病室の脳死患者のそばに残ることを、思いとどまらせるべきである」[21]。家族がラザロ徴候を目撃して動転しないように、家族を脳死患者から遠ざけておくべきだというのである。もちろん、医師の配慮としてそれがなされることは理解できる。しかし、脳死患者がそのような動きをすることがあるという情報それ自体を、一般市民から隔離してはならないのではないか。八〇年代以降の脳死論議において、このような重要な情報が、われわれ一般市民の前に公開されなかったのは問題である。脳死の人の医学的な状態について、正しい情報を知らされることなく、われわれは議論をしていたことになる。専門家からの情報提供がなければ、素人がこれらのことを知るすべはない。脳神経科学の専門家以外の当時の関係者のほとんど（私も含む）は、これらの実態をまったく知らなかった[22]。

一九八九年、ベルギーのアントワープ病院のL・ハイテンスらが *Journal of Neurology* に、五十一歳男性のラザロ徴候について報告した[23]。このケースでも、脳死状態の患者は自発的に両腕を持ち上げ、首までもっていき、それから元の位置に腕を戻した。注目すべきは、その動きのあいだ、脳死患者の血圧は上昇し（230/120mmHg）、心臓は一分間一五〇回の鼓動を示し（頻脈）、顔の紅潮が見られた。何の刺激もないのに、背中を定期的に弓なりにした。これらの動きは、人工呼吸器を取り外してから、二・三分後に始まった。このケースを見ると、ラザロ徴候が、単なる「脊髄レベルの反射」の一言で片づけられないことが分かる。神経反射、筋肉収縮、心臓の鼓動、血液循環動態はすべて相互関連的に生じており、まさにシューモンが言うところの、臓器の相互のやりとりによる統合作用が見られるからである。

さらに、ハイテンスらは、次のように書いている。「この患者が脳死であるのは明白であり、もしこのような動作がもっと長く続いていたとしても、われわれは人工呼吸器のスイッチを切るのをためらわなかったであろう。他方、このような自発運動は、臓器移植の手続きをいつはじめるかという決定をはっきりと遅らせることになる(24)」。慎重な言い回しであるが、ラザロ徴候の問題が、脳死の人からの臓器移植に影響を及ぼす可能性を示唆している。

ラザロ徴候は、日本でも確認されている。ひとつは、産業医科大学病院の浦崎永一郎らによるものである。一九九二年の *Journal of Neurosurgery* に、浦崎らは、三例のラザロ徴候を確認したと述べ、そのうちの一例についてくわしく検討している(25)。これは六十七歳女性で、脳死を確認するための無呼吸テストを行なっていたときに、典型的な両腕の自発運動が見られた。脳死判定終了後、家族にラザロ徴候が起きる可能性のあることが説明され、ビデオ撮影がなされた。人工呼吸器がはずされて五分後、自発呼吸のような動作が三回起きた。両肩は内転し咳をするような動作が見られた。両腕が持ち上がり、右腕の指は何かを掴むような仕草をした。続いて、膝と脚の関節に自発運動が繰り返し見られた。これらの動きは約三分半続いた。二〇分後、心臓は停止した。浦崎らは、この脳死患者に自発呼吸のような動きが見られた原因として、おそらく脊髄神経の中に呼吸に関与するニューロンが含まれているからだろうと推定する。無呼吸テストにともなう低酸素状態が引き金となって、それら呼吸ニューロンを含めた複雑な神経反射が生じ、そのような動作を起こしたのだろうというわけである。脳死判定は済んでいるのだから、そのように考えるしかないのであろう。

もうひとつは、愛知県の藤田保健衛生大学病院での症例である。野倉一也らは、『臨床神経学』で、三例のラザロ徴候を報告している。[26] ただし、この三例とも、ほぼ脳死に近い状態だったが、厚生省の脳死判定基準を厳密には満たしてはいない。ここでもまた、八十五歳女性二名、五十歳女性に、ラザロ徴候が観察された。野倉らは、ラザロ徴候がなぜ起きるのかについての病態生理が十分解明されていないとし、解剖を行なって研究した。その結果、脳幹と脊髄のあいだの連絡は絶たれていた可能性が高いとしながらも、脳幹の一部である延髄が器質死していたことを診断するのは困難なので、ラザロ徴候に「延髄が関わっていないとする積極的な証拠はなく、下部延髄の一部が関わっていた可能性は否定できない」と結論する。[27] 延髄というのは脳幹の一部だから、これは、脳死判定がなされても脳幹の一部は生きている可能性があるということである。

アルゼンチンのラモス・メヒア病院のG・サポスニクらは、二〇〇〇年に、ラザロ徴候をも含めた脳死患者の自発的な反射についての研究を、*Neurology* に発表した。[28] それによれば、脳死患者三八例中、三九%に、なんらかの自発的な身体動作が見られた。いちばん多かったのは指の自発的な動きである。典型的なラザロ徴候は、一例観察された。三八例中一例ということは、ラザロ徴候はそれほど稀な症状ではないかもしれないことを示唆している。彼らは、他の一例で、脳死状態における顔面の動きを観察している。顔面に動きがあったということは、脳幹反射が存在して、脳幹がまだ生きていることになるので、これは現在の脳死判定基準を無効にする現象かもしれないとサポスニクらは述べている。

同誌同号に掲載された、スペインのサンタ・クル・イ・サント・パウ病院のJ・マルティ＝ファブレガスらの論文も衝撃的である。[29] 脳死判定された三十歳女性と十一歳の男の子は、脳死判定直後、手首を外側に屈曲させて硬直するという「除脳姿勢」を取ったのである。（このケースでは、除脳姿勢は上半身に限られていたので、著者たちは「除脳様姿勢 decerebrate-like posturing」と表現している。）「除脳姿勢」とは、大脳が働かなくなり、脳幹部分だけが働いているときに、人間が取る姿勢のことである。ということは、脳死判定がなされた後でも、脳幹部分の脳細胞は生きて機能していたことになる。除脳姿勢が出現したら脳死ではないというのが、医学の常識である。この除脳様姿勢は、脳死判定が終わってから三〇時間後に出現している。さらに、十一歳の脳死の男の子の場合、指の反射の力が非常に強く、医師が男の子の手のひらに指を入れると、男の子は医師の指を握りしめ、医師が腕を上げると男の子の腕も一緒に持ち上がった。雑誌にはその模様を映した写真が掲載されている。

以上のように、ラザロ徴候という現象が現場でたびたび起きているにもかかわらず、その情報がいままで専門家集団の外部に公開されてこなかったことがよく分かる。かつ、これらの研究では、脳死判定後も、脳幹部に生きて機能している細胞が存在していることを示唆するデータが報告されている。従来言われていたような、「脳死後も脊髄反射は続く」という一言では、もはや片づけられない状況になってきているのである。[30] 脳死になった後でも、脳死の人は、自力で自発的に手足を動かして祈るような動作をすることがあるという詳しい事実を、専門家は一般市民に情報公開するべきである。これだけデータが集まっているのに、それを一般に公開しないのは、おかしいと思う。正確な事実を広く共有したうえで、脳死を人の死とするのかしないのかを、われわれひとりひとりが考え、今後の議論に結びつけていくべきである。

アメリカ合衆国の脳死反対論

欧米では脳死は人の死として受け容れられているが、日本には独特の死生観があるから脳死をなかなか認められない、という話が広く流通している。しかし、これは非常に疑わしい。欧米での脳死の議論が最近ようやく学際的になってきたおかげで、欧米の一般市民が脳死をすんなりと受け容れているわけではないことが分かってきた。これと対照的に、欧米の専門家のあいだには、大脳死、すなわち植物状態になったら人間は死ぬということにしていいじゃないかという意見が根強くある。一九八〇年代には、全脳死＝人間の死ということでOKだったアメリカが、ここにきて、脳死を人の死と認めない世間の感情と、大脳死を人の死とする専門家の、両側から揺さぶられはじめている。

ケースウェスタン・リザーブ大学のL・A・シミノフとA・B・ブロックは、「脳死に関するアメリカ人の態度と信念」という論文を一九九九年に発表した。[31] 彼らによれば、アメリカではいままで死の定義に関する国民的議論がなされたことはない。だから、一般市民は脳死についての情報をほとんど与えられていない。アメリカでは脳死についての世論調査が行なわれたことがない。脳死について一般市民がどう考えているかについての研究も、小規模のものしかない。たとえば、脳死移植を承諾したドナー家族九四例の調査では、一四例が、移植後も脳死についてはっきり理解していなかった。シミノフらが専門家と一般市民に対して独自に行なった調査では、約二〇％が「心臓が止まったときに人は死ぬ」と考えていた。さらに、四〇〇例のドナー家族と、移植を承諾しなかった家族に調査をしたところ、三二・五％が脳死をよく理解していなかった。そして患者はいつ死んだのかと直接に家族たちに尋ねると、なんと四〇％の家族が、脳死患者は人工呼吸器が切られるまでは死んでいなかったと答えるか、あるいは脳死患者がいつ死んだのかについて混乱していたことを認めた。

アメリカのドナーカードの普及率は、二〇％前後にとどまっている。ドナーカードをもたない理由としては、死への恐怖、臓器摘出への恐怖、早すぎる死を宣告される可能性、臓器配分の公平性への懸念、葬式の準備への影響、死後に身体が完全であることへの深い信仰などがあげられている。さらに、脳死の人の温かい身体がほんとうは死んでいるということを、多くの人々が受け容れることができない。「回答者の三分の二は、死を頭では受け容れても、感情的にはどうしても疑ってしまうと答えた」[32]。温かい身体をしている脳死の人が、死んだとは思えないという話は、アメリカの関連文献に繰り返し出てくる。

この結果を見てみると、日本の状況とほとんど変わりはない。彼らの論文を編集したS・J・ヤングナーは、日本の状況についての論文を読んで、事情はアメリカも同じだと書いている[33]。日本では、脳死の感情的受容の問題は八〇年代から一貫して議論されてきた。アメリカでもまた、この問題が正面から議論されようとしている。アメリカでは脳死は受容されたが、日本では抵抗が大きいという話には、何の根拠もないと言ってよい。これにもとづいて今までなされてきた比較文化論も、再考が必要である。

脳死が人の死かどうかを選択できる法律は、世界で二つしかない。ひとつは日本の臓器移植法である。もうひとつが、アメリカのニュージャージー州の脳死法だ。ニュージャージー州は、一九九一年に、信仰を理由とした脳死の拒否を認める「良心条項」を導入した。この州には、伝統的なユダヤ人のコミュニティがあり、彼らは脳死を人の死とは認めていない。それに配慮して、脳死への拒否権を法律に書き入れたのである。脳死を拒否できるのは、本人のみであり、家族には拒否権はない。だから、脳死を判定されたくない人は、配布されているアドヴァンス・ディレクティヴの書類（事前指示の書類。リビングウィルのようなもの）を作成しておかなければならない。それを書いておけば、脳死になっても心臓が停止するまでは生きているものとみなされる。健康保険の支払いも心臓停止までなされる。

この法律の作成にかかわったR・S・オリックによれば、少数者であるユダヤ人の死生観を認めることが、彼らを力付けることにもつながると考えたという。草案の段階では、宗教的理由に加えて、倫理上の信念によっても拒否できるようになっていたが、その後の政治的妥協によって、これは削除された。しかし彼は、「多元的な社会 pluralistic communities」における死の定義は、このような倫理上の信念による脳死の拒否をも認めるような、真に多元的なものになるべきだと示唆している[34]。この「多元的な社会における死の多元主義」の主張は、注目に値する。

脳死に一貫して反対を続けている専門家に、セントルイス医科大学のP・A・バーンがいる。彼は早くも一九七九年に『アメリカ医師会雑誌』に「脳死──反対の視点から」を発表し、機能停止を判断するだけの全脳死の判定基準では、脳細胞が死滅する器質死を判定できないと論陣を張った[35]。その後も、アメリカで脳死反対を唱え続けた。一九八八年の講演録『脳死を理解する』で、彼は、心臓が鼓動し、血圧があり、体温がある者を死んだというのは誤りであるとし、脳死の人は瀕死の重症であるが、まだ死んではいないと書く。そして人間の生命は神から与えられたものであるから、受精から心臓死まで神聖なものなのだと説く[36]。バーンらは、二〇〇〇年に、脳死に反対する論説を集めた専門書 *Beyond Brain Death* を出版した。これは世界の脳死反対論者を総結集させた書物である。日本からは阿部知子と渡辺良夫が寄稿している[37]。興味深いことに、バーンらの脳死反対論は、アメリカのキリスト教原理主義に受け容れられている。たとえばアメリカン・ライフ・リーグは、中絶・安楽死・脳死に一貫して反対している。バーンの脳死反対論が、その根拠として引用されている[38]。キリスト教は霊肉二元論だから脳死を受け容れやすいという俗説（たとえば米本昌平、梅原猛など）があるが、これも怪しい[39]。ごりごりのキリスト教原理主義が脳死を受け容れないことを説明できない。二〇〇〇年一二月には、一九カ国一二〇人の署名からなる「脳死反対宣言」が出された[40]。

以上のような状況を背景として、九〇年代半ば以降のアメリカの生命倫理学は、ニュージャージー州や日本のような死の多元主義に、大きな関心を示し始めているのである。

一九九七年、ハーバード大学のR・D・トゥルオグが、*Hastings Center Report* に、「脳死を捨て去るべきときが来たのか?」という論説を発表して、関係者に大きな衝撃を与えた[41]。彼は、現在の全脳死の脳死判定基準が欠陥だらけである（脳死判定後も脳機能が残存するという医学的証拠が続出している）ことを指摘し、次の三つの提案をしている。（1）脳死を捨て去って伝統的な身体死に戻る、（2）ニュージャージー州のように脳死への拒否権を認める、（3）人の死は身体死としたうえで、生きている人からの臓器移植を認める（違法性阻却論）。とくに（3）は、日本でも八〇年代より議論された方式である。だが一点だけ違うのは、トゥルオグは、生きている植物状態や無脳児からも臓器を摘出できるようにしようと言っているところである。アメリカではこのような意見が、専門家のあいだで根強い。トゥルオグのこの論説によって、アメリカ合衆国およびヨーロッパの専門家のあいだで脳死論議が再燃した。

一九九九年の「良心条項」という論文のなかで、死の多元主義を主張しているのが、生命倫理学者のR・M・ヴィーチである[42]。彼は、ニュージャージー州の脳死の拒否権を高く評価する。そして、アメリカ全土が、死の多元主義を取るように提案する。ただしヴィーチは、デフォルト（基本線）としては全脳死＝人の死を置き、伝統的ユダヤ人や日本人のように脳死を人の死と認めない人々にはそれを保証し、同時に、植物状態・無脳児も死んでいるとみなしたい人々にもまたそれを保証するべきだと言う。

アメリカの状況を概観すれば、一九九七年のトゥルオグの論説をターニングポイントとして、全脳死＝人の死ということで動いてきたアメリカの脳死法を、もう一度考えなおそうという動きが本格的に表面化してきた。その過程で、彼らが注目しているのがニュージャージー州の脳死法と、日本の臓器移植法なのである。ともに、死の選択を認めた世界で二つの法律だからである。

すなわち、一九九七年に成立した日本の臓器移植法は、ドナーカードで本人が意思表示をしており、家族もそれを拒まなかったときにのみ、脳死をもって人の死とする法律である。もしドナーカードで本人が意思表示をしていなかった場合は、その人は心臓が止まるまで生きているとみなされる。ニュージャージー州とは法構成が違うものの、日本の臓器移植法もまた、死の多元主義に立った脳死法であると言える。

二〇〇〇年から始まった日本の臓器移植法改正論議でも、いまだに、日本の臓器移植法は世界から孤立しているから、欧米のスタンダードに合わせなくてはならないという意見が聞かれるが、これは現在の世界の状況を把握していない論である。同様に、欧米では脳死の議論は終結した、日本だけがいつまでも議論しているという意見もまた、状況判断を誤っている。*Hastings Center Report* は、二〇〇一年に、日本の脳死論議と臓器移植法改正案を吟味した拙論〝Reconsidering Brain Death〟を掲載した。これは、同誌にはじめて掲載された、日本の脳死をめぐる状況についての本格的な論説である。脳死の議論は、新時代へと突入したのである。

では、世界でもまれな深まりを見せた日本の脳死論とは、どのようなものであったのだろうか。次節でそれを見てみたい。

2　脳死論の系譜

日本の脳死論の源流

日本の、脳死についての議論は、一九六八年の和田心臓移植直後に始まった。しかし、和田寿郎が告発され、心臓移植がタブー化してゆくなかで、脳死についての議論もまた下火になっていった。一九八三年、厚生省が「脳死に関する研究班」を設置して、脳死判定基準の作成に着手したのをきっかけとして、脳死についての議論が再燃した。脳死の人からの移植を日本でも可能にしようとする「推進派」の言説が、新聞記事や書籍の形で、多数刊行された。一九八四年、筑波大学病院で、脳死状態の患者から膵臓・腎臓などが移植のために取り出された。脳死を人の死と考えないグループが、医師たちを殺人罪で告発した。これ以降、脳死移植「賛成派」と「反対派」のきびしい対立が続いた。

すでに述べたように、一九八三年から現在に至るまで、一五〇冊を超える脳死論の書物が刊行されてきた。これは、世界でも例を見ない現象である。このような突出した議論がこの一五年間の日本でなぜ起きたのかについては、様々な推測があるが、定説はない(43)。海外の脳死論と比較したときの、日本の脳死論の特徴のひとつは、脳死患者を看取る家族の心情というものに、その当初から強い焦点が当てられたことである。脳死患者と家族との関わり合いが注目され、「見えない死」「脳死の人」「二人称の死」「共鳴する死」などの概念が生み出された。これらの概念は、一連の系譜を形成する。それは、私が、「脳死への関係性指向アプローチ human relationship oriented approaches to brain death」のパラダイムと呼ぶものである。[44] このパラダイムがどのようにして形成され、深化していったのかを、以下に検討してみたい。それによって、新たな生命倫理の視座が切り開かれるはずだからである。

一九八五年、厚生省の研究班は、「脳死判定基準（竹内基準）」を発表する。この同じ年に、ジャーナリストの中島みちが、『見えない死』を出版した。[45] これは一般読者を対象に書かれた本であり、広く読まれた。この書物こそが、「脳死への関係性指向アプローチ」を切り開いたのである。

中島は、脳死は「見えない死」だと言う。脳死の人間は「死んでいる」と医師に言われても、患者の身体はまだ暖かく、筋肉もやわらかである。家族はそれをとうてい納得することはできない。愛する人の「死」が、家族の目の前に「見えて」こないのだ。中島までの脳死論は、医師の目から見た脳死論であった。中島は、ここではじめて本格的に、家族から見た脳死論を展開したのである。

　呼吸と心拍の停止が誰にも明らかで、つめたく硬い従来の死は、もう生き返らぬという納得とあきらめを、まわりの人々に与えることができた。しかし、この、見えない死、暖かな死、やわらかな死は、ベッドサイドで見守る者にとって、観念の中の死であって、ひしひしと感じられる死ではない。納得できない、あきらめきれない死である。[46]

中島は続けて書く。

私は、五ヶ月間のＩＣＵ通いの中で、はじめなんとも奇妙に思ったことがあった。夫の、妻の、そして愛児の脳死を聞いても、誰一人として、患者の手をとるものがなく、涙一粒こぼさないのである。最初のうち私は、たまたま、つめたいというか、理性的というか、そういう人々ばかりにめぐりあったのかと、思ったりもした。しかし、やがてわかったのは、脳死している人を見ても、誰しも、死の実感が湧かないのだということであった。

（中略）

しかし、そんな人々が、ほとんど例外なしに、脳死者の心臓が停止して呼吸器を外した時、はじめて、ワッと泣き出したり、涙をぬぐったりするのである。この時、はじめて、死を実感するのであろう。[47]

中島は、「納得」「あきらめ」「実感」を強調する。病院現場での地道な取材によって中島が発見したものは、頭では脳死を理解できても、それを実感としては納得できない一般人のとまどいであった。中島は、脳死になった患者を見守る家族たちの、このような「こころの揺れ」や「とまどい」を大切にするところから、脳死論議は開始されるべきであると主張した。中島は、暖かな血の流れが感じられる脳死の身体を「死体」だと思うことはむずかしいし、「つらい」ことだろうと書く。そして、もし脳死の身体が「死体」だというのなら、「一分、一秒も休まずに働き続け、生命を支えてきてくれた脳以外の臓器は、すべてただのパーツであり、モノにすぎないのであろうか？　人間は、その全存在をもって、生き、そして死ぬものではないのだろうか？」と問いかける。[48] 中島は、実感をもって受容できない「死」への疑問を、繰り返し投げかけている。

脳死を生み出すＩＣＵという場所は、人と人とのつながりを奪ってゆく場所でもあると中島は指摘する。彼女の文章を見てみよう。

　ＩＣＵに長いあいだ通ってみて、つくづく感じたことがある。ＩＣＵそのものが、人間の肌と肌のつながりを奪い、そして徐々に、医療者からも家族からも、人間らしい心を奪っていくようだ、と。

（中略）

　この人がいつも呼ばれていたように声をかぎりに呼びかけていけば目覚めるのではないかとか、この肌をさすり続ければ、命がよみがえってくるのではないかなどという、人と人とのつながりの中でごく自然に感じられるようなやわらかな想いは、だんだんに乾いていってしまう。[49]

中島の視点は、徹底して、脳死になった患者の家族の位置に置かれている。私の大切な人が脳死になったとき、私はその暖かい身体を前にして、その人の死をどのように納得し、あきらめ、受容できるのか。脳死が、一般人にとって「見えない死」である以上、脳死を人の死と決めつけるのは、家族につらい思いをさせるだけのことではないのか。そして、脳死を人の死と認めることは、人と人のつながりのなかから、やわらかな感受性を奪い、人間のいのちをさらにいっそうモノ化していくのではないか。これが、中島の脳死論の核心部分にある感覚だ。

中島の『見えない死』によって、家族の視点と二人称の死という脳死論のテーマが設定された。ジャーナリストの読みやすい文章によって、それが一般人のあいだに受容された。そしてその後、様々なジャンルの人々に影響を与えていったのである。

中島は、脳死を人の死とする立法を拒否する。そのかわり、脳死の時点で「臓器提供をしてもよいと考える本人および家族について、その人権を守りながら臓器摘出できるような、厳格な条件を示す特別法」ならばあり得るとする。[50] 中島のこの考え方は、脳死を人の死とせずに、脳死状態の患者から臓器移植を可能にしようというもので、一九九〇年代に入って提唱される「違法性阻却論」の嚆矢とも言えるものだ。中島は、臓器移植を否定していない。「しっかりと脳死の意味を知っている人が、真に他者への愛をもって自ら提供するものなら、脳死者からの臓器摘出も許さざるを得ないと、理屈ぬきで思いもする」と書いている。[51]〈脳死は人の死ではないが、脳死からの臓器移植は許される〉。中島が本書で打ち出したこの考え方は、その後の日本の脳死論議において、無視できない潮流となってゆくのである。

一九八六年には、立花隆『脳死』、杉本健郎ほか『着たかもしれない制服』という二冊の注目すべき脳死本が出版される[52]。立花の書物は、当時の時点で考えられるかぎりの医学知識を駆使して、脳死概念の未熟さを暴露した画期的な仕事であった。脳死判定されても、脳の内部には機能している細胞が残存する可能性があり、その場合、内的意識が残った脳死者から臓器が摘出されるおそれもあることを、綿密に問題提起した。立花のこの本は、世界的に見ても画期的な業績であり、一九九〇年代にトゥルオグらによって指摘された脳死への医学的疑問の多くは、すでに立花によって指摘されていると言ってもよいほどである。立花もまた著名なジャーナリストである。彼のこの本は、二〇万部に迫るベストセラーとなった。日本の脳死論は、中島みちと立花隆という二人のジャーナリストによって幕を開けられた。そのことのもつ意味は大きい。彼らの最大の業績は、脳死論という専門的な話題を、一般市民へと開放したことである。彼らの著作によって、様々な分野の専門家や一般市民が、「脳死」について考えるきっかけを与えられた。八五年から九〇年代初頭の、脳死についての国民的議論の盛り上がりは、彼らの仕事抜きには考えられない[53]。

杉本健郎らの『着たかもしれない制服』は、中島みちの『見えない死』と同じく、脳死になった大切な人を看取る家族の視点で貫かれた書物である。杉本健郎は小児科の医師である。彼の六歳になる息子が、交通事故で脳死状態となる。杉本は、小児の脳神経の専門家であるから、息子の脳はもう回復しないであろうことを、頭では理解する。しかしながら、脳死状態の息子を目の前にしたひとりの父親としては、彼が死んだということを受け入れることができない。かくして杉本は、脳死の息子を元気だったときの様子を、目の前の血色のよい身体に重ねてしまう。

もの身体は温かいし、手足が動くときもある。昨日までは元気に遊んでいたわけだから、どうしても父親としての気持ちのあいだで、杉本のこころが激しく揺れている様子が伝わってくる。脳死の子どれてゆくのである。この書物を読むと、医師としての冷静な判断と、息子が死んだはずはないという前にしたときの「医師としてのリアリティ」と、「父親としてのリアリティ」のあいだで、引き裂か

こんな状態になった我が子の枕頭看護に当たっていると、医師として自分の無力を痛感させられる。科学者として認めなければならない脳死も、死にゆく子や残された家族の気持になると、決して割り切れるものではなかった。

（中略）

口から挿管して、全く動きがなくなっていても、体の色つやは健康な時の剛亮と少しも変わっていない。遊び友達にしてみれば、眠っている状態と区別がつかないのも当然のことだ。面会に来た大人でさえ戸惑いがあるほどだ。なかには、剛亮の頭をさすりながら、一生懸命話しかける人もいた。「こんなに温かくて、手足がピクッと動くときもあるのに……。眠っているだけじゃないの？　もう駄目だなんて、信じられない……」

信じられないのも当たり前だ。「脳死を死と認める」と言っている人達でさえ、身近な人のこんな姿を見て、すぐにあきらめることが出来るだろうか。私には出来るとは思えない。(54)

杉本がこの本で明らかにしたのは、頭による理解と身体による了解の根本的な差異である。医学的な生命現象の把握と、身体全体による人間の把握の、根本的な差異と言ってもよい。医学的な把握においては、目の前の患者と、観察する私は切り離されている。観察者である私が、目の前の患者に巻き込まれることはない。だが、身体全体による人間把握においては、「父親である私と脳死の息子」という関係性に、この私自身が否応なく巻き込まれてしまう。その巻き込まれた状況のリアリティのなかで、目の前の脳死患者は、ひとりの人間として私の前に立ち現われるのである。第1節で述べたように、脳死とは、身体が温かく、手足が自発的に動き、妊娠出産さえ可能な状態だ。目の前の人間への巻き込まれの程度は、心臓が止まって冷たくなった人間よりも、よりいっそう大きくなるだろう。みずから医師であり、かつ息子の父親でもあった杉本健郎の手記は、このような事情を見事に明るみに出している。

日本の脳死論の展開

一九八九年に私が出版した『脳死の人』は、中島みちと杉本健郎によって開拓された脳死論を、さらに一歩前進させたものである。私もまた、病院の集中治療室の中で、家族が脳死患者に出会うという状況を念頭に置いて考えを進めた。それまでの医師による脳死論は、脳死になった患者の「脳の中身」のことばかりを議論している。しかし、病院で家族が出会うのは、「脳の中身」なのではなく、脳死になった肉親という「人」、つまり「脳死の人」なのである。

私たち一般市民にとって本当に問題なのは、「そこに脳死の脳がある」ということではなく、「そこに脳死の人がいる」ということだと思うのです。

（中略）

私たち一般市民は、病院の集中治療室の中で、脳死状態になった親、子供、兄弟、親戚、知人などの「脳死の人」に最初に出会う。つまりそこにあるのは、人と人との出会いです。(55)

脳死問題の本質は、脳死になった人と、それを取り巻く人との「出会い」の問題であると私は考えた。脳死とは「人と人との関わり方」であり、問うべきは「場としての脳死」である。これらのことを一言で表現するために、私は「脳死の人 brain dead person」ということばを案出した。そこに込められていたのは、脳死は「関係性」の面から議論されなければならないという決意であった。

私が『脳死の人』で提言したことのひとつは、家族による「脳死の人」の看取りを、医療従事者たちが援助することである。これは、関係性としての脳死という考え方から、必然的に導き出されてくる結論である。

家族には肉親のまだ温かい身体を前にして、それがやがて冷たい死体となることを理解し納得し、脳死状態の肉親に別れを告げ、その死を受容するという大事業が残されているのです。この大事業を家族がとどこおりなくすまさないうちに、人工呼吸器を切ったり臓器移植を行なったりすれば、家族の心には取り返しのつかない大きな傷跡が残ります(56)。

すなわち、医療従事者たちは、家族が脳死の患者に納得のゆくまで別れを告げることのできる「看取りの時間」「看取りの場所」を確保しなければならない。と同時に、家族の看取りをサポートするための、脳死患者への最低限の看護をしなければならない、と私は提言した。そのあとではじめて、臓器移植の道が開けてくるのだと。この家族の看取りの援助の問題は、アメリカ合衆国においても、一九九〇年代に入ってから大きな課題として自覚されるようになった。なぜなら、家族による死の受容がないかぎり、臓器提供がスムーズに運ばないことが、誰の目にもはっきりしてきたからである。日本では、脳死からの移植が再開される以前から、すでにこの点が繰り返し議論されていた。だが、この問題は、一筋縄ではいかない複雑さを内包しているのだ(後述)。

　脳死が人の死かどうかという根本問題について、私は『脳死の人』で、次のように述べた。そもそも「脳死が人の死かどうか」という問いは、無意味である。それは、以下の三つの問いに分けて考えなければならない。すなわち、

(1) 脳死が私の死であるかどうか。

（2）脳死が親しい他者の死であるかどうか。
（3）脳死が見知らぬ他者の死であるかどうか。

　これらは、脳死についての「一人称の問い」「二人称の問い」「三人称の問い」と名付けてもよい。また（1）（2）は脳死についての「当事者の問い」であり、（3）は「傍観者の問い」である。「私の死」についてポイントとなるのは、「私の内的な意識の存在」の有無である。「親しい他者の死」についてポイントとなるのは、「私と他者の間に積み重ねられてきた人間関係の歴史」である。すなわち「人生の歴史や想い出は脳死の人という存在の一部」なのである。「見知らぬ他者の死」についてポイントとなるのは、脳死の身体についての医学的な「常識」である。

　いままでの脳死論は、見知らぬ患者を見るときの医学の視線、すなわち三人称の傍観者の問いによって語られてきた。しかし、本当に必要なのは、人間関係の中に巻き込まれたときに人が発する、当事者の問いなのではないか。

　私は、これらの問題提起を行なった。そのほかにも、人間の身体の道具化や、現代文明の落とし穴についての議論なども行なった。「脳死の人」ということばは、その後の日本の脳死論において、徐々に定着していった。このようにして、一九八〇年代に、「脳死への関係性指向アプローチ」の原型が徐々に形成されたのである。脳死論がこの方面へと深まってゆくのは、少なくとも英語圏の議論では見られなかった情景であった[57]。

一九九五年に出版された柳田邦男の『犠牲』は、このアプローチに豊かな肉付けを与えた作品である。柳田もまた著名なジャーナリストであり、この本もベストセラーとなった。柳田の次男、洋二郎が一九九三年に自殺を試み、脳死となる。柳田は、脳死になった息子に付き添い、その最期を看取った。柳田は職業柄、科学的知識による自己コントロールを信条にしてきた。医療の取材も数多く経験し、脳死とは何かについても十分に理解しているはずだった。しかし、自分の息子が脳死になったとき、その信条が揺らぐことになる。「いま私が直面しているのは、四日間の経過のなかで、明らかに脳死状態に滑り落ちていきつつある息子の、人生における最も大事な時間を、いかにして納得できる意味のあるものにするかという問題だった。センチメントこそ、思考の大事な要素だった」と柳田は書く(58)。

柳田は、脳死になった息子の温かい手を握り、「洋二郎」と声をかける。水泳のこと、映画のことなどを、思い出すままに語りかける。脳死状態になったあとでも、柳田の目の前にいるのは、「洋二郎」という生き生きとした存在なのである。「言葉はしゃべらなくても、体が会話してくれる。不思議な気持ちだね」と柳田は語る。実際、柳田が部屋に入ると、脳死状態の息子の血圧が上がる。柳田は次のように書いている。

　私と賢一郎がそれぞれに洋二郎にあれこれ言葉をかけると、洋二郎は脳死状態に入っているのに、いままでと同じように体で答えてくれる。それは、まったく不思議な経験だった。おそらく喜びや悲しみを共有してきた家族でなければわからない感覚だろう。科学的に脳死の人はもはや感覚も意識もない死者なのだと説明されても、精神的な命を共有し合ってきた家族にとっては、脳死に陥った愛する者の肉体は、そんな単純なものではないのだということを、私は強烈に感じたのだった。[59]

柳田の文章は、「脳死とは人と人との関わり方である」という「関係性指向アプローチ」の核心部分を、見事に表現している。たとえ脳死になっていたとしても、脳死の人と家族の関わり合いの中で、脳死の人の精神的な命は共有され続けているのである。それは科学では割り切ることができない、生命の次元における真実なのだ。柳田は、このような視点のことを、「二人称の死」と名付ける。そして、家族が、脳死の患者のことを心の中で整理し、それぞれの物語を構築し、受容するための時間を保障することを提言している。「二人称の死」という言葉は、その後、脳死論議の中で広く受け入れられていった。

『犠牲』の注目すべき点は、息子の脳死をきっかけにして、柳田が、それまでの自分と息子の関係性や、家族のプライベートな問題点などを、正面から問いなおしはじめたことである。彼は息子の日記を熟読し、親子のあいだにあった誤解や不信感などをあらためて受け止めていく。息子が脳死になったことがきっかけとなって、柳田ははじめて息子と、心の深い次元での対話を開始することができたのである。息子が脳死になったからこそ開かれてくる対話の次元というものがある。柳田はそのことを、著書の中で赤裸々に語っている。

柳田はさらに言う。

この不毛な現代において、洋二郎の再生をはかるには、彼が懸命につづけていた「書く」という行為を、私が引き継がなければならないのだろう。そのためには、私自身が再生の決意をこめて、「書く」という仕事を再出発させなければならない[60]。

脳死になった息子との対話が、作家である柳田に書き続ける必然性と生き続けるエネルギーを与え、柳田を再生へと向かわせる。臓器移植は「いのちのリレー」だと言われるが、柳田の息子から柳田へと伝えられた生き続けるエネルギーこそが、真の「いのちのリレー」ではないのだろうか。われわれは、この点に鋭く目を向けなければならない。このことのもつ意味を掘り下げるところから、生命学の思索は開始される。

なお、柳田は、この経験を踏まえて、脳死法について独自の提言をしている。すなわち、一般的には心停止をもって人の死とするのだが、本人の意思と近親者の同意があった場合には、脳死をもって人の死としてもよいという案である[61]。この「死の多元主義」の提案と同じものが、二年後の国会で採決されたのであった。

一九九六年に、科学史研究者の小松美彦による『死は共鳴する』が出版された。これは、日本の脳死論議をたんねんに吟味した研究書である。と同時に、脳死論議についての研究書としても類例のない書物である。

小松もまた、人と人の関係性を考慮しない脳死論に疑問を投げかける。それらの脳死論では、死というものが、あたかも死にゆく個人の所有物であるかのようにとらえられている。このような「死が個人に内属しているというイメージ、すなわち死が個人の身体内に閉塞しているというイメージ」こそが、誤った「死」のとらえかただと小松は言うのである。小松はこのような死のことを、「個人閉塞した死」と呼んでいる[62]。

ところが、実際に体験される死というのは、死にゆく個人が独占しているわけではない。それは死にゆく人を取り巻く人々のあいだで共有されていると言わなければならない。死は点ではなく、時間的な流れであり、「範囲の差はあれ他者をも包摂」している。すなわち「人々はひとつの死をともに生きており、死はひとつながりの紐帯となっているのである。あたかも、振動数を同じくする発音体がつぎつぎと共鳴りをおこしてひとつの音をなすように、ある者の死亡は周囲の者と分かち合われ、ひとつの死を形作る」のである。小松は、このような死の実相のことを「共鳴する死」と呼ぶ[63]。

脳死論議で見失われてきたのは、まさにこの意味での「共鳴する死」である。脳死の人の死のプロセスは、それを取り巻く人々のあいだで共有され、その死は共鳴し、ひとつの場を形作る。いったんそのような関係性に注目すれば、「脳死は人の死である」と一義的に語ることは不可能になる、というのが小松の主張である。

小松は、プルーストの『失われた時を求めて』の中のエピソードを引用して次のように述べる。主人公が、靴を脱ごうとして最初のボタンに手を触れたとたん、死んだ祖母のありありとした記憶がよみがえる。しかし、実際には祖母はすでに実在しない。祖母の手の温もりやあたたかな眼差しがたしかに存在するにもかかわらず、祖母はそこには存在しない。この挿話によって示されているもの、それは、死は絶対的な不在状態ではないということだ。

「それはかつてあった」。だが今ここにも〝それ〟は厳としてある。しかしながらやはり手は届かない。われわれは、かけがえのない者の不在のさなかにあって、その者への極限的な近さとともにとてつもない遠さを瞬時のうちに体験し、その間を揺り揺られるのだ。〝それ〟がないことが死なのではなく、絶望的なまでに〝それ〟でありながら、〝それ〟はもはやないことが死なのである。(64)

小松は、これを「密着的不在」と呼ぶ。そしてこれを「共鳴する死」の現代の姿だと考える。この点については、次節でさらに深く考えてみたい。脳死をきっかけにして、この点を掘り下げた小松の作業は貴重である。小松は、さらに、「共鳴する死」を根拠にして、「死の自己決定権」の考え方を批判する。ここではこれ以上触れないが、小松の「死の自己決定権」批判に関しては問題が多い。それについては別の場所で論じることにしたい。

再確認しておくが、私がここに紹介した脳死論は、脳死についての関係性指向アプローチを深めたものに限定してある。それは、脳死論のごく一部でしかない。大部分の脳死論は、「脳死は人の死である」という前提に立ったうえで、脳死からの臓器移植の必要性を説くものか、あるいはその逆に、脳死を疑問視し、医療現場の実態を告発するものだ。このことは、冷静に押さえておく必要がある。

しかしながら、関係性指向アプローチに立つ一群の脳死論が、その議論の多面性とインパクトにおいて、ひときわ抜きんでているという印象もまた拭えないのである。かつ、オリジナルな議論も、この領域に集中している。私が、日本の脳死論のユニークな系譜として、これらの文献群を取り上げたとしても、けっして偏った選択をしたとは言えないはずだ。

これらの脳死論がこだわってきた点は、次の三つに大きくまとめられる。

（1）脳死の人の身体は温かく、手足が動くこともあり、眠っているかのように見える。たとえ脳死になったらもう回復しないと頭では理解できていたとしても、身体では納得できにくい（見えない死）。脳死概念にも疑義がある。であるから、脳死を人の死と一律に決めるのは無理がある。
（2）脳死の人と、それを取り巻く人との関係性が異なれば、脳死の人の立ち現れ方もまた異なってくる。死にゆくプロセスは人々のあいだに共有される（共鳴する死）。とくに親しい人間が脳死になった場合（二人称の死）は、心臓が止まって身体全体が冷たくなるまで、その人の死を納得できにくいケースが目立つ。

（3）家族にとって大きな問題となるのは、いかにして脳死の人に別れを告げ、その死を納得し、受容するかということである。そのためには、看取りのための時間と場所が必要となる。医療は家族による脳死の人の看取りをサポートしなければならない。

キーワードは、関係性、共鳴、実感、納得、受容、看取り等である。もちろん、これ以外の論点もあるし、細部における差異はある。だが、一九八〇年代から九〇年代にかけての脳死論が、この方向に向かって独自の深まりを見せたことだけは確かなのである。この点は、海外の日本研究者からも注目を集めている。脳死論の今後の比較研究が待たれる(65)。ここで紹介した脳死論は、どれも「脳死」に対して慎重な姿勢を示しているが、臓器移植に対しては、かならずしもそうではないということに注意しておく必要がある。中島と私は、条件を課したうえでの脳死移植を肯定しているし、杉本と柳田は、実際に、脳死状態を経て心臓死に至った息子からの腎臓移植を承諾している。小松のみが、臓器移植に反対する。一般的に言って、日本の脳死論は、「脳死」に対するこだわりほど強いこだわりを、「臓器移植」に対しては見せていない。逆に言えば、「脳死」という概念のなかにこそ、彼らの琴線に触れる何物かがあったと見るべきである。この点は今後の研究課題である。

3　脳死の存在論

脳死の存在者の存在論的地位

脳死になったとしても、その人はまだ完全に死に切っているのではないという感覚は、多くの一般人がもつ感覚である。すでに述べたように、アメリカ合衆国の一般市民にも、そのような感覚をもつ者が二～四割いることが報告されている。デンマークの生命倫理委員会もまた、その感覚を重視したうえで、脳死を死のプロセスの始まりと規定した。前節で紹介した日本の脳死論も、これと同じ感覚を代弁するものである。

ところが、英語圏の脳死論、そして英語圏で成立した「生命倫理学」においては、この感覚が捨象されるのである。そこにあるのは、人間の本質は意識活動であり、脳が死んだら意識はなくなるから、人間は死んだも同然だという考え方である。この考え方（パーソン論）については次章で詳しく検討するが、「意識のない人間は、もはや〈ひと〉にあらず」という思想を中核として、英語圏の生命倫理学が立ち上がったという事実を、認識しておく必要がある。そのパラダイムは、現在でも揺らいでいない。

英語圏の生命倫理学のなかにも、それに反発する学者がいないわけではない。孤高のユダヤ人思想家・生命倫理学者のハンス・ヨナスは、脳死について次のように述べている。「昏睡状態［森岡註：脳死」の人の肉体は、それがまだ……たとえ人工的な補助によってではあっても……呼吸や脈拍などの働きをしている限りは、なお、かつて愛したり愛されたりした主体の残存的継続であるとみなされねばならない。そして、そのようなものであるからには、その肉体はなお、神の法や人の法によって、そのような主体に対して与えられる不可侵性のいくらかを享受する権利を持っているのである[66]」。ヨナスの言う「愛したり愛されたりした主体の残存的継続」という概念は、前節で述べた「脳死の人」へのまなざしとぴったり重なるものである。すでに一九七〇年に発表されていたヨナスのこの論文の原題は「流れに抗して」というものであるが、まさにその名が示唆するとおり、アメリカ合衆国のその後の議論は、ヨナスの発想を無惨に切り捨てていったのであった。ヨナスの発想が受け継がれたのが、遠く離れた日本であったことを、ヨナスは知るすべもなく没した。

日本研究者のマーガレット・ロックは、日本の脳死論を念頭に置いて、アメリカ合衆国の医療従事者たちにインタビュー調査を行なった。その結果、脳死の身体は魂の抜け殻の死体であるという意見とともに、脳死の身体に人間の残存を見るという意見をもすくい上げている。インドから北アメリカに子どもの頃に移民した医療従事者は、次のように答える。「脳死の身体は、死体でも、人間でもなく、その中間にあるものだ。私の前にあるのは、誰かの大切な子どもなのだ。（中略）その子は死んでおり、痛みを感じないし、苦しむこともない。そこに残されているのは抜け殻だ。私は諸検査を行なった。しかし、そこには依然としてひとりの子どもが存在している[67]」。この、やや混乱気味のことばの裏には、重要な示唆が隠されている。すなわち、目の前の人間は抜け殻なのだが、それにもかかわらず、そこには「ひとりの子どもがいる」と彼は言う。彼は、そこに、なにかの「存在者」を感知している。抜け殻に立ち現われる存在者とは何なのか。

これは、「脳死になった人がそこにいるとき、いったいそこにはどのような存在者がいるのか?」という問いでもある。いわば、「脳死の存在者の存在論的地位 the ontological status of the brain dead being」の問いである。いまわれわれの目の前にかすかに開かれようとしている「脳死の存在者の存在論的地位」の問題が、生命倫理学のなかで主題的に取り扱われたことはなかった[68]。ここに焦点を絞って、考えを進めてみたい。

親しい他人の脳死(二人称の死)を例にとってみよう。大切な家族が脳死になったとき、その人の意識はもうないし、二度と帰ってくることはないと頭では分かっていても、目の前の脳死の身体にはまだその人がいるとしか思えない、という感覚をもつ人々がいる。第2節で紹介したケースなどがそれに当たる。もちろん、そのような感覚をもたない人々も多数いるわけだし、むしろそのほうが普通なのかもしれない。このことは、きちんと押さえておきたい。

そのうえで、「目の前の脳死の身体にはまだその人がいるとしか思えない」という感覚の本質が何であるのかを、考えてみたいのだ。これは、小松美彦がプルーストを引き合いに出して述べたような、「その人はありありと目の前にいるのだが、しかしその人はもはや存在していない」という「密着的不在」について、さらに掘り下げて考えることでもある。

ここにひとつの投書がある。『朝日新聞(大阪版)』一九九七年一〇月二〇日朝刊「ひととき」欄に掲載された、神戸市の渡辺良子さんのものだ。この文章は、脳死の存在論を考える上できわめて貴重な示唆に富んでいる。

渡辺さんは言う。自分が脳死状態になったときには、すぐに臓器を提供してほしい。脳死になったら生きている意味はないから、移植に役立てたほうが、家族にも負担をかけなくてすむ。ところが、同じことを言っていた父親が昏睡状態になった。渡辺さんたち家族は、「今、父が持っている生きる力を尊重すること」を選んだ。渡辺さんの文章から引用しよう。

意識のない父の身体にさわって、そのあたたかさを感じることが、現在、唯一の対話である。それは日常の、言葉や表情などを通じてのコミュニケーションとは異質だ。伝わってくるものに、私の感受性は限りなく広く深まっていく。心を平らかにして、避けられない父との別れを受け入れる準備をしていく。

つまり、父のあたたかさのおかげで、私がいやされているといってもいい。今、父が生命を維持している状態は、本人にとっては不本意かもしれないが、手を握り続ける側にとっては有意義なことなのだ。

私自身はドナーになる選択をしたい。だが今回の経験から、もしその時、私の家族が望むなら、私のあたたかさを一日でも一時間でも長く分かち合うことを許そうと思うようになった。今の父のように。

渡辺さんは、自分が脳死になったときには、臓器を誰かに移植したいと思っている。家族にも、そうするように申し渡している。この考え方の背後には、私の身体は私のものであるという前提がある。自分が脳死になったときには、私に代わって、家族に脳死の身体を処分してくれるように、依頼しているわけである。

しかしながら、同じことを言っていた父親が昏睡状態になったとき、渡辺さんはまた異なった次元の感情をいだくようになるのだ。あたたかい父の身体がそこにあるということで、渡辺さん自身が父と有意義な対話を行なうことができるのである。本人にとっては不本意かもしれないけれど、「手を握り続ける側にとっては有意義」なことがそこで起きている。昏睡状態になった父の身体は、それを見守る親しい家族にとって、処分にさらされるような物体としては現われていない。

渡辺さんは考える。自分の身体は自分のものであるから、脳死になったときには臓器を移植してほしいが、しかしながら、脳死になった私の身体を見守る家族にとっては、また別の次元の私の姿がそこに立ち現われているかもしれない。だから、渡辺さんは、ドナーになる選択は変えないけれども、もし家族が望むなら、私のあたたかさを一日でも一時間でも長く分かち合うことを「許そう」と思うようになる。〈脳死の身体は私のものだ。しかし、それがあたかも家族のものでもあるかのように、家族が接することを、私は許す〉というわけである。脳死の身体は誰のものかという問題に対する、優しさに満ちたひとつの解決が、ここにある。

渡辺さんの叙述において注目すべき点は、父との対話の場面である。意識のない父との対話は、言葉や表情などを通じてのコミュニケーションとはまったく異質なものである。それは、父のあたたかい身体にさわって何かを感じることなのであるが、そこから何かが伝わってきて、「私の感受性は限りなく広く深まっていく」。そして、父との別れを受け入れる準備となっていく。それは、父のあたたかさで私がいやされていくことでもある。渡辺さんはこれを「分かち合い」と表現している[69]。

意識を失った身体に触れることで、何かが伝わってきて、感受性が広く深まっていくとは、いったいどういうことなのか。それはおそらく、父との日常のコミュニケーションにおいては開かれることの少なかった方角に向かって、渡辺さんの感受性が広がり、深まっていったということなのであろう。すなわち、父が生きていて生活していたときには不可能だった対話が、いま父が昏睡状態になることによってはじめて、渡辺さんの前にありありと開かれてきたということだと私は考える。

もちろんこの場合は昏睡状態であり、まだ脳死判定はなされていない。しかしながら、看取る家族からすれば、脳死判定された人間は、昏睡状態とほとんど区別が付かない。そのような状態の身体と接することで、新たなコミュニケーションが開けてくるというのである。

ここから分かるのは、脳死の存在者とは、このような意味での新たなコミュニケーションを、親しい人とのあいだで開始させる可能性をもつような存在者であるということだ。脳死の存在者とは、たんなる物体ではなく、それ以上の強力なパワーを秘めた存在者である。脳死になった子どもをケアする家族は、子どもに声をかけながら身体を拭いたり、体位変換をしたりする。第2節でも紹介した脳死患者の家族たちは、例外なく、脳死の子どもに「がんばって」と声をかけている。そのようなはげましの言葉を、実際にかけられるような存在者として、脳死の子どもはそこに立ち現われているのである。

この投書の渡辺さんの場合、それまでの日常のコミュニケーションでは得られなかったような対話が、父が昏睡状態になることではじめて開かれてきたという点が重要である。そこに、昏睡状態になった存在がいるからこそ、私に対して何か新しい次元の世界が開かれてくるという構造がある。

脳死の人と間身体性

脳死の人の傍らにたたずむ親しい人間たちから、繰り返し語り出されてくるこのようなことばの意味するところを、さらに掘り下げて考えてみたい。

脳死の身体に対しては、「それが誰の所有物なのか」ということが問題となる〈所有論の次元〉と、「そこに誰がありありと立ち現われているのか」ということが問題となる〈現前論の次元〉がある。

先ほどの投書の例で言えば、脳死になったら自分の臓器は移植してほしいと渡辺さんが述べる、その水準が、所有論の次元である。そこでは、脳死の身体が誰の所有物であるかとか、誰がそれを処分してよいのかとか、摘出された臓器を他人に贈与していいのかどうかなどが論点になる。脳死の身体については、所有論の次元で語られ、議論され、その扱いを検討しなければならない問題がたくさんある。そして、脳死論議においては、この点が集中的に議論されてきたと言ってよい。

ところが、これとはまったく異なるもうひとつの次元が存在する。それは、脳死の身体のただ中に、誰かがありありと現われてきて、脳死の人を看取る人間たちと対話をはじめるような次元である。先ほどの投書の例で言えば、昏睡状態となった父の身体から何かが伝わってきて、私の感受性が限りなく広く深まっていくような次元である。これは、脳死の身体のただ中に誰かがありありと現われてくるという現前論の次元である。しかしそれだけにはとどまらない。われわれは、脳死の身体のただ中に現われた「誰か」「何か」と、対話を深めることすらできるのである。これはいったいどういうことなのだろうか。

ここでまず確認しておきたいことは、「誰か」「何か」が立ち現われた脳死の身体は、親しい人間たちにとって、けっして無視できない何かのパワーを帯びることがあるということだ。その身体を、たんなる物体として扱おうと思っても、それを拒んでしまうようなパワー。仮に物体として扱おうと試みたとしても、その試みどおりには自分の身体が動かないというふうに、私の身体を規制してしまうようなパワーを、脳死の身体は持ち得る。藤原康子さんは、脳死になった娘さんに香水をつけてあげるが(70)、そういう試みを誘発するようなパワーを脳死の身体は秘めているのだ。そのことの意味は何なのか。

まず、脳死になった人の身体には血液が循環しており、あたたかく、代謝もある。外から見た感触では、深い眠りに入っている人間のように見える。そもそも、脳の内部は機能が停止しているかもしれないが、それ以外の身体は血が巡って「生きて」いるのである。手足は自発的に動くし、涙を流したり、家族が部屋に入ると血圧が上がったりする。第1節で詳述した、脳死の人の生理的な状態を思い起こしてほしい。そのような存在者がもっている「生きた肉体」というものの価値を、脳死論議では低く見積もりすぎてきたのではないだろうか。なぜなら、われわれは親しい人間たちと、お互いの肉体の接触と感覚刺激の交換を行なうことによって、自分自身の身体というものを形成するからである。たとえば、子どもは、赤ちゃんのときに親の温かい肌に密着して育てられる。お尻についた汚物を親に拭き取ってもらい、頬に何度もキスをされたり、親の腕にくるまれて眠ったり、親の肉体の匂いを毎日のように吸い込んだりしながら、自分自身の身体の形態と機能と感受性を作り上げてゆく。子どもは、血の通った温かい大人の身体を鋳型にして、自分の身体感覚を育ててゆくのである。親のほうも同じで、肉体を通した子どもとの格闘の果てに、自分自身を成長させ、変容させていくのである。このあたりの事情は、親しい友人のあいだや、恋人たちのあいだでも同じであろう。恋人たちは、セックスをとおして、温かい血の通った肉体のなかに侵入し合うのである。その痕跡が、お互いの身体のなかに深く刻み込まれる。

したがって、血液が巡っているあたたかい身体というものは、その身体と密接な関わり合いの歴史性をもってきた人間たちにとっては、けっして物体ではなく、自分たちの身体とリアルに響き合うパワーをまだ内在させた存在者なのである。その意味で、目の前にいる脳死の身体は、われわれの身体の一部であるとすら言うことができる。

部屋の中に、親しい二人の人間がいたとする。このとき、二人が意識しないうちに、二人の身体が互いに影響を与え合って、相手の身体を緊張させてこわばらせたり、逆に、リラックスした気分を伝えたりすることがある。私の身体と、他人の身体のあいだは、ちょうど共振する共鳴箱のような関係ができあがっている。メルロ＝ポンティは、身体性の次元で機能するダイナミックな共同性や影響関係について、『知覚の現象学』の中で次のように語っている。「ちょうど、私の身体の諸部分が相寄って一つの系をなしているように、他者の身体と私の身体もただ一つの全体をなし、ただ一つの現象の表裏となる。そして、私の身体がその時どきのその痕跡でしかない無記名の実存が、以後同時にこれら二つの身体に住みつくことになるのである」[71]。彼は、このことを、「間身体性 intercorporéité」と呼んだ[72]。

このような「間身体性」は、脳死の人の身体と、その家族の身体のあいだでも働いていると考えられる。すなわち、脳死の身体に血液が巡り、あたたかく、湿り気もあり、手足を動かし、血圧を変動させ、涙も流すような場合、その脳死の身体と、それを見る親しい人間たちの身体のあいだには、脳死の人が元気なころに成立していたところの「間身体性」が、まだ十全に機能してしまうのである。家族の「あたたかい身体」は、脳死の人の「あたたかい身体」に対して、間身体性のレベルで自動反応してしまうのである。これが、脳死の身体がもつパワーの源泉なのだ。

中島みちは、なぜ心臓が止まって身体が冷たくならないと死の実感が湧かないのかと問い、杉本健郎は、医師として頭では理解できても、どうして父親としては納得できないのかと問うた。これらの問題についても、「間身体性」によって解明できる面がある。

脳死の人の身体はあたたかい。それを見ているわれわれの身体もまたあたたかい。だとすると、脳死の人を見ているわれわれの身体は、目の前の脳死の身体を、〈自分たちと同じ種類の〉あたたかい身体だとして認知するだろう。この認知は、「生きているわれわれの身体はあたたかいから、目の前のあたたかい脳死の身体もまた生きているにちがいない」という実感を生み出すはずだ。これが身体の論理であり、間身体性のはたらき方なのである。だから、脳死の人の身体が冷たくなって、われわれの身体とは異なった種類の身体になったときにはじめて、死の実感が得られるのである。

これは身体の次元で生成する反応だから、いくら理性が理知的に介入しても実感を変えることはできない。杉本の言う、頭では理解できても父親としては納得できないという事態も、同様にして説明できる。父親と息子の関係性は、間身体性レベルに深く食い込んでおり、その部分は理性の及ぶ領域ではない。人間は、精神と身体が分かちがたく融合した存在である。脳死の問題を、身体性レベルの検討抜きに把握できるはずがないのだ。

さらに考えを進めてみよう。

脳死の人を前にしたとき、家族の反応は様々である。

（1）脳死の人は死体になったと受けとめる人々。

（2）脳死の人は疑いもなくありありと生きていると受けとめる人々。

（3）脳死の人は意識がないからその人はもうここにはいないと頭では理解していても、実感レベルではまだその人がそこにありありと現われているとしか感じられない人々。

これらの受けとめかたは、それぞれ尊重されなければならない。

ところで、（1）と（2）は理解しやすいが、（3）の人々が置かれた状況というのは、きわめて謎に満ちたものとなる。すなわち、（a）私と言葉や行動でやりとりして体験をつむぎだしてきたあの人はもうここにはいないし、二度と戻ってくることはない、（b）にもかかわらず、目の前の脳死の身体のただ中には、その人の一部が、ありありと立ち現われている。このような逆説的な状況が、そこに出現しているのである。すなわち、簡単に言ってしまえば、〈すでにいないはずのひとが、いまここに現われている〉ということなのだ。これこそが、彼らが直覚しているところの根源状況なのである。以下、この謎に満ちたケースに絞り込んで、考察を進めてみたい。

目の前にありありとその人の一部が現われているのに、その人はもう戻ってこない。こういう状況に置かれたときに、脳死になったその人と私のあいだに積み重ねられてきた「記憶」と「歴史」が、堰を切って立ち上がってくる。目の前にまだその人の一部がありありと現前しているのにもかかわらず、その人と新たな体験が紡ぎ出されることはない、という状況に直面するとはどういうことなのか。それは、たとえば、目の前に現前するその人にいくら話しかけても、けっして言葉では答えてくれないということだ。いくら身体を撫でてあげたとしても、けっして向こうから撫で返したりしないということだ。このとき、私がかけたその言葉、私が撫でたその愛撫は、その脳死の身体を通り越して、その人と私がいままで形成してきた「記憶」と「歴史」の世界の中へと入り込んでいく。そして、私の言葉や愛撫を通路として、ふたりのあいだの豊かな「記憶」や「歴史」が、私の目の前に逆流してくるのである。その人がもう言葉を返さないがゆえに、その人がもう愛撫を返さないがゆえに、いままで眠っていたところの「記憶」や「歴史」が痛切に湧出してくるというダイナミズムがある。脳死の人の回復不可能性が逆説的に開示する「記憶の生成」。

そして、そのような「記憶」と「歴史」につつまれて、私は脳死の人と言葉にならない対話をする。そのとき、私は、いままでなら見過ごしていたであろう些細な出来事の想起をとおして、その人と私の関係性の新たな意味を発見したり、ふたりで体験した出来事の新たな味わい方に気づいたり、その人が私に対していだいていたであろう、ある感情の存在をはじめて自覚したりする。渡辺さんの言葉、「伝わってくるものに、私の感受性は限りなく広く深まっていく」とは、このような意味であると私は思う。この対話の体験は、その人との別れを受容することにつながっていくだろうし、人間や生命というものの奥深さを身にしみて理解していくことにもつながるかもしれない。

脳死の人からの臓器移植というものに対する違和感もまた多く表明されるが（賛成する人も違和感を表明することがある）、その違和感の原因のひとつもまた、この点にかかわっていると思われる。臓器移植に対する違和感としては、他人の死を前提とした医療であるというものや、臓器をモノのように扱う医療であるなどの意見が表明されてきた。それに加えて、「すでにいないはずのひとが、いまここに現われている」としか言いようのない存在者の身体にメスを入れて、誰か別の人間の長生きと健康のために道具として利用する、ということに対する違和感があるのではないだろうか。このことがいままでうまく言葉で表現できなかったがゆえに、「生きている人にメスを入れる」という表現が一部の人々のあいだでなされたのかもしれない。ポイントは、生きているか死んでいるかということではなく、すでにいないはずのひとが、いまここに現われているということなのである。

脳死の存在者の存在論的地位の問題の核心部分には、「すでにいないはずのひとが、いまここに現われている」ような身体をもった存在者、そしてそこから「記憶」と「歴史」があふれ出してくるような身体をもった存在者と、人はどのように向き合えばいいのかという問いがある。言い換えれば、脳死の身体とは、私が何者として、どのような関係性をもって脳死の人の前に立つのかが試される場でもあるのだ。

現前と不在

すでにいないはずのひとが、いまここに現われているという感覚は、なにも脳死の身体を前にしたときにのみ起きるわけではない。その感覚は、多くの人々によって日常的に体験されているものだ。たとえば、それは、突然の出来事によって親しい人を失った場合にも起きる。阪神・淡路大震災で十四歳の娘の百合さんを一瞬にして失った母親、中北富代さんは、河村直哉のインタビューに答えて、娘がいなくなったあとでも、街のたたずまいの中に娘がまだ息づいているという感覚を語っている。彼女の身体の中には、娘のことばや顔が刻み込まれている。河村と、娘の通った幼稚園を訪れたときのことを、彼女はこう語る。

本人はもういないのに
あの子の触ったもの、書いたもの。そんなものが残っている。
百合はもういないけど、でも、それがあるというのがものすごく不思議というか。
こういうものを見るのは、すごく、なんというのか……。
いままであの子が触ったもの、書いたものが、息づいている。(73)

中北富代さんの語る「百合はもういないけど、でも、それがある」ということの感覚、すなわち、「すでにいないはずのひとが、いまここに現われている」という感覚のことを、私は「現前（げんぜん）presentation」ということばを用いて表現したいと思う。百合さんの書いたものや触ったもののなかに、死んだ彼女が息づいているということ、あるいは脳死の身体のただ中に、すでにいないはずのひとが現われているということ。

「現前」とは、一般に、ある対象が、いまここに現われることを指す。マルティン・ブーバーは、『原離隔と関わり』の中で、さらに一歩踏み込んで、「現前化」を、「この瞬間存続しているがしかし感覚的には経験し得ない現実を、心の現前に持ち来たり、そこで保持するという、一つの能力のことである」と定義している。(74)現象学は、意識に現われているものの中に潜在的に含まれている、現われの可能性のことを「地平」と呼んだ。

この考え方を独自に発展させたのが、後期のメルロ＝ポンティの思索である。メルロ＝ポンティは、いま見えているものを成立させているところの「見えないもの」という概念に注目すると同時に、いま見えているもののただ中に現われているところの「見えないもの」という概念にも注目していた。彼は『見えるものと見えないもの』の中で、後者を、「根源的に現前しえないものの根源的現前」と呼んでいる。この表現は純然たる矛盾のように見えるが、実はそうではない。根源的に現前しえないものは、「ある根源的に現前可能なもの（私の触覚的ないし視覚的現われ）を透して（つまり潜在的なものとして）」あらわれると彼は言う。(75) 根源的に現前しえないものは「見えるものの「背後」にある「切迫したないし卓越した可視性」である。

であるから、「すでにいないはずのひとが、脳死の身体のただ中にいまありありと現われている」という事態を、メルロ＝ポンティの言う「根源的に現前しえないものの根源的現前」の具体的な一例として解釈したとしても、さほど的はずれではないであろう。私はこの意味で「現前」ということばを用いたい。

さて、おもしろいことに、この「現前」という出来事は、まったく逆方向から描写することもできる。すなわち、それは、「そこにいるはずのひとが、脳死の身体のどこにも現われていない」という出来事として描写することも可能なのである。

つまり、血液がまだ循環していて身体があたたかい脳死の人を目の前にして、親しい人々は、その暖かい身体を内側から生きている人間がそこにいるはずだと思っているのに、しかしその身体に呼びかけても応えないし、意思表示もしないし、物理的な刺激にもまったく反応しないことを知る。このような体験をした人々は、「そこにいるはずの大切なひとが、その身体のどこにも現われていない」という、まったく逆方向の謎に出会うのである。そこにいるはずなのに、現われていないのである。この出来事を、私は「不在」という言葉で呼んでみたい。「不在」とは、単に何かが存在しないことではなく、そこにいるはずの人が、どこにも現われていないという事態を指すのである。

「現前」「不在」の二つの概念に、「実在」「非在」という概念を加えて整理してみたい。

そこにいるはずのひとが、そこにいるというのは、たんなる「実在」であって「現前」ではない。「現前」とは、すでにいないはずのひとが、そこに現われていることである。同様に、すでにいないはずのひとが、そこにいないというのは、たんなる「非在」であって「不在」ではない。「不在」とは、そこにいるはずのひとが、そこに現われていないということだ。いまここでは「ひと」を念頭に置いて語っているが、これらの概念は「もの」に対してもまた当てはまるように思われる。

さらに考えてみよう。

「実在」と「非在」は、表面的にはとてもわかりやすい概念だ。あるべきものがそこにある。ないはずのものは、どこにもない。そこには、存在に関する捻れというものがない。これに対して、「現前」と「不在」は、一見わかりにくい概念だ。ないはずのものが、現われているとか、あるはずのものが、現われていないといった捻れが起きているからである。

しかしこの捻れの構造こそが、この世界に生きるわれわれに生命を与えているのではないだろうか。なぜなら、この世界に「現前」や「不在」が絶えず到来するということによって、われわれはこの世界で生き続ける意味を与えられるからである。ないはずのものが現われているとか、あるはずのものが現われていないという出来事がわれわれを襲うからこそ、われわれは、世界に働きかけ、他人に働きかけ、自分を変容させながら、それらの意味を探ろうとするし、それらの謎を追求しようとするのだ。物語や、学問や、恋愛は、そのような衝動から生み出されたのではないだろうか。人間の想像力は、「現前」や「不在」と対決することによって鍛えられてゆくのではないだろうか。この世界を意味あるもの、豊かなものにしているのは、われわれの前に絶えず到来する「現前」や「不在」たちである。生命ある私が、他の人々や、生き物や、自然物たちとかかわりをもちながら、時間の流れのなかで歴史性を蓄積し、生きて死んでゆくときに、世界が私の前に見せる相、それが「現前」と「不在」である。

脳死の身体に到来する他者

すでにいないはずの人が、脳死の身体のただ中にいまありありと現われているとき、そこに到来しているものこそが「他者」である。

「他者」という概念は、現代哲学のなかで様々に用いられてきたが、そのなかでも、生命論の視点からもっとも注目すべきは、エマニュエル・レヴィナスの他者概念であろう。レヴィナスは、「私」

の対概念として「他者」を捉えることを拒否する。「私と他者」という図式によって、私が知的にとらえることのできるものは、すでに「他者」ではない。「他者」を他者たらしめているのは、その「他者性」であり、「他者性」とは、それを掴み取ろうとするわれわれの知の包囲を、どこまでもすり抜けていくところに存するからである。「私がもはや〈他者〉に対して何もなしえないのは、〈他者〉について私の抱きうる一切の観念から〈他者〉が絶対的にはみ出すからである(76)」。

レヴィナスは、「他なるもの」と「他者」を完全に区別する。「他なるもの」は、私がそれを享受し、私の中へと取り込むことによって、私と統合される。だが、「他者」は絶対に私には統合され得ない。「他者」とは、私の意向とは無関係に、私の世界の外部から、一方的に私に向かって「到来する」何ものかである。それは、私という「自己の優位性を根源的な仕方で脅かす」何ものかである(77)。到来する他者こそが、私に倫理の次元を開示する。「他者」とは外部であり、絶対者のあらわれであり、無限であり、真の異邦人である。その無限の到来は、現われるはずのないものが、私の前に現われるという形式を取るのであり、その形式は「痕跡」と呼ばれる。

脳死の身体のただ中に、他者が到来する。このとき、他者は、「すでにいないはずのひとが、脳死の身体のただ中にいまありありと現われている」という形をとって到来する。そしてこの到来の形のことを私は「現前」と呼んだ。「現前」とは、この世界が合理的に構成されているはずだと考えたいわれわれの知の欲望を裏切って、世界の裂け目から到来する他者の、その到来の形式のことである。私は「現前」と「他者」の関係を、このようなものとして把握したい。

このようにとらえたとき、「生命倫理」ということばのもうひとつの意味が明らかになる。それは、われわれが論理によって生と死の出来事を秩序化しようとしていくプロセスにおいて、その営みの外部から「論理から言えばあってはならない出来事」が到来したとき、あるいは「けっして認めたくないような感情や思考」が私の内部から立ち上がってきたときに、その他者の到来を否認したり、その他者性を抹消したりせず、その他者に対して真摯な応接を貫いてゆくことである。あってはならないことや、謎としか思えないことや、訳のわからないものが到来したときに、そこから逃げることをせずに、それを前にしてみずからの生き方を見定めることであり、その出来事の意味を自分自身で考え、掘り下げていくことである。

本章で紹介した渡辺さんは、自分が脳死になったら、即、移植しようと決めていた。しかし、昏睡状態となった父を目の当たりにすることで、他者としての父、すなわち意識がないにもかかわらず何かを伝えてくる謎の存在者としての父に出会う。そして、その父と対話をすることを通して、みずからのなかにゆらぎが生じ、その結果、「私のあたたかさを一日でも一時間でも長く分かち合うことを許そうと思うようになった」のだった。昏睡状態の身体に現われた他者としての父は、彼女を変容させた。彼女は、脳死の身体のただ中に現われた他者に出会い、自分がいままでもっていた生命観や、世界観を、根底から問いなおし、みずからを生きなおしたのである。このような出会いのプロセス全体が、彼女にとっての生命倫理だったのだ。

他者と出会うとは、他者を理解しようとすることではなく、他者の他者性と出会ってゆらぐことである。そして、そのゆらぎをきっかけにしてみずからを問いなおし、みずからを変容させ、今までとは異なった生へとみずから生きなおしてゆくことであり、新たな生を通してそのゆらぎを人々に伝えていくことである。他者と出会うとは、謎を理解しようとする試みによって見えなくなっていくものが存在するということにつねに敏感になることでもある。このような、「謎のなかに到来する他者」を大切に思い、そのような出来事を尊重していこうとする気持ちの中で汲み上げられ、人々のあいだに網の目のように伝わっていくゆらぎのさざ波、それこそが「いのち」なのではないのだろうか。われわれに知があるかぎり、われわれは謎を理解しようと試みるだろう。謎を理解しようとするプロセスの中で消え失せていくもの、押し潰されていくものに対して敏感になり、謎を理解しつつもそれとは別次元で揺さぶられ続ける主体を私の中に維持すること。そして、私のなかの揺さぶられる主体が、私のなかにある秩序化する主体に、その揺さぶりをたえず伝染させていくこと。これが、他者と出会いながら、謎に立ち向かう生命学の知の方法なのである。

われわれは、「他者」の「他者性」を出来合いの論理によって合理化し、そこから目をそらそうとする傾向のある生命倫理学それ自体を、その根底から揺るがしてゆく（第二章参照）。生命倫理への生命学的アプローチとは、生命倫理学を内側から動揺させ、内部から解体してゆくことなのである。

私の脳死の身体

脳死の存在者の存在論的地位の問題を語るときに、避けては通れないもうひとつの論点がある。それは、脳死になる本人の視点に立ったときに、脳死がどのようにとらえられるのかという問題だ。いままで考えてきた、人と人との関わりに還元し尽くすことのできない、死にゆく本人にとっての脳死である。

脳死を経て死ぬときに、私の内的体験に何が生じるのかを、われわれは確実に知ることはできない。いわゆる臨死体験が生じる段階では、脳活動が残存しているので、まだ脳死にはなっていないと考えられる。脳死が判定された時点では、おそらく、私は外部の状況を知覚することは難しくなっているだろう。そのときでも、なお、何かの内的感覚が残存している可能性はある。脳細胞が死滅してゆくにつれて、脳神経系に依存した内的感覚もまた、消え去ってゆくであろう。

では、私が脳死になったときに、この世界に残されている「私の脳死の身体」は、いまの私にとってどのような存在者なのだろうか。私に親しい他人がいたときには、その人は、脳死になった私の温かい身体に触れて、そこに私の「現前」を感じ取るかもしれない。あるいは「不在」「実在」「非在」をそれぞれ感じ取るかもしれない。この意味で、私にとっての「私の脳死の身体」とは、誰かが私の「現前」「不在」「実在」「非在」をそこにありありと感じ取るかもしれないような存在者である。私が外部を知覚できなくなったあとでも、その内面に残存しているかもしれない内的な私とは無関係に、誰かが私の「現前」「不在」「実在」「非在」をありありと感じ取るかもしれないような身体、それが「私の脳死の身体」だ。

「現前」に関して言えば、私が人々に感じ取ってほしくないような「現前」を、人々が、「私の脳死の身体」に感じ取ってしまう可能性はある。ちょうど、発表した作品が、制作者の意図を超えて、様々に解釈されるのと似ている。この点において、「私の脳死の身体」は、半分は私のものであるが、残りの半分は私のコントロール下にはない。私のものと言える部分とは、ドナーカードによって脳死・移植についての意思表示が可能であるような側面である。これに対して、私のコントロールを離れて、私を取りまく人々のかかわりあいの網の目に投げ出された「私の脳死の身体」は、私にとってまったく未知の存在、すなわち「他者」に変貌するのである。

したがって、脳死の人は、二重の意味において「他者」である。脳死を看取る親しい人々にとっては、現前という「他者」として到来する可能性があり、脳死になる本人にとっては、自分のコントロールを半分離れた「私の脳死の身体」という「他者」になる。二重の他者は、死一般においても成立するが、脳死という事態においてより一層ありありと浮上するのである。

われわれが誕生と死という人生の季節において、より頻繁に他者と出会うのは、まさに誕生と死という領域においてわれわれの知の合理化作用が破綻せざるを得ないからだ。なぜなら、われわれはみずから選択して生まれてきたのではないのだし、死によって知の主体それ自体が消滅してしまうことは合理的知性にとっての最大の不条理だからである。そして、本書で扱う脳死と生殖技術・中絶は、まさに誕生と死という二大不条理の現場である。誕生と死という生命の現場にわれわれが知と技術をもって強力な介入をするときに、生命倫理の問題が生じる。そして、そこに、他者が到来するのである。したがって、「生命と他者」という問題設定は、それほど的はずれのものではないのである。

現前する他者と出会う苦しみ

親しい人間が脳死になったとき、「実在」「非在」「現前」「不在」が、それぞれどのような事態を意味するのかを考えてみたい。

まず、脳死になっても人間は死んだことにはならないと思っている人の家族が脳死になったとする。その人は、目の前の肉親の脳死の身体に手を触れながら、「この人はまだここに存在している」と実感する。これがこの人の「実在」である。次に、脳死になったら人間は死ぬと思っている人の家族が脳死になったとする。その人は、目の前の肉親の脳死の身体に手を触れながら、「この人はもうここにはいない」と実感する。これがこの人の「非在」である。

「現前」と「不在」についてはすでに述べた。つまり、脳死になったら人間は死ぬと漠然と思っていた人の家族が脳死になったとする。ところが、目の前の肉親の温かい身体に手を触れたときに、「この人はまだここにいる」と実感してしまう。これが「現前」である。逆に、脳死になっても人間は死んだことにはならないと漠然と思っていた人の家族が脳死になったとする。ところが、目の前の肉親の無反応の身体に手を触れたときに、「この人はもうここにはいない」と実感してしまう。これが「不在」である。

前者の「実在」と「非在」の場合は、脳死を看取る家族はみずからの信念を突き崩されることはない。ところが、後者の「現前」と「不在」の場合には、脳死を看取る家族はそれまで抱いていたみずからの信念を、足もとから突き崩されるのである。「現前」や「不在」を体験した人間は、みずからの価値観の支えを失い、目の前の出来事をどのように解釈してよいのかとまどう。多くの場合は、みずからの感じたリアリティを否定して、「死んでいるものは死んでいるのだ」（不在）とか、「生きているものは生きているのだ」（存在）などと自分に言い聞かせてみずからを欺き、こころを落ち着かせようとするだろう。

とっさの防衛反応として、そのような心のはたらきが起きることはよく理解できる。しかし、そのようにしてみずからの体験したリアリティを隠蔽し続けることは、「現前」や「不在」として到来した他者から、固く目を閉ざしてしまうことになる。そうではなくて、「現前」や「不在」を正面から受け止めて、それを味わい尽くし、そういう形で到来した他者と出会い、みずからの「ゆらぎ」を肯定し、それをきっかけにしてみずからの生命観を問いなおしてゆくべきではないのだろうか。

しかしながら、「現前」や「不在」を味わい抜くことは、それほど簡単なことではない。それは、ときとして、われわれを苦しめ、自我の崩壊にまで追い込む危険性を秘めている。他者と出会うとは、過酷な試みなのである。

ここで、子どもを脳死を経て亡くした、ある両親の体験を紹介したい。一九九九年八月、交通事故で愛知県の病院に運ばれた十七歳の女性が臨床的な脳死状態（医学的にほとんど脳死に近い状態）になった。少女はドナーカードをもっていた。家族が脳死判定と移植に同意したのをうけて、法的な脳死判定が行なわれたが、左耳の鼓膜が破れており厳密な脳死判定ができないと厚生省は判断。法的脳死判定は中止された。心臓停止後、腎臓が摘出され、移植された。

その後、『中日新聞』は、この家族、とくに母親に長時間のインタビューを行ない、家族が何を考え、どのように行動したのかをレポートした。(78) ここには、脳死になった娘の身体に到来する「現前」と「不在」に苦しめられ、翻弄され、その中で対話を深めてゆく母親の気持ちが凝縮されている。

少女は事故にあう一年ほど前、母親に、自分がドナーカードを持つことにしたと語りかけている。もし自分が脳死になったら、移植に役立ててほしいと。彼女は言う。「移植が成功して、その人たちが健康になったら、心臓、肝臓、腎臓に私が乗り移ってお母さんに会いに行く。（中略）お母さん、その人はどういう形で会いに来るか分からないから。道を尋ねるかもしれないし、お金が足りないから貸してって、コンビニで言うかもしれないし。その時は優しくしてあげてよ。それは私だからね」。自分が脳死になったら、移植された臓器に乗り移って、お母さんに会いに行くと娘は語ったのだった。

その少女が、事故にあい、脳死に近い状態になる。駆けつけた家族は、夕方までピンピンしていた娘が、目の前に反応なく横たわっている姿に驚く。父親が、娘のドナーカードに気づく。そこには、脳死になったらすべての臓器を提供すると自筆で書かれていた。家族で、娘の提供意思を確認した。「そこからが、私たちの地獄の始まりでした」と母親は言う。

父親は、臓器移植には反対した。家族全員で脳死について説明を受けた。母親は言う。「もちろん頭では分かったつもりだった。でも、わが子だもん、理屈は全部飛んじゃう」。だが、娘は臓器提供をしたいと書いている。「それでも、臓器提供に反対したら。あの子の意思、あの子の心はどうなるんだ、って考えずにはいられませんでした」。母親は、動いている心臓を娘の身体から取り出して娘の命を絶つことはしたくないという気持ちと、娘のことをほんとうに思うのなら娘が希望したとおりに臓器提供をするべきではないのかという気持ちのあいだで、引き裂かれてゆくのである。

脳波が消え、臨床的な脳死診断が始まった。医学的にはほぼまちがいなく脳死状態であった。母親は、「脳死」ということは「死んだの？」と思いつつ、同時に、「でも、真理［娘の仮名］はやたらあったかいんですよ。肌もピンク色。手をさすっても血流れとる。これが死なの？　これなら、私が生き返らせてみせる、って本気で思いました」と語る。

移植コーディネーターが家族に接触する。最終的には父親が法的脳死判定の承諾書に署名した。父親は脳死移植に反対であったが、しかし最終的には、娘本人の意思のほうを尊重することに決断したのである。「お父さんは、娘の意思を尊重しようと腹を決めても、わが子の命の炎をこの手で消したという自責の念を一生背負っていくつもりだったようです。真理の言葉を聞かなかったら、カードなんて破り捨てとった、とも言ってました」と母親は語っている。彼の言う自責の念とは、心臓摘出によって娘の命の炎を消すこと、すなわち生きている脳死の娘を自分たちの決断で殺すことへの、自責の念である。母親もこのとき「ごめんね」とつぶやいて、「これから一生、背負っていくんだ」と考えていた。法的脳死判定のとき、父親は家に帰り、吐き続けていたという。母親は語る。インタビューに応じたのは、「たった一枚のドナーカードで、残された家族がどんなに苦しんだか、伝えたかったから。娘の意思がどうであれ、親の決断で温かい娘の体を切り刻む地獄。それは経験した人じゃなきゃ分かりません」。

結果的には、左耳の鼓膜が破れていたことが分かり、判定は中止される。その後、心臓停止。腎臓が移植のために摘出される。母親は、角膜の移植は拒否する。なぜなら、娘の目が見えなくなってしまえば、娘は約束したとおり臓器に乗り移って母親のもとに帰ってこられなくなるからである。

母親は、いまでも娘の携帯を見ると娘がそこにいるような気になる。仏壇のろうそくの炎が揺らぐと、そこで聞いているのかと思う。母親は、娘が生前に「臓器に乗り移って帰ってくる」と語った言葉を信じている。「今は、真理が言ってた通り、早く私にだれか近寄ってきてくれないかなあって待ってます。必ず、だれか来てくれる。そう信じています」。

少女が脳死状態を経ずに死を迎えたならば、この家族は、ここまで深い葛藤を経験しなくて済んだに違いない。脳死状態という生と死の狭間を科学技術が作り出し、さらに移植という選択肢を開いたがゆえに、脳死を看取る人々のこのような苦悩が生み出されたのである。ここに報告された苦しみと対話のドラマは、脳死移植が、けっして善意と人類愛だけで支えられているわけではないことを見事に示している。

この家族の脳死との出会いのプロセスをさらに詳しく見ていくと、「実在」「非在」「現前」「不在」のモードのあいだをあてどもなく揺れ動く人間の心が、明瞭に浮かび上がってくる。これらのモードは、当事者の体験のなかで渾然一体となって存在しているのだが、ここではあえてその四つを当事者の語りの中から分析的に取り出して、検討してみたい。

まず、娘が病院に運び込まれ、母親が駆けつけたとき、すでに娘には意識がなく、瞳孔も開き、人工呼吸器だけで息をしている状態だった。母親はそのときのことをこう語る。

「真理ちゃん、こんなとこで何やっとる。はよ起きんか。いつまで寝てるの。帰るよ」。抱きついても、手を握っても、あんなに明るく元気だった真理が……。これ真理ちゃんじゃない。

ここにあるのは、そこにいるはずのひとが、目の前の身体のどこにも現われていないという「不在」だ。

脳死についての説明を聞いたとき、母親は思う。

もちろん頭では分かったつもりだった。でも、わが子だもん、理屈は全部飛んじゃう。心臓動いとるなら、いくら麻酔してもらっても痛いんじゃないか、とか。一八年前に苦しんで産んだ命、私が断つのかって、あれこれ考えましたよ。

ここにあるのは、すでにいないはずのひとが、それにもかかわらず、目の前に命をもって現われているという「現前」だ。

臨床的な脳死診断を行なうときに、父親は娘に向かってこう語りかける。

「頑張ったからもういいよ、真理。おやすみ。パパがおんぶしてやるから帰るぞ」。お父さんは胸の上、心臓のあたりにそっと手を置いて、声を掛けました。

父親は、脳死を人の死だとは思っていない。臨床的な脳死診断のときにも、そこに存在するはずの娘に向かって、躊躇なく声を掛けている。ここにあるのは、そこにいるはずのひとが、そこにいるという「実在」だ。

母親は、脳死を頭では理解しているが、実感としては受け入れていない。その母親が、臨床的な脳死診断のときに、次のような体験をしている。

でも、足に触ったとき、くるぶしの青い血管がスーっと透明になるのが見えたんです。その時なぜか、ああ、いま天国行ったんだなあって一瞬だけ感じました。

母親は、このとき、娘がほんとうにいなくなったという実感を、一瞬だけ感じ取っている。そこにいないはずのひとが、ほんとうに目の前からいなくなったという体験だ。これは「非在」と言ってもいいだろう。

葬儀が終わったあと、母親は仏壇に置いた携帯電話を毎日眺めている。

鳴るはずのない携帯をじーっと見ていると、ピロロロって、「今から会いに行くからね、お母さん」って言葉が聞こえそうで。真理がそこにいるような気になるんです。

(中略)

仏壇のろうそくの炎が時々、ぽぽぽぽって揺らぐんです。ああ、真理ちゃん、そこで聞いてるんだね。脳死移植が中止になってごめんね。残念だったね。でも、真理ちゃんが移植を拒否したんだよね。お父さんがあれ以上苦しむのを見たくなかったんでしょ。これで良かったんだよね。あんなに恋しかったパパが、真理のところにやっと帰ってきたのよ。真理ちゃん。

遺体が焼かれたあとも、すでにいないはずの娘は、携帯やろうそくの炎のうえに、ありありと現われてくる。「現前」である。このように、脳死を経て死にゆくひとりの少女は、彼女のことを大切に思う家族の前に、あるときは「実在」や「非在」となって家族を安心させ、あるときは「現前」や「不在」となって到来して、家族の心を掻きむしる。渾然一体となって、本来ならば区別できないこれら四つのモードのあいだで、どうしようもなく揺れ動き、苦しみ、希望を見出そうとし、絶望するのが、脳死を看取る家族のリアリティであろう。われわれは、脳死移植の現場に、このようなリアリティが存在するという事実を、再認識しなければならない。そこから、人間の生と死を見る多層的な知恵を学ばなければならない。

脳死移植の過酷な苦しみのドラマを経てきた母親は、いま、現前となって到来する他者と対話を始めている。この苦しみと対話のプロセスを味わい尽くした母親は、ことばを発し、私がそれを受け取り、そこから大切なものをすくい取りたいと思う私の営みによって、さらに新たな読者へと何かが伝えられてゆく。ダイナミックに伝えられてゆくこのプロセスに、それぞれの置かれた状況から誠実に参与し、みずからの生と死を問いなおしていくことが、生命倫理の新たな意味なのである。

第二章　生命と他者――〈揺らぐ私〉のリアリティ

1　脳還元主義の生命観

「脳死は人の死である」という考え方は、「脳還元主義」とでも呼ぶべき思想を前提としている。脳のはたらきこそが、人間を人間たらしめているのだから、脳のはたらきがなくなった人間は、生きているとは言えないと考えるのである。人間の本質は「脳」にあるのだから、「脳」の機能が不可逆的に停止したときに、人間は死ぬはずであるというものだ。もちろん、人間の肉体も重要であることは間違いないが、脳はそれとは比較にならないくらい特権的な重要性をもっている。（厳密には「中枢神経系還元主義」と呼ぶべきであるが、誤解をまねかない文脈では「脳還元主義」ということばも使用することにしたい。)

英語圏の生命倫理学の研究者たちは、おおむね「脳還元主義」をとってきた。第一章で、脳死に対する疑問が専門家から上がってきたことを紹介したが、しかしその声はまだ少数派でしかない。さらに、現在の全脳死の考え方には無理があるから、大脳が機能停止したときに人間は死ぬということにしてはどうかという考え方も、彼らのあいだで根強いものがある。なぜなら、理性をつかさどる大脳・新皮質こそが、まさに人間を他の動物から区別している器官だからだ。この考え方に立つならば、重度の痴呆性老人や植物状態の人間は、死んだものとみなしてもよいことになる。(1)

本章では、この「脳還元主義」の傾向をもつ生命倫理学が、究極的に何を目指しているのかを考える。そして、「脳還元主義」の生命倫理学の限界をあぶり出し、それに代わる新たな生命観を模索する。

脳還元主義の傾向をもつ生命倫理学の理論を貫いているものは、「人間の生と死は中枢神経系の発達と崩壊の過程にほかならない」とする生命観である。これを理論的に押し進めていくと、中枢神経系の機能に対応した、人間の序列が作り上げられることになる。そして、人間の生命の始期と終期に対称性があるという結論が導かれる。(2)

脳還元主義の生命観を、私なりにまとめると、以下のようになる。これは、様々な脳還元主義が共通して持っていると思われる基本思想を整理したものであり、特定の学者の見解というわけではない。図を見ていただきたい。これは横軸に人間の誕生から死までの時間の経過、縦軸に中枢神経系の発

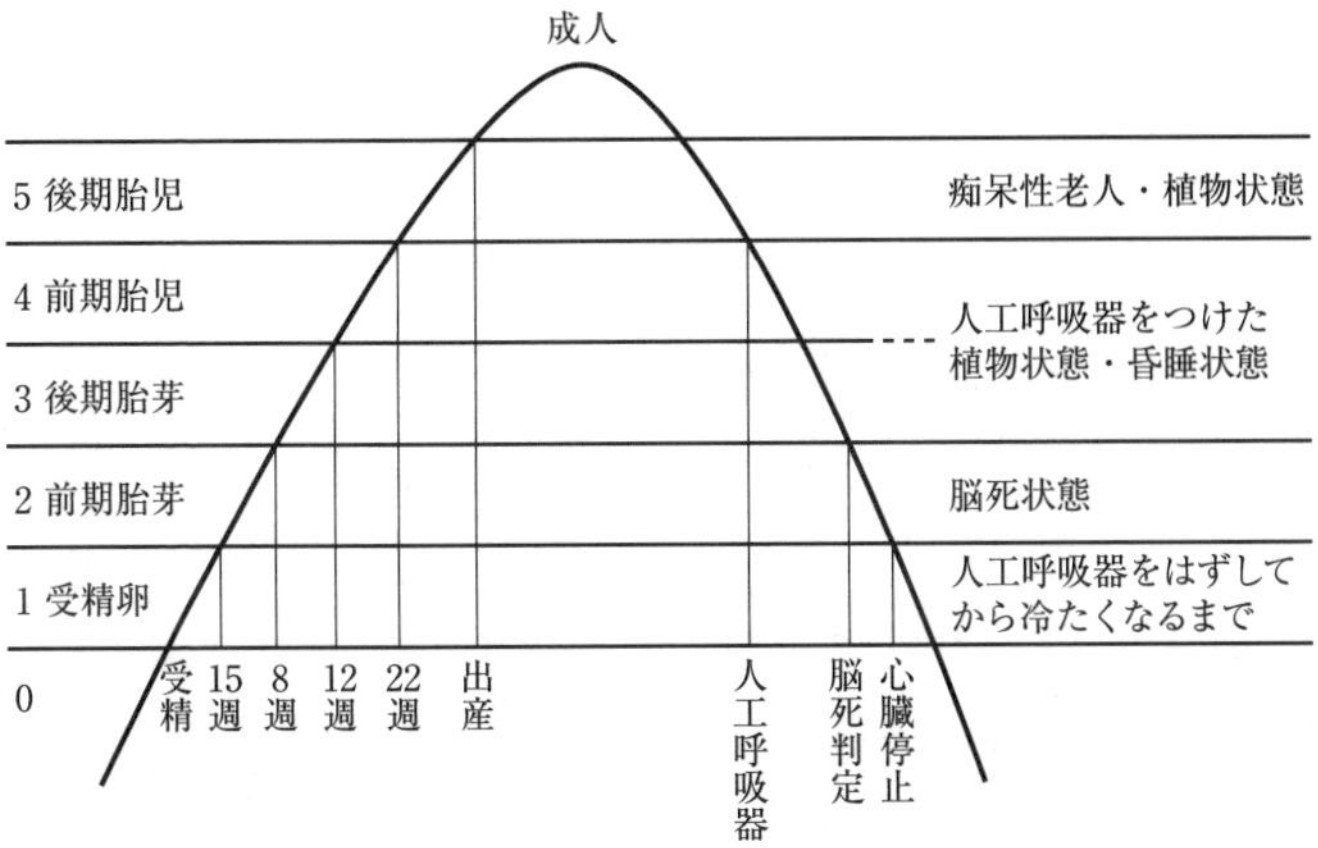

達度合いをとったものである。中枢神経系の発達度合いに注目して人生を描いてみれば、このような曲線として描写できる。

この曲線の左側が生命の始期、右側が終期である。成長してゆく受精卵や胎児の中枢神経系の機能のレベルは、左側の曲線のどこかに位置づけられることがわかる。同様に、死にゆく人間の中枢神経系の機能のレベルもまた、右側の曲線のどこかに位置づけられるのである。（この図は、人間の生命の始期と終期における中枢神経系の機能の度合いを示したものである。人間が死んでゆくときに、この曲線を順々に下って死ぬということを表わした図ではないことに注意してほしい。）

では、生命の始期と終期の対応関係を、レベル0から順番に対照させて見ていこう。[3]

レベル0は、精子と卵がまだ結合していない状態を指す。生命の終期で言えば、これは死体が火葬されて、骨と灰になった状態である。もちろん、細胞活動がある精子や卵と、細胞活動のない骨や灰はまったく異なったものであるが、人間の肉体がこの世に存在していないという点では同じレベルに属すると考えられる。

レベル1は、受精から一四日目までの期間である。この時期の受精卵にはまだ臓器が形成されていないが、細胞の活発な分裂・代謝活動が見られる。生命の終期でこれに対応するのは、脳死状態の患者から人工呼吸器を取り外して、その人の臓器が働かなくなり、身体が徐々に冷たくなってゆくプロセスである。レベル1の特徴は、人間の肉体に当たるもの（かつて生きていた肉体、あるいはこれから一人の人間の肉体になるはずの受精卵）は存在するのであるが、臓器がすべて機能停止しているか、あるいはまだ存在しないという点である。そして細胞の分裂・代謝は依然として続いている。

レベル2は、一五日目から妊娠約七週目までの期間である。この時期の胎芽には臓器が形成されはじめ、中枢神経系も形成されはじめる。しかしまだ脳は形成されていない。生命の終期でこれに対応するのは、脳死状態である。脳死状態とは、脳の機能は停止しているが、人工呼吸器などの設備のおかげで脳以外の臓器はまだ生きているような状態のことである。この時期の胎芽では臓器形成が開始され、一方、脳死状態では臓器の機能はとりあえず維持されている。しかしながら、脳の機能はまだ存在しない（胎芽）か、あるいはすでに停止している（脳死）。臓器は生きているが脳は働いていないというのが、このレベルの特徴である。

レベル3は、生命の始期においては、八週目から一二週目前後までの期間である。この時期の胎芽は、臓器の原型が完成し、人間の姿をとり、脳幹をはじめとする脳の機能が開始されている。身体運動は若干あるが、まだ本格的な自発運動には至っていない。肺が完成していないので、自発呼吸はできない。生命の終期でこれに対応するのは、昏睡状態の一部と、植物状態の一部である。昏睡状態とは、脳血管障害などによって脳の一部あるいはかなりの部分にダメージが広がり、はっきりとした意識を失った状態のことを指す。昏睡という概念は非常に広いものであり、音に反応できるような軽度の状態から、外部刺激にまったく反応しない深昏睡までを含む。レベル3に対応する昏睡状態とは、人工呼吸器につながれており、脳幹などの低次脳の機能はあるが、外部とのコミュニケーションは成立せず、わずかの身体運動のみが見られるような状態である。人工呼吸器をつけて寝たきりになっている植物状態も、ここに入るであろう。

レベル4は、生命の始期では、一二週目前後から二一週目までの期間である。この時期に胎児は本格的な自発運動を開始し、子宮の中を動き回るようになる。髪の毛や爪が生えてくる。つまり、脳の機能は存在し、自分で動き回ることはできるが、まだ肺の機能が成熟しておらず、母体に依存してしか生存できないような状態である。生命の終期でこれに対応するのは、自分で身体を少しは動かすことができるのだが、ことばによって意志疎通することはできず、身のまわりの介護なしには生きていけないような状態の人である。

レベル5は、生命の始期では、二二週目から誕生までの期間。胎児は肺の機能を獲得し、母体を離れても生きてゆけるようになる。また、外部知覚を行ない、大脳も活動をはじめる。この時期の胎児の生物学的な基本構造は、われわれとほとんど同じである。だが、学習がまだ行なわれていないので、言語によるコミュニケーションはできず、知識もない。生命の終期でこのレベルに対応するのは、人工呼吸器の力をかりなくても生存できるが、他人からの介護なしには生きてゆけない植物状態の人間や重篤な痴呆性老人などであろう。

以上が、図の説明である。もちろん、生命の始期と生命の終期の生物学的特徴がそれほど厳密に対応しているわけではない。しかし、脳還元主義の立場から見れば、人間の誕生から死までのプロセスを、中枢神経系の成熟と崩壊という単一の観点から序列化できることこそが、大事なのである。

さて、中枢神経系を重視する生命倫理学の発想から論理的に導かれてくる重大な問題提起は、次のようなものだ。つまり、中枢神経系のはたらきに関して、生命の始期と終期が基本的に対応しているのならば、同じレベルにある存在者に対しては、同じ扱いをしないと正当ではないという主張である。

たとえば、脳死は人の死だという考え方がある。これはすなわち、生命の終期において、レベル2とレベル3の境目で人間の生と死を線引きするということにほかならない。そして、レベル2以下の脳死の人からは臓器を摘出してもかまわないが、レベル3以上の昏睡状態や植物状態の人間の身体に対しては、本人のためにならない侵襲を加えてはならないとされる。ということは、同じ線引きを生命の始期のほうにも適用して、レベル2の前期胎芽、すなわち脳の働きが生じるまでの七週目以前の胎芽は死んでいるのと同じことだから、何をしてもいいが、レベル3に入った後期胎芽、すなわち脳の働きが始まった八週目以降の胎芽は生きている人間と同じなのだから、本人のためにならない侵襲をその身体に加えてはならないし、ましてや殺してはならないということになる。すなわち、八週目以降の中絶は禁止すべきであるということだ。

もうひとつの主張は、以下のものである。すなわち、脳の働きがすでに生じているレベル3とレベル4の胎児を殺すことが認められるのならば、同様の論理によって、生命の終期のレベル3とレベル4の人間、すなわち人工呼吸器につながれてはじめて生き続けることのできる昏睡状態の患者や植物状態の患者を安楽死させることもまた、認められるべきであるというものだ。それらの患者の安楽死を論理的に正々堂々と擁護すべきではないかということである。(次節で紹介するシンガーは、痛みと自己意識を重視するので、線引き地点がこれらとは異なってくる。)

私がこの図を発表したのは一九九四年のことであるが、[4] 私の意に反して、この図を中絶禁止の主張として読む人々や、受精卵診断推進の根拠とする人々が現われた。たとえば、医師の鈴森薫は、受精卵診断についての一九九五年の論文で、私の図を引用して次のように述べている。「彼の理論で言えば、後期胎芽や前期胎児は生命の終期で見た「植物状態」に相当し、すでに生の領域に入った「生きた人間」として考えねば筋が通らない。現在の法律では、「植物状態」のヒトの生命を奪えば「殺人」である。このように考えれば、現在行っている胎児診断後の中絶はすべて違法ということになり、生命倫理的にも法律的にも受精卵診断の方が理にかなっている(以下省略)」[5]。鈴森が引用している考え方は、けっして森岡の理論ではない。それは、脳還元主義を批判するために、私が脳還元主義の発想を図式化したものなのである。このような誤解をまねいた一因は、当該論文における私の説明不足にあった。その点は反省したい。当該論文でこの脳還元主義を紹介したときに、私が主張したかったのは、実は、次節以下で詳述する生命観だったのである。したがって、当該論文は以下の記述によって全面的に置き換えられるべきである。（胎児診断後の中絶や、受精卵診断についての私の考え方については、本書の第五章と第六章で詳述する。）

2　パーソン論のリアリティ

脳還元主義の生命観を土台として英語圏で開花したのが、「パーソン論」と呼ばれる生命倫理理論である。これは、生物学的な意味での人間を、自己意識や理性をもった「〈ひと〉person」と、それらをもっていない「非〈ひと〉」に分け、前者の人間の生命のほうが、後者の人間の生命よりも価値が高いと考える理論である。人間が〈ひと〉になるためには、中枢神経系がある程度成熟していなければならず、「自分で自分自身のことを意識できる能力」や、「自分の利害関心について意思を表明できる能力」や、「理性的にものを考える能力」などを持っていなければならない。現在、英語圏を中心として制度化されている生命倫理学の主流は、多かれ少なかれこのパーソン論の影響下にあると考えてよい。

私は、『生命学への招待』（一九八八年）で、英語圏のパーソン論を紹介し、それに批判を加えた。しかし、そこでの批判は不十分なままでとどまっていた。私はこの章で、再度パーソン論を検討し、問題の本質へとさらに迫ってゆきたい。

パーソン論は、脳のはたらきに注目して、人間を〈ひと〉と非〈ひと〉に二分する。そして、われわれの道徳的な配慮の共同体に主体として参加できるのは、前者の〈ひと〉のみであると考える。パーソン論の主張を簡潔にまとめてみよう。

(1) 人間の本質は、自己意識・利害関心・理性などをつかさどる大脳のはたらきにある。

(2) 中枢神経系のはたらきの程度に応じて、人間を一元的に序列化することができる。すなわち、階段のような、存在論的な位階秩序が構成される。そして、人間をどの地点から〈ひと〉とみなすべきかについての客観的な線引きが可能となる。最上階の位階である、健康で正常で理性的な成人が〈ひと〉の理念型である。そこから下降するにつれて、人間は徐々に〈ひと〉から遠ざかってゆく。

(3) 位階が下降するにつれて、倫理的な配慮を受ける権利や、意見表明の権利や、生存権が縮小される。位階の低い人間への差別的な取り扱いは、正当化される。

前図で示した脳還元主義は、中枢神経系のはたらきに注目して、人間に高低の差をつけるものであった。パーソン論は、さらに一歩進んで、中枢神経系のはたらきが一定水準を超えている人間と、その水準に達していない人間のあいだに、「生命の価値」の序列をつけようとするのである。そして、胎児はまだ〈ひと〉になっていないから、中絶は許されると考えたり、植物状態の人間はすでに〈ひと〉ではないから、死んでしまったと考えてもよいと主張する。

このようなパラダイムでもって人間を見ていくときのリアリティを「パーソン論的リアリティ」と呼ぶことにしたい。

古くは、ナチの優生学の支えになったビンディング＝ホッへの『生存無価値生命の抹殺の解除について』（一九二〇年）も、その論理構成はパーソン論と同型である。(6) 現代の英語圏の影響力のある生命倫理学者たちは、パーソン論を採用するか、あるいはパーソン論に共感的な姿勢を示している。そのなかでも典型的なパーソン論を主張している二人の著名な生命倫理学者、ピーター・シンガーとH・T・エンゲルハートJrの近年の考え方を検討してみたい。

シンガーは、生命を、「〈ひと〉person」と「意識ある存在 conscious being」と「それ以外の生命」に分類する。

まず〈ひと〉とは、この本の読者のように、「理性的で自己意識のある存在」のことである。ここでいう自己意識とは、「自分のことを、過去と未来を持ち、他とははっきり異なる存在として意識する」ことである。成人の多くは〈ひと〉である。(7)

「意識ある存在」とは、「感覚することができ、快苦を経験することはできるが、理性的でもなければ自己意識をももっていない」ような存在のことだ。多くの動物はこのグループに属する。人間では、新生児や後期胎児や知的障害者がこのグループに属するとシンガーは断言する。(8)

「それ以外の生命」とは、意識も感覚もない人間、たとえば妊娠一八週目以前の胎児などであるとシンガーは言う。脳死の人もこのグループに入る。

このように分類した上で、人間の生命に特別の価値があるのは、その人間が〈ひと〉である限りにおいてであると述べる。理性的で自己意識のある人間のみが、もっとも価値の高い人間なのである。[9]

では、理性や自己意識を持ち合わせていないとされる新生児や後期胎児や知的障害者についてはどうかと言えば、それらは〈ひと〉と同じだけの生きる資格がない。それらの人間の生命は、動物と同じ価値しかもたないのだ。[10]

「それ以外の生命」についてはどうかといえば、たとえば妊娠一八週目以前の胎児には意識がないので、「そもそも害を与えられることがありえない」。そのような胎児を中絶することは、それ自体道徳的に「よくも悪くもないmorally neutral」とシンガーは言う。[11]

このように、シンガーは、「自己意識と理性」こそが、人間を他の生命から区別しているものであり、人間に尊厳を与えるはずのものであると考える。だから、「自己意識と理性」をもった人間が、人間の生命の最上位に位置すべきであり、それらを失うにつれて、人間の生命の価値は下がってゆくべきなのである。

エンゲルハートもまた、人間を、〈ひと〉とそれ以外の人間に分ける。

エンゲルハートによれば、人間が〈ひと〉であるためには、（1）自己意識、（2）理性、（3）道徳感覚、（4）自由、という四つの性質を兼ね備えている必要がある。そして、〈ひと〉は、さらに「厳密な意味での〈ひと〉」と「社会的な意味での〈ひと〉」に区別される。[12]

「厳密な意味での〈ひと〉」とは、上記の四つの性質を兼ね備えた、この本の読者のような人間のことである。これに対して、「社会的な意味での〈ひと〉」には、以下の三種類がある。すなわち、(1)かつて「厳密な意味での〈ひと〉」であったが、いまはそうではない人間、たとえば重いアルツハイマー病にかかった人間、(2)これから〈ひと〉になろうとしている人間、たとえば幼児、(3)けっして「厳密な意味での〈ひと〉」になったこともないし、これからもなり得ない人間、たとえば重度の知恵遅れの人間、である。これらの人間たちは、「厳密な意味での〈ひと〉」によって、「あたかも〈ひと〉であるかのように」扱われる。これらの人間は、ほんとうは〈ひと〉ではないのだけれども、社会のなかであたかも〈ひと〉であるかのように扱われるという点で、「社会的な意味での〈ひと〉」と呼ばれるのである。それらの人間たちは、いわば「みなし〈ひと〉」として、厳密な意味での〈ひと〉の利益のために保護（あるときは処分）され、厳密な意味での〈ひと〉の周辺に準〈ひと〉として位置づけられる[13]。

エンゲルハートは、他の箇所で、〈ひと〉を五つの段階に分類している。

〈ひと1〉……厳密な意味での〈ひと〉
〈ひと2〉……少年、幼児
〈ひと3〉……痴呆性老人など
〈ひと4〉……重度の知恵遅れの人間
〈ひと5〉……昏睡状態の人間

ここには、パーソン論の位階秩序が見事に現われている[14]。位階を下るにつれて、〈ひと〉を〈ひと〉たらしめている性質が徐々に失われていくと考えるのである。私が先に示した中枢神経系還元論の図と、ほぼ重なる発想だと言える。そして人間は、自己意識と理性をつかさどる大脳部分が機能停止した段階で死んだことになるという「大脳死説higher-brain-centers definition of death」を、エンゲルハートは提案している[15]。

シンガーとエンゲルハートのパーソン論は、その首尾一貫性において、英語圏の生命倫理学に特異な位置を占めていると言ってよい。彼らの極論部分に対しては異議を唱える学者も多いが、しかしながら、パーソン論の発想そのものを拒否する学説は、それほど多くない。パーソン論は、英語圏の生命倫理学が採用する人間観の、ひとつのモデルであると考えられる。

3　パーソン論との対決

パーソン論は、一見、とてもわかりやすい学説である。人間を、このように一元的に序列化できれば、生と死の場面で生じる倫理的問題を一刀両断に解決できるのではないか、という期待をわれわれに抱かせる。

だが、パーソン論には大きな罠がある。それは、われわれが見失ってはならない人間観や、われわれが引き受けなければならないはずの倫理性というものを、巧妙に隠蔽してしまうはたらきがあるのだ。そのことを明らかにし、パーソン論の発想を批判しなければならない。われわれの課題とは、パーソン論を緻密に展開することにあるのではなく、パーソン論とは別様に考えてゆく可能性を模索することにある。

まず第一に、パーソン論は見かけ上のラディカルさに反して、その内実は保守主義であるという点に注意を払うべきである。人間の生命には価値の高低があるのだというパーソン論の主張は、生命の平等というお題目を聞き慣れた耳には、とても過激に響くだろう。しかし、よく考えてみれば、パーソン論の主張とは、生命の平等というお題目にもかかわらず、われわれが現実に行なっていることをありのままに描写したにすぎない。たとえば、われわれは痴呆性老人を身内に抱えたときに、本人の意見を聞かずに彼らを施設に追いやって、十分なケアを与えず、価値の低い生命として扱うことがあるではないか。あるいは、妊娠した女性が出産を望まないとき、われわれは、胎児のことよりも、〈ひと〉である女性のほうを優先して考えがちではないか。胎児に重篤な障害があるとわかったとき、われわれは自分たちの生活のほうを優先して、選択的な中絶をするではないか。

すなわち、パーソン論とは、われわれの多くがこの社会で実行しているところの、生命に価値の高低をつける差別的な取り扱いを、あからさまに肯定する理論なのである。それは、社会の現実というものを見据えたうえで、さらにそれを乗り越えていこうとする思想ではない。それは、現実社会で行なわれている差別的な行為に、理論のお墨付きを与える、保守主義的な思想なのだ。(シンガーは、人間の生命の平等を振りかざすキリスト教倫理という保守主義に対抗するために、パーソン論を主張するのだが、人間の生命に関しては、シンガー自身がキリスト教以上に保守主義となっているという皮肉がある。現代世界の多くの国で、受精卵の研究利用が認められ、家族の同意に基づいた末期患者への治療水準の引き下げが事実上行なわれているわけであるから、この状況を保守する思想こそが、保守主義なのだ。シンガーの主張のなかで真にラディカルなのは、動物の解放の主張だけだ。彼の動物の解放の主張については、保守主義ではないから、この前後数行の指摘は当てはまらない。）

パーソン論というのは、われわれに課せられる規範なのではなく、われわれの多くが日々行なっている権力行使の事実描写をしたものにすぎないのである。そこにある中心的なメッセージは、「われわれがすでに行なっている差別的な生命の取り扱いを恥じる必要はない」「われわれの多くはみずからの規範を変える必要はない」というものだ。

要するに、パーソン論とは、〈ひと〉でない人間の生命に対して差別的な取り扱いをしている多くの〈ひと〉たちの日々の行為を、そのまま追認し、正当化してくれるイデオロギーなのである。その行為を変えなくてもよいと保証してくれる点において、それは保守主義の思想である。

さらに言えば、これは、現実の生と死の場面において、誰が判断主体となり、人間の取り扱い方を決定し、権力行使の主体となるのかを、あからさまにして見せたものである。まさに自己意識と理性と道徳の言葉をもった人間たちが、権力行使の共同体を形成し、受精卵や、胎児や、幼児や、植物状態の人間や、脳死の人などの取り扱いを判断し、決定し、そして彼らをルールにのっとって処分してゆく。医療倫理という名のもとに行なわれているのは、こうした集団的営み以外のなにものでもない。パーソン論とは、人間の位階秩序を示すものというよりも、むしろ生と死の現場において、誰が権力行使の主体であり、誰がその対象なのかをあからさまにする理論なのである。自己意識と理性をもった者が〈ひと〉となるというよりも、自己意識と理性をもった者たちが、みずからを権力行使の主体として自己言及的に区切り取るのである。

第二に、パーソン論がどのような人間観に立っているのかを見てみよう。

人間は、身体と精神を兼ね備えている。感覚や感情を持ち、言語を通して高度のコミュニケーションを行ない、理性によって推論や道徳的判断を行なうことができる。それらの総体が人間である。しかし、それらの諸性質のうち、人間を他の動物から区別しているところの人間の本質は何だろうか。パーソン論は答えるだろう。人間の人間たるゆえんは、人間の大脳＝新皮質の機能にある。すなわち、自己意識と理性があり、みずからの利害関心を言葉によって表明できることが、人間を他の動物から区別しているものだ、と。そのような能力をもったものを、パーソン論は〈ひと〉と呼び、その他の存在から峻別するのである。

パーソン論は、自己意識と理性を失ったように見える人間に対しては、極度に冷淡である。たとえばエンゲルハートは、昏睡状態の人間のことを、「最低限の社会的な役割においてさえも他人とけっしてやりとりできない」存在だと言っている。(16) そこには、第一章で紹介したような、昏睡状態の父と言葉にならない対話を行なった渡辺さんのような体験を汲み取る眼差しがない。渡辺さんの文章を再掲しよう。

意識のない父の身体にさわって、そのあたたかさを感じることが、現在、唯一の対話である。それは日常の、言葉や表情などを通じてのコミュニケーションとは異質だ。伝わってくるものに、私の感受性は限りなく広く深まっていく。心を平らかにして、避けられない父との別れを受け入れる準備をしていく。

ここにあるのは、言葉や表情を用いない形で達成された、昏睡状態の人間との対話である。もちろんこれは、自己意識と理性ある人間とのあいだの、言葉によるコミュニケーションとは異なる。だが、言葉によるコミュニケーションによっては、けっして達成されることがなかったであろう別種のコミュニケーションが、ここでは成立している。この二種類のコミュニケーションのうち、どちらかがより意義深いのかを、誰も決定することはできないはずだ。

第一章でも述べたように、昏睡状態の親しい人間を前にしたときに、われわれは「自己意識や理性」にけっして還元できないような人間の本質を、その人間の身体に発見することがある。たとえば、目の前に親しい人間の昏睡状態の「あたたかい身体」があるとき、それを看取る私の「あたたかい身体」とのあいだに「間身体性」が成立し、そこに人が生き生きと生きているようなリアリティが生まれるかもしれない。その「あたたかい身体」のうえに、その人と私が培ってきた「関係性の歴史」が覆い被さり、ありありとした「記憶」がその身体のうえに生成し、その記憶はその人の一部となって、私に何かを語りかけてくるであろう。

このような意味での「関係性」もまた、人間の本質のひとつである。人間の本質は、「脳」と「身体」と「関係性」の三つによって分有されている。これらのうち、「脳」にのみ人間の本質を見ようとするのが、パーソン論である。それは、きわめて偏った人間観に立っていると言わざるを得ない。パーソン論は、先の渡辺さんのケースについても、それは一方的な感情移入であり、けっしてコミュニケーションではないと反論するにちがいない。もしそうだとすれば、そのこと自体が、パーソン論の視野の狭さを見事に示している。

さらに言えば、「すでにいないはずのひとが、いま脳死の身体にありありと現われている」という出来事、すなわち「現前」をどう考えるのかという問題がある。パーソン論の位階秩序から見れば、脳死の人というのは、かつて〈ひと〉であった人間であり、いまはもう〈ひと〉ではない。しかしながら、その脳死の身体に「すでにいないはずのひと」が現前し、私とのあいだで言葉にならないコミュニケーションを開始したとき、私の前に現われているものは、いったい何なのか。私がそこにありと感受しているものは、自己意識と理性をもった人間だとは言えないが、しかしながら、単なる「意識ある存在」でもないし、血と肉でできた単なる物体でもない。私は、それと、対話することすらできる。私の前にありありと現われているものは、パーソン論の位階秩序では説明できないもの、それをはみ出している何物かである。「現前」という出来事は、位階秩序の枠組みの「破れ」である。

その破れを伝って、他者が到来する。パーソン論は、「現前」「不在」という形をとって到来する「他者」を見て取ることができない。

パーソン論の人間観は異様にやせ細っており、生と死の現場で揺れる人間のリアリティを十分に把握できるものとは言い難い。「身体」と「関係性」の重要性を取り入れた新たな枠組みが必要である。

第三に、パーソン論は、自己意識と理性をもった人間を〈ひと〉として定義し、それを大脳の機能と同一視する。〈ひと〉でない人間は、自己意識や理性を十分にはもっていないとされる。だが、ここには理論的な難点がある。すなわち、そもそも人間にとって、具体的に何が「自己意識」であり、何が「理性」であるかというのは、それを判断される人間と、判断する人間のあいだの関係性によって決定されるからである。たとえば、痴呆性老人と言われる人間であっても、親しく看護しているボランティアから見れば、しっかりとした自己意識が残っていると判断されるのに、第三者の医師から見ればすでに自己意識を失った存在でしかないと判断されてしまう場合がある。あるいは、痴呆性老人や重度の障害者が、介護する肉親にのみ分かる身体言語をあやつっているケースがある。しかしそれが、医師による「客観的な」テストでは測定されないこともある。ある人が、どのような内的な状況にあるのか、あるいはどのような能力をもっているのかを、観察者との関わり抜きに客観的に決定することは理論上不可能である。パーソン論は、自己意識や理性が客観的に存在するかのような前提をとっているが、それはきわめてあやしい。〈ひと〉の本質であるとされる自己意識と理性は、実は、人と人との関係性によってのみ裏付けられ、把握される。自己意識や理性の、関係依存性・文脈依存性に対して、繊細な注意を払わねばならない。パーソン論の関係性軽視の方法論は誤っている。

第四に、パーソン論は、〈ひと〉でないものの処分に対して、独特の態度をとりがちである。胎児の中絶を例にとって考えてみたい。

シンガーは、胎児は〈ひと〉ではないから、胎児に痛みを与えないように注意すれば、それを中絶してもまったく道義的な問題は生じないと主張する。これに対して、胎児は将来成長してゆけば〈ひと〉になる可能性をもっているわけだから、胎児は「潜在的な〈ひと〉」なのであり、その〈ひと〉になる潜在性を消滅させるのは悪いことであるという反論がよくなされる。シンガーは、このような反論を退ける。すなわち、胎児が潜在的な〈ひと〉だからと言って、胎児が〈ひと〉と同じ権利を持つことにはならない。芽を出しはじめたドングリを土から引き抜くことは、樫の大木を切り倒すことと同じではない。沸騰したお湯の中に鶏を入れることと、卵を入れることは同じではない。だから、「〈ひと〉になりうる潜在性だけでは、それを殺すことに反対する理由にはならない」。〈ひと〉ではない胎児には生存権はなく、生存することの利益さえない。従って、一八週以前の中絶は道徳的に「よくも悪くもない」と言うのである。(17) エンゲルハートもまた同様の例を出して、潜在性の主張を退けている。(18)

シンガーとエンゲルハートの結論は同じである。将来〈ひと〉になる「潜在性」を持ち出してきたとしても、それは中絶を禁止する根拠にはならないということだ。そして、胎児は〈ひと〉ではないから、中絶は道徳的に擁護されると彼らは強調する。

ここで、少し考えてみたいのだが、潜在性を持ち出す議論のポイントは、潜在的な〈ひと〉である胎児が、成人の〈ひと〉と同じ生存権をもっていることを主張することにあるのではないように私には思えるのである。そうではなくて、潜在的な〈ひと〉を殺すことは、将来生まれ出てくるかもしれない何かの尊い「可能性」を奪ってしまったことになるのであり、その可能性を奪ってしまったことに対して、われわれは何かの「責め」を負わなければならない、ということを主張したいのではなかろうか。

すなわち、胎児には〈ひと〉になる潜在性があるということは、中絶を禁止する根拠にはならないけれども、中絶してしまったわれわれが何かの「責め」を負わなければならないということの理由にはなる、ということである。ここで真に問われているのは、それが道徳的に許容されるかどうかという次元の問題ではなく、われわれが「責め」を負うことになるのかどうかという次元の問題なのである。法的に許容され、道徳的に許容されたとしても、「責め」を負わなければならない行為というのはあり得る。中絶とは、そのような種類の行為なのではないか、という問いかけだったのではないのだろうか。

ここで、ひとつの疑いが出てくる。

パーソン論とは、暴力と殺戮が交錯する生と死の現場において、私が「責め」を負わなくていいような状況を作り出すための論理体系なのではないかと思うのである。パーソン論が、潜在性の議論を、ここまでして徹底的に論駁するひとつの理由は、そこから浮上してくるかもしれない「責め」の問題を、事前に封鎖しておくためではないのか。

考えてみれば、パーソン論の議論というのは、胎児を中絶したり、障害新生児を安楽死させたり、末期患者を尊厳死させたりしても、それは何ら悪いことではない、ということを繰り返し強調する。「悪い行ないに手を染めないためには、どうすればいいか。そのためには、その殺害行為を理論的に「悪くない」と言いくるめてしまえばよい」。パーソン論はそのような問題意識に貫かれているように見える。パーソン論の究極的な目的は、「ある種の人間を殺しても、私は悪いことをしたことにはならないのだ」という〈絶対の安心〉を獲得することにある。殺戮が横行するこの世俗世界において、「私は悪に手を染めていないのだから、私はまだ救われる側にいる」という〈絶対の安心〉を、なによりもまず確保したいという強力なモチベーションによって、パーソン論は構築されたのではないか。

それが言い過ぎだとすれば、こういうふうに言い直すこともできるだろう。

パーソン論にあるのは、自分が悪いことをしないためには、どのように「悪」を定義すればよいのかという視点だ。裏返せば、パーソン論には、悪の行ないをしてしまった自分が、それを引き受けてどのように生き続ければいいのかという視点がない。悪の「責め」をみずからに引き受けながら、いかに人生を生き切ればよいのかという視点がない。

しかしながら、暴力と殺戮が交錯する生と死の現場において、われわれが直面するのは、この後者の問いかけではないのだろうか。悪を犯してしまった私が、何を引き受け、これからどのように生きればよいのかという問題を正面から問うていくことこそが求められているのではないだろうか。パーソン論は、このような世俗人の切実な問いかけを、受けとめることができないのである。

4 他者論のリアリティ

パーソン論的リアリティによってはとらえることのできない人間の真実というものがある。それを把握するためには、別種のリアリティに注目しなければならない。私はそれを「他者論的リアリティ」と呼ぶことにする。他者論的リアリティに基礎をおいた生命倫理を開拓してゆく必要がある。

まず第一に、いままで何度も述べてきた「現前」について考えてみたい。親しい人間の脳死の身体に、「すでにいないはずのひとが、いまありありと現われている」という事態が生じる。これが「現前」である。このとき、私の理解を超える「他者」が、現前という形をとって、私の目の前に到来している。そのひとはすでにいないはずだと思っているのに、その理解を裏切るようにして、そのひとが私の目の前にありありと現われる。このような他者の到来を、ありのままに受け止め、到来した他者と真摯に対面してゆくときの世界の見え方が、他者論的リアリティである。

他者論的リアリティにおいては、人間の客観的な位階秩序は成立しない。なぜなら、脳死の人が目の前にいたとしても、現前という形をとってそこに他者が到来している場合、そこにあるのは、自己意識と理性をもった人間と同じくらい大切な存在者であるかもしれないからである。実際、渡辺さんが対話していた昏睡状態の父は、自己意識も理性もあったときの父と同じくらい、渡辺さんにとっては大切で、価値のある生命であったことだろう。

　したがって、他者論的リアリティの次元では、人間を〈ひと〉と〈ひと〉でないものに線引きすることもまた不可能となる。なぜなら、〈ひと〉であるはずのない脳死の人が、突如として現前となって、〈ひと〉と同じくらいの価値のある生命へと変貌する可能性があるからだ。これは、客観的な線引きとは無縁なリアリティなのである。

　と同時に、このリアリティにおいては、存在者は、それとかかわる人々に応じて、多様な存在者として現われる。たとえば脳死の人は、ある人々にとっては単なる回復不可能な死せる肉体として現われるが、他の人々にとっては「すでにいないはずのひとが、ありありと現われたもの」として現われる。つまり、関係性が異なれば、それに対応して異なった存在者として人々の前に現われるのである。そして、その異なった現れ方のいずれも、真実なのだ。「死せる肉体」という現れ方も、「すでにいないはずのひとが、ありありと現われている」という現れ方も、それぞれの人にとっての真実である。

　言い換えれば、他者論的リアリティは、すべての人々に共有されるものではあり得ない。ある一群の人々に対して、いまここでのみ現われるかもしれないようなリアリティの「尊さ」を、理論的な次元で保障しようというのが、他者論的リアリティに基づく生命論の主張なのである。

　私は、拙著『生命学への招待』において、このことを「根源的事実」ということばで考えたことがある。引用すると、「〈娘が私にとって他者として現われた〉あるいは〈娘が私にとって死体として現われた〉、それがもはや動かしようのない根源的事実なのである」。「父親が医学的情報を得ることによって、父親にとって娘は生きているという根源的事実が、もうひとつの、父親にとって娘は死んでいるという根源的事実へと変化したにすぎない。つまり、科学的事実については一方が正しく一方が間違っているということがあるが、「他者」という根源的事実についてはそのようなことはありえない」(19)。当時この文章で私が述べようとしたことこそ、ここで言う他者論的リアリティのことだったのである。

他者論的リアリティのモデルケースである「現前」とは、「すでにいないはずのひとが、いま目の前にありありと現われている」というものであった。これは、すなわち、見えるはずのないものがそこに見え、感じられるはずのないものがそこに感じられるということでもある。ということは、他者論的リアリティに基づいた生命倫理とは、生と死の現場において、「見えるはずのないものを見ようとし、感じるはずのないものを感じようとする」営みだということになるだろう。見えるはずのないもの、感じるはずのないものに向けて、みずからの感受性を開拓してゆき、いつ到来するかもしれない他者に向かってアンテナを張り巡らせること。その試みのなかで、あるものを「見えるはずがない」「感じられるはずがない」と決めつけていた自分自身の知の枠組みを再点検することが、要請されることになるはずだ。

ここで、ひとつ注意点がある。それは「不在」の場合である。

たとえば、植物状態になった肉親を見たときに、「そこにいるはずのひとが、もはやどこにも現われていない」という「不在」を実感することがあるかもしれない。そのとき、この観察者にとっては、植物状態の人間は「死体」と同じくらいの価値しかもっていない可能性がある。だから、他者論的リアリティを重視すれば、その植物状態の人間を、単なる物体として扱ってもよいという実践面での帰結が導かれる可能性がある。

ここからわかるように、社会のなかでの人間の取り扱いを考えるときには、他者論的リアリティのみを判断基準として用いてはならない。なぜなら、他者論的リアリティによっては、少なくともすべての生きている人間に保障されるべき生存権と基本的人権というものが、基礎づけられないからである。であるから、人間の処遇の仕方を考えるときには、まずこの世に生まれ出て生きている人間に対する生存権と基本的人権の保障というものを第一に置き、そのうえで、「生命の保護の範囲を拡大する方向」にのみ他者論的リアリティを加味してゆくべきであると思われる。ただし、この意味での生命の保護の範囲の拡大を可能にする社会的資源に関する難問が残る。これについては、稿を改めて考察しなければならない。

では第二に、他者論的リアリティはどのような人間観を取るのであろうか。

それは、人と人との関わり合いのなかから、関わり合いに還元できない「かけがえのない人間の存在」が生成してくるという人間観である。すなわち、ある人間をかけがえのない尊厳ある存在として大切にしていこうとするまわりの人間たちの眼差しや、コミュニケーションや、相互扶助によって、その人間は尊厳ある存在として社会のなかに生成してくるのである。いったんその人間が尊厳ある存在として生成してしまえば、今度は、その人間は、その人間を取り囲む関わり合いの網の目のなかへとみずからの存在感を不可逆的に刻印してゆくことになる。

逆に言えば、ある人間を大切にしようとする人々の関わり合いがなければ、その人間は尊厳ある存在として、社会のなかに立ち現われてはこない。人間の尊厳は、その人を取り巻く人と人との関係性を離れて、それ自体で確保されるわけではないというのが、他者論的リアリティに基づく人間観である。パーソン論とは、まったく異なる前提に立つ。

胎児を例にとって考えてみよう。

たとえば、妊娠四週目から七週目までの前期胎芽は、まだ脳神経系のはたらきが始まっていないが、妊娠に気づいた妊婦とそのパートナーにとっては、「まだそこにいないはずのひとが、いま目の前のお腹の中にありありと現われている」と感じられることがあり得る。「現前」の成立である。そのとき、そこには、いるはずのないひとすなわち「他者」が到来している。まだ脳のはたらきもなく、われわれの共同体の一人前の成員であるとはけっして言えない存在者でしかないはずであるのに、妊婦とそのパートナーにとっては、われわれとまったく同じような存在者以外ではあり得ないような者として、その胎児は現われているのである。

胎児がそのようなものとして現前した理由のひとつには、このカップルが、お腹の中の胎児に対して、とても大きな思い入れを始めたことがある。カップルは、赤ちゃんが生まれ出て、大きく育ってゆく過程を想像する。その子どもを大切に育てようという眼差しが、妊婦のお腹に注がれる。カップルが夢見ていた、新しい生活への願望と期待が、胎児へと反映される。その期待の眼差しに呼応するようにして、お腹の中の胎児は、このカップルとの関係性のなかで、徐々に〈ひと〉に匹敵する存在へと育て上げられていくのである。

このように、カップルからの熱い眼差しによって、胎児は〈ひと〉としてのリアリティを獲得する。そのリアリティは、胎児の側から、カップルのほうへと力を持って迫ってくる。いったん彼らがその力強いリアリティを受け止めてしまえば、もうそれを自力で消去することはできない。〈ひと〉として自己主張を始めた胎児の存在は、カップルのこころに不可逆的に刻印され、けっして拭い去れない歴史となってしまうことだろう。関係性によって紡ぎ出された「現前」のリアリティは、関係性を紡ぎだした人間たちへと刻印を残し、いったん開けられたパンドラの箱がもう二度と元には戻らないように、それは二度と消えることはないのである。

すなわち、ある存在者を希求する人間たちの願望や期待に呼応するようにして、「いないはずのひとが、いま目の前にありありと現われている」という「現前」の形をとって、他者が向こう側から主体的に到来するのである。この場合の願望や期待とは、お腹の中の胎児が大きくなったら一緒に遊べるなという期待であったり、あるいは目の前に横たわる脳死の娘がこのまま冷たい死体となるなんて許せない、もう一度戻ってきてほしいという願望であったりするだろう。そのような願望や期待に触発されて、「いないはずのひとが、いま目の前にありありと現われる」。他者論的リアリティは、「そこにそのようなものが現われたのだから、誰が何を言おうと、そこにそのようなものがいるのだ」というきわめて個人的な主張をサポートするのである。他者論的リアリティは、「それは感情が生み出した単なる幻想だ」というような切り捨てはしない。「現前」はれっきとした「現前」なのであり、現前を目の当たりにした人間にとっては、まぎれもない「真実」なのである。他者論的リアリティは、このような人間観をもっている。それは、人間の経験のある種の次元で起きることがらを、たしかに掴み取っているのだ。

第三に、他者論的リアリティにおいては、悪や不正に対する見方が、パーソン論とは異なる。前節で詳しく述べたが、パーソン論が「何がよいことで何が悪いことか」の線引きを執拗に追い求めるのに対し、他者論は、悪の行ないをしてしまった自分が、それを引き受けてどのように生き続ければよいのか、悪の「責め」をみずからに引き受けながら、いかに人生を生き切ればよいのかを探求する。悪を犯してしまう私とは、悪いことはしないでおこうとか、倫理的であろうとする私の内部に潜む他者である。他者を不可避的に内在させる私というものを、私はどのように取り扱ってゆけばいいのか。その苦闘によって得られた知恵を、私はいかにして人々に伝えてゆけばよいのか。他者論的リアリティの次元で発せられる倫理の問いとは、このような形をとることになるはずである。悪と責めの問題については、第四章・第五章・最終章でさらに考察したい。

他者論的リアリティの第四の特徴は、「〈揺らぐ私〉のリアリティ」とでも呼ぶべきものである。

生と死の現場において、他者がもっとも鋭いインパクトをもって到来するのは、われわれがある存在者を死の方角に向かって追いやることによって何かの利益を得ようとするときである。たとえば、脳の機能が確認できなくなった人間を「死んだ」ことにして、その暖かい身体から生きた臓器を摘出し、他の人間の健康のために役立てようとするとき。そのときに、臓器摘出を承諾した家族にどのような苦難が訪れることがあるのかは、第一章で詳しく述べた。あるいは、妊婦やそのパートナーの様々な事情を優先させて、胎児を死に向かわせるという選択を行なうときに、その胎児に到来した他者は、中絶を選んだカップルに強烈な痛みとトラウマを刻印することであろう。これらのケースにおいて、人々は、自分たちは悪いことをしたのではないとみずからに言い聞かせるために、様々な理屈を借用したり、あるいは出来事それ自体を忘れようとする。しかしながら、脳死の場合は、臓器移植に承諾した自分の決断がほんとうにそれでよかったのかどうか、後々まで悩むことがある。中絶の場合は、水子供養などの習俗に参加したり、トラウマを癒やすための心理療法に通ったりする[20]。脳死の身体から臓器を摘出したときに、そこにはひょっとしたら「すでにいるはずのないひとが、現われていたのではないか」という思いが拭い去れないことがある。中絶をしたときに、そこにはひょっとしたら「まだ存在していないはずのひとが、すでに存在していたのではないか」という思いが拭い去れないことがある。なぜなら、その存在者を死の方角に追いやることで何かの利益を得るということを決断したときに、そこに到来した他者の声は、もっとも奥深く私の内部に食い込んでくるからである。そして、その他者の声は、私の内部で寄生虫のように生き残って、くりかえし私を脅かしにくる。

パーソン論は、私の内側に巣くって私を脅かしに来る他者の声を、理論的に封殺するはたらきをもつ。すなわち、脳死の人はすでに自己意識も感覚もないから、臓器移植のために心臓を取り出したとしても、あなたは殺人を犯したことにはならないし、道徳的に悪いことをしたことにはならないのだ、とパーソン論は断言する。あなたは、なにも悪いことはしていないのだから、自分が殺人者かもしれないなどという誤った考えにしばられる必要はまったくない。同様に、胎児を中絶したカップルに対しても、パーソン論はその行為を正当化する根拠を与えるだろう。胎児は、まだ自己意識もないし理性も持ち合わせてはいない。まだ〈ひと〉になっていない存在なのだから、たとえそれを殺したとしても「殺人」をしたことにはならない。中絶は道徳的に、よくも悪くもない。あなたは何も悪いことをしていないのだから、自分が殺人者かもしれないなどという誤った考え方を捨てて、胸を張って生きていけばよい。これがパーソン論のメッセージである。

パーソン論が、われわれの目をふさいで見えなくさせているもの、それが〈揺らぐ私〉のリアリティである。〈揺らぐ私〉のリアリティとは何か。

われわれがある存在者を死の方角に向かって追いやることによって何かの利益を得ようとするとき、われわれは「私はこれでいいのだ」「私のしたことは間違っていないのだ」「私は悪いことはしていないのだ」と自分に言い聞かせようとする。だが、われわれの心の底には、「ひょっとしたら、私は間違っているのではないか」「私は悪いことをしているのではないか」というような、思わず隠蔽したくなるような声、聞かなかったことにしておきたくなるような声が存在している。ところが、われわれは、怖いもの見たさで、自分の意に反してその声に思わず耳を澄ませてしまうことがある。その瞬間に、私は、自分が隠蔽しようとしているものの中に真実があることを直観し、私の守りたいものがその真実によって突き崩されるかもしれないということを直観する。その直観によって、私は、予期せぬ動揺をする。その動揺の実感が、〈揺らぐ私〉のリアリティである。〈揺らぐ私〉のリアリティは、その揺らぎを迎え入れるように、われわれに指令する。〈揺らぐ私〉のリアリティとは、私を貫き刺そうとするひとつの声である。

このとき、揺らいでいる私の実態をありのままに見つめ、私が揺らぐとはどういうことか、なぜ私は揺らいでいるのか、私は自分の揺らぎとどうやって対決してゆけばいいのか、揺らいでいる私が世界を見たときに世界はどういう相貌をもって立ち現われるかを、自分の頭とことばで解明する作業を、われわれは開始しなければならない。それが、生命学の知の方法である。

私が〈揺らぐ〉ことによって、以下のことがらが遂行されるであろう。

まず、安定した自明の世界に住んでいたのでは見えることのなかった、新たな世界の相貌を、私が発見してゆくことができる。自分が窮地に追いつめられることで、世界の見え方が変わるのは周知の事実である。

次に、私が絶えず行使しているにもかかわらず無意識にそこから目をそらそうと試みているところの「私のエゴイズム」や、私が原因となって生み出された他人の犠牲によって私のいまの生が成立しているという事実を、〈揺らぐ私〉のリアリティに敏感になることによって、私は常に眼前に置き続けることができる。そして、そのようなエゴイズムと悪を背負った私が、どう生きればよいのかをみずからに向かって問い続けることができる。マゾヒズムによって問うのではなく、前進するために問うのである。それを自己変容のきっかけとし、悔いのない人生を生き切るのだ。

さらには、〈揺らぐ私〉の心身の振動をとおして、人々へ向かって問いをつなげてゆくことができる。

たとえば中絶を選択してしまった私の心の中にあるエゴイズムと、大切な生命の萌芽を殺してしまったという後悔（あるいは大切な異性との関係性の結実を無化してしまったという後悔）の衝突から生じるところの、荒波のような私の揺らぎに焦点を当てて、その揺らぎの内実と、揺らいでいる私の存在のあり方について、ゆっくりと地道にことばを「語り出して」ゆくことができる。傷つけたこと、殺したこと、奪ったこと、選択してしまったこと、それらが否応なしに突きつけてくる〈揺らぐ私〉のリアリティを、具体的な経験に即して語り出し、互いにそれを聴き、自分の場合はどうだったのかを再考し、けっして分かるはずのないものをそれでも伝えあっていこうとする無限の試みこそが、生命学の営みとなるはずである。〈揺らぐ私〉のリアリティは、揺らぎに焦点を当てて開始される具体的な語りの内側でのみ確認され、伝達されてゆく。社会の片隅でこの作業を黙々と続けてきた人々は、すでに、生命学の営みを遂行してきたのである。

そのような表現の営みが、誰かのこころに届いていくとき、脳死の人や殺された胎児に到来した他者の声は、表現する私を経由して、さらに他の人々へと伝わっていくのではないだろうか。このような生命の問いなおしの連鎖が、私を中心としてしずかに広がっていくプロセスの中で、「すでにいないはずの存在者」の、この世界への参与が実現するのではないだろうか。「すでにいないはずの存在者」の力によって突き動かされた「生命の問いなおしの連鎖」こそが、生命学の知の営みに、新たな次元を開くのではないだろうか。

パーソン論は、自己意識と理性をもった人間たちが形成する道徳的な共同体によって、生命倫理は語られ、生と死への介入が制御されると考える。しかしそれは、一面的な図でしかない。生命倫理は、「すでにいないはずの存在者」から伝えられた「他者の声」が、様々なルートを伝ってわれわれの身体と心の奥深くに到達したときに真に開始される。生命倫理とは、すでに死んでしまった者、かつて生まれることのなかった者、私が殺した者とともに、われわれが生命について考え、行為し、生き切る知の営みなのである。生命倫理を、このような次元へと開いていくことこそが、生命倫理に対する生命学的アプローチなのだ。

私は、パーソン論を否定し葬り去ろうとしているのではない。そうではなくて、パーソン論によって生命を一元的に解釈してしまおうという発想に異議を唱えているのである。そして、パーソン論とは別様に考えていく可能性を切り開こうとしているのだ。

パーソン論を使用するためには、不可欠の前提がある。それは、その人が、ここで述べた〈揺らぐ私〉のリアリティの尊さを認め、そのリアリティに基づいて生命を問いなおす作業にすでに着手しているという前提である。〈揺らぐ私〉のリアリティをみずからのものとし、それに対して繊細である者にとってのみ、パーソン論は、その〈揺らぎ〉を断ち切って自分の足で前進するためのきっかけとして正しく機能し得るのである。

第三章　ウーマン・リブと生命倫理

1　ウーマン・リブとの出会い

まず、個人的なことから書きはじめよう。

学生時代、現代の生命にかかわることがらをトータルにとらえることのできるような学問が欲しいと思った。当時、いわゆる生命倫理学というものが紹介されはじめていたので、それを調べてみたのだが、いろんな点で不満があった。だから、生命倫理学を超えるような「生命学」とでも呼ぶべき学問が必要ではないかと考えた。それは、単なる机上の学問なのではなくて、いまここで生きている私の生そのものへと直接にかかわっていくような学でなければならないと思った。

その当時、男女産み分けや、脳死・臓器移植、遺伝子操作などが新たな倫理問題を生み出すというので話題になっていた。このような難問を学際的に考える学問運動として、バイオエシックス（生命倫理学）というものがアメリカにあることが、学者たちによって紹介されはじめた。英語で書かれた論文や書物を翻訳する作業が開始され、一九八八年には日本生命倫理学会が設立された。

そういう雰囲気のなかで、「日本の生命倫理学はアメリカからの影響のもと、一九八〇年代に開始された」という考え方が、関係者たちのあいだに浸透していった。

実は、私も最初はそのように思っていたのである。『生命学への招待』を書いたときには、生命倫理学は、一九七〇年代のアメリカで成立して、その後日本に輸入されたものだというふうに考えていたのだ。というのも、生命倫理学は、一九七〇年代初頭にアメリカを中心に成立し、七〇年代後半から八〇年代にかけてヨーロッパや東アジアに伝播したと言われていたからだ。

ところが、それは、私が足元の日本の歴史をまったく知らなかったことによる無知がもたらしたものだということに、やがて気が付くことになる。一九九〇年代初頭に、女性史研究者の山下悦子に依頼されて、日本のフェミニズムと生命倫理について調査を開始したとき、私ははじめて七〇年代ウーマン・リブによる「優生保護法改悪反対運動」というものを知った。そして、それが、まさに草の根でくりひろげられた「生命とジェンダー」に関する思索と実践の巨大運動であったことに気付くのである。目から鱗が落ちる思いがした。

ウーマン・リブは、優生保護法や人工妊娠中絶や経口避妊薬などをめぐって、独自の主張を繰り広げた。彼女たちの運動は、散逸しやすいパンフレット・ビラ・ミニコミなどの形をとっていたため、その議論が有機的に蓄積されて、社会の各層に広がってゆくことにはつながりにくかった。

しかし、一九九二～九五年に松香堂から発行された『資料・日本ウーマン・リブ史Ⅰ・Ⅱ・Ⅲ』によって、当事者ではない我々が、はじめて七〇年代のウーマン・リブの主張を系統的に知ることができるようになった。これらの文献を読むと、はっきり分かることがある。それは、日本の生命倫理の議論は、少なくとも一九七〇年代初頭には、ウーマン・リブによって明確に開始されていたということである。日本の生命倫理の歴史は、一気に一五年もさかのぼるのだ。もちろん、「学問」としての制度化がなされるのは、九〇年代に入ってからである。しかし、生命倫理の視野をそなえたうえで、その枠組みをはるかに超える議論・言説群が、一九七〇年代初頭の女性たちによって量産されていたという事実は、特筆に値する。

すなわち、日本の生命倫理の議論は、女性たち（および第六章で紹介する障害者たち）によって開始された可能性が高いのだ。もちろん、それ以前の薬害・医療過誤解明運動が、現在の生命倫理の源泉のひとつではある。しかし、中絶をめぐって「生命・人間・ジェンダー・社会」の関連性をラディカルに問題提起した七〇年代ウーマン・リブの議論をもって、今日的な生命倫理のあけぼのと考えるのも、それほど間違ってはいないであろう。たとえば、女ひとりひとりが自ら胎児を〈殺害〉する可能性を秘めているという個の実存の地点から、みずからの生の意味と、社会を変革してゆく道筋とを考え抜こうとした点において、体制対抗型社会運動の色彩が強かった以前の医療過誤追及運動とは一線を画しているように見える。そればかりではなく、「生きる意味」の思索と行動へと執拗にこだわっていくその深さにおいて、リブは、今日的な意味での生命倫理学をはるかにしのぐ達成を行なっていたと考えざるを得ない。私は、そこに、私が希求する「生命学」のひとつの原型を見出す思いがするのである。

さて、目をアメリカに転じてみよう。アメリカの生命倫理学は、六〇年代の公民権運動や女性の権利運動などの強い影響を受けて成立した。それはたとえば、「中絶」を「女性の権利」として擁護しようとするアメリカの生命倫理学のメインストリームの主張のひとつにも反映されている。しかしながら、アメリカの生命倫理学は、七〇年代後半から八〇年代にかけての制度化の時期において、七〇年代フェミニズム、とくにマルクス主義フェミニズムやラディカルフェミニズムからの問題提起を、いわば切り捨ててしまった。たとえば、家父長制の問題、資本主義の問題、ジェンダー間の権力関係、性支配のポリティクス、性別役割規範の内面化（とくに医師—看護婦のあいだの）などの根本問題が、アメリカの生命倫理学において取り上げられることはほとんどなかった。そのことに異議を唱えるフェミニストたちは、九〇年代に入ってから本格的に従来の生命倫理学を批判し始めた。彼女たちの、いわゆる「フェミニズム生命倫理学」は、大きなトレンドになって生命倫理学の世界を席巻しはじめている。(1)

振り返って日本のことを考えてみれば、そもそも日本の生命倫理の議論は、七〇年代初頭に、女性たちによって「フェミニズム生命倫理」という枠組みで語り出されたのである。このことは、強調してもしすぎることはない。しかしその流れは、八〇年代の日本の生命倫理学のメインストリームとはなり得ず、また、女性運動の領域から外に出ることは少なかった。

しかしながら、八〇年代後半から九〇年代にかけて、主に生殖技術をどう考えればいいかという話題をめぐって、フェミニズム運動や女性学からの、生命倫理学へのアプローチが本格的に始まってきた。そして、それに対応するように、生命倫理学の内部からもフェミニズムへの関心が芽生えつつある。たとえば、女性が直接のターゲットとなる体外受精や不妊治療について考えてきた女性運動は、必然的に生殖技術の倫理問題に突き当たらざるを得ない。たとえば不妊治療の女性たちのグループである「フィンレージの会」は、はやくからフェミニズムの視点から生命倫理の問題をとらえてきた。九五年頃からの第三次優生保護法改正劇をめぐっては、女性運動グループも生殖技術の生命倫理という視点を組み込みはじめた。生命倫理学の側からは、日本生命倫理学会の一九九四年の総会で、はじめて「女性と生命」というセッションが開かれた。あるいは女性運動の代表的なミニコミ誌『女のからだから』も、この頃から、生命倫理学が製造した「生命倫理問題」を積極的に調査研究して誌面に取り込むようになった。このように、日本においても、フェミニズム・女性学と生命倫理学が急速に接触をはじめたのだ。

このように、「生命とジェンダー」という問題領域が、いま急浮上している。本章では、私の提唱する「生命学」という視点から、これらの問題に切り込んでいく。そして、そのときには、やはり七〇年代のウーマン・リブの試みを再検討することから始めなければならないと思う。なぜなら、そこにこそ、これらの問題群に「生命学」の視点から切り込んでいくときの原点が存在しているからである。私にとってリブとは、あとから発見した生命学の産みの親である。

では、ウーマン・リブとは何だったのか。ひとことでいえば、ウーマン・リブとは、女性たちが、国家や男性からの束縛を解き放ち、自分自身の人生のために、女であることを自己肯定して生きはじめる、その生き方のことである。そしてそれをささえあうために、女から女たちへとつながってゆき、社会を変えてゆくことである。リブの核心は、「生き方」にある。いまの自分をまずありのままに肯定し、そこから自分自身のことばを発して、世界へとかかわり、他者と出会ってゆくその生き方にある。「女にとって革命とは、日々自己肯定できる場をつかみとってゆくことじゃないかと思う。日常の中で、日々、生きている実感をもちつつ斗うこと」[2]。

ウーマン・リブの成立には、一九六〇年代の新左翼運動の解体と、アメリカのウィメンズ・リブの影響があったと言われている。井上輝子は、ウーマン・リブを、「アメリカの運動に触発されて一九七〇年以来日本にも広がった新しい型の女性解放運動」と表現する。そしてその運動の特色を、(1) 女自身の意識変革を目的とする、(2) 性の解放をめざす、(3) 女の論理を肯定する、の三点にまとめている。これらを強調する点において、ウーマン・リブは戦後の婦人解放運動と一線を画するわけである。[3] ただ、注意しておきたいのは、日本のウーマン・リブは、かならずしもアメリカのウイメンズ・リブを輸入してできあがったものではないということだ。たしかに、「ウルフの会」などによるアメリカ女性運動の紹介は大きな影響を与えたのだが、しかしながら、リブの中心軸は、『青轄』以来の日本女性運動の流れと、当時の新左翼運動のなかから、自生的に立ち上がってきたと見るべきである。(4) 秋山洋子は、日本の「リブ」ということばは「本来の英語での使われ方にとどまらず、思想も、人も、その人たちが持つ情念までもひっくるめた言葉」であり、同時代のアメリカのウィメンズ・リブとは異なった、日本独特のものだったと述べている。(5) この点は、本章の後半の記述によっても裏付けられるであろう。ウーマン・リブの活動形態は、自主的な集会開催、ビラ・パンフレット・ミニコミの配布・販売や、性差別への抗議行動、官庁へのデモなどの直接行動、子どもの共同保育の実践などを中心とする、多発分散的な「草の根」運動であった。それらの動きはリブ合宿やリブ集会などを経て、全国各地に広がったが、その結節点としての役割を担ったのは東京の「リブ新宿センター」である。なかでも、リブセンターの中心的存在であった田中美津の思想は、七〇年代ウーマン・リブの思想的基盤を形作ったと言ってよい。リブセンターは七七年まで活動を続けた。田中は七五年にメキシコに旅立ってしまうが、リブセンター解散後も、元リブセンターの米津和子らを中心にして八二年に「阻止連」(女のからだから'82優生保護法改悪阻止連絡会)が結成され、現在に至るまで重要な活動を続けている。(6)

そのウーマン・リブの活動家たちが、一つの目標を共有して一致団結して行なったもっとも大規模な政治運動が、「優生保護法改悪反対運動」であった。一九七〇年から七四年にかけてのこの運動によって、ウーマン・リブは生命・人間・ジェンダー・社会についての独自の思索に到達した。そしてそこで形成された「優生保護法改悪反対パラダイム」は、ほとんどそのままの形で、八〇年代初頭の第二次優生保護法改悪反対運動へと受け継がれてゆく。さらには、九〇年代の「生命とジェンダー」の議論にも影響を及ぼしていくのである。

したがって、まず七〇年代ウーマン・リブが、優生保護法改悪反対運動の中で、何を考え、何を主張してきたのかを把握したい。具体的には『資料・日本ウーマン・リブ史Ⅰ・Ⅱ・Ⅲ』（以下、『資料』と略す）や、ウーマン・リブのグループのミニコミ・パンフレットなどをテキストにして、彼女たちの思想をあきらかにしてゆきたい。

2　優生保護法改正とは何だったのか

まず、優生保護法とは何だったのかを簡単に説明しておこう。

優生保護法とは、第二次世界大戦直後の一九四八年に成立した法律である。一九九六年に、母体保護法へと改正されるまで、約五〇年間生き続けた。

優生保護法には、二つの目的があった。(7)

ひとつは、その名のとおり、優秀な子どもを産み、劣った子ども（不良な子孫）を産まないようにすることである。具体的には、本人や配偶者が、精神病・遺伝性疾患・奇形などをもっている場合、子どもを産めなくする手術（不妊手術・優生手術）をしてもよいと規定した。(8)このなかには、本人の同意がなくても、強制的に不妊手術ができるという規定もあった。実際に、本人の同意をとらずに、たくさんの不妊手術が行なわれてきた[9]。

第二の目的は、人工妊娠中絶が許されるための条件を示すことだった。

日本では、胎児を自然の分娩期に先だって母体外に取り出すことは、刑法の罪に問われる。刑法第二九章第二一二条に「堕胎罪」が規定されていて、堕胎した者は懲役刑になる[10]。だから、まず大前提として、中絶は刑事罰の対象なのである。

ところが、この優生保護法の成立によって、ある条件が満たされれば、中絶の違法性がキャンセルされて（違法性が阻却されて）、犯罪とはみなされなくなったのである。

まず中絶ができる時期は、胎児が子宮の外へと取り出されたら生きていけない時期、つまり現在の医療技術では妊娠二二週未満に限られる[11]。

次に、中絶できるための理由は、次の五つである。

一　本人または配偶者が、精神病、精神薄弱、精神病質、遺伝性身体疾患、遺伝性奇型をもっている場合

二　本人または配偶者の四親等以内の血族が、遺伝性精神病、遺伝性精神薄弱、遺伝性精神病質、遺伝性身体疾患、遺伝性奇形をもっている場合

三　本人または配偶者がらい疾患（ハンセン病）にかかっている場合

四　「妊娠の継続又は分娩が身体的又は経済的理由により母体の健康を著しく害するおそれのある

もの」（原文のまま）

五　暴行や脅迫によって妊娠した場合

（第四以外は筆者の要約）

このうち、四番目の項目が「経済条項」と呼ばれる。これは一九四九年の改正のときに付け加えられたものだ。「経済条項」を拡大解釈することによって、どんな理由による中絶も実質的には可能になった。実際に、中絶の九九・九%が、経済的理由によっている(12)。

優生保護法とは、こういう法律だった。

再度、強調しておきたいが、この法律は、「不良な子孫を産まないようにする」という優生思想と、人工妊娠中絶を許可する思想が、合体してできたものだ。このふたつが合体したのは、単なる歴史の偶然ではない。そこには、用意周到な意図があったのである。

そのことを確認するために、優生保護法が成立した当時のことを調べてみよう。

大戦終了直後、人々は貧困にあえいでいた。

妊娠した女性たちのなかには、闇の中絶を受けて、その結果、身体をこわしたり、死んだりする者も多かった。婦人運動家の加藤シヅエ議員は、安全な中絶を合法的に受けられるようにして、母親の健康を守らなければならないと訴えた。母親の生命と健康をなんとしても守りたいという気持ちが、そこにはあった。

しかしながら、それと同時に、加藤シヅエの頭の中には、生まれてくる子どもは「優良な幼児」であるほうがいいし、それが日本の文化国家建設のためになるという考えがあった。「不良な子孫」の誕生を防ぐことで、それに寄与できると考えていた。

優生保護法は、当初から、「優生思想」と「母体の保護」がセットになって構想されていたのである。加藤は、一九四七年に、衆議院で次のように発言している。

　むしろ如実に迫つております母体の生命保護、母体の健康増進と、生れてくる幼児の優良なるべきものを求めるというその点に重点を置いて御審議あらんことを希望いたすものでございます。(13)

「優生思想」と「母体の保護」の結びつきは、加藤とともに法案成立に動いた太田典礼のことばのなかで、さらにクリアーに語られている。

　「避妊、中絶の適応症は、医学的、社会的、優生学的に深い関連をもっており、優秀な国氏《ママ》をつくるためには、すぐれた遺伝とよい環境、健康な母体を必要とする」、この反対の条件の出産はさけなければならない。結局二ツの理由から一ツの目的に向っているので、切り離せない……。(14)

優生思想と人工妊娠中絶のかかわりは、当初から、切っても切れないものであった。本章の次節以降の記述や、第六章の記述を理解するためにも、この点はしっかりと頭に入れておいていただきたい[15]。

優生保護法が必要とされたもうひとつの理由として、戦後の「人口増加」がある。当時、復員兵や疎開者が帰ってきてベビーブームがおきていた。この人口増加を産児制限によって解決することが提言された。人工妊娠中絶が認められれば、人口増加が食い止められると考えられたのだ[16]。

このようにして優生保護法は成立した[17]。

だが、その後、日本が高度経済成長に突入すると、事情が変わってくる。

政府や産業界は、優生保護法を根本的に見直さなければならないと言うようになるのである。

優生保護法改正の動きが出てくるのだ。

その歴史を、手短かに振り返っておこう。

一九六〇年代に入ると、将来の日本の人口が減少するという予想が出るようになった。労働人口が減ってしまえば、高度成長は維持できない。だから、なんとかして、それを食い止めないといけない。そのときに目を付けられたのが、中絶である。中絶を野放しにしているおかげで、本来生まれるはずの人間の数が減っているではないか。「経済的理由」による安易な中絶を禁止すれば、生まれてくる人間の数も少しは増えるのではないか。また、障害を持って生まれてくる人間については、逆にきっちりと中絶を行なえば、労働力の質も向上するのではないか。そういう思惑が、現われてきたのであった[18]。

優生保護法成立のときには、増えすぎる人口をなんとかするために中絶を認めようということだったのが、いまやそれがまったく逆転して、人口の減少を食い止めるためには中絶をしにくくすればよいという話が出てきたのである。まさに、人口の「調節弁」として中絶がとらえられている。

それと並行して、新宗教団体である「生長の家」が、独特の「生命の尊重」論の宣伝を始め、中絶禁止の旗振り役をつとめるようになる。生長の家は、一九六〇年に、優生保護法改正要求の請願書を国会・厚生大臣に提出する。その請願書には、中絶は「子殺し、人殺し」であり、「国民のひとりひとりに、堕胎のいけないこと、怖ろしいこと、恥ずべきことを、しっかりと知らしめなければなりません」と書かれている(19)。その後、生長の家は、利害が一致した自民党と歩調を共にし、七〇～八〇年代の優生保護法改正運動の陰の立役者として活躍するのである(20)。

たしかに、優生保護法の「経済的理由」によって、日本では比較的容易に中絶が受けられた。海外からも日本に中絶に来る人々が増えて、「中絶天国」「堕胎天国」という評判が立つようになった。これに対しては、生命尊重を説く生長の家だけではなく、国会議員たちもまたいらだちをみせた。たとえば、佐藤栄作首相は、参議院予算委員会で次のように答弁している。

> 私は、一面で、わが国が堕胎天国だという、そういうたいへん忌まわしい、また耳にする、口にするすらたいへんいやなことばを言われております(21)。

こうした背景のもと、一九七〇年には、国会で優生保護法改正をめぐる答弁が行なわれる。この動きに驚いた日本家族計画連盟などの団体が、反対運動を始める。誕生したばかりのウーマン・リブの女性たちも、それに反応する。一九七〇年が、第一次優生保護法改悪反対運動の幕開けである。

一九七二年に、優生保護法改正案が国会に提出される。これに対して、女性団体や障害者団体が、はげしい反対運動を繰り広げた。七四年に一部改正案が衆議院を通過するが、参議院では会期切れで審議未了廃案となった。

同じ動きは、八〇年代初頭にも起きる。一九八二年、生長の家選出の村上正邦が国会で優生保護法改正を主張し、厚生大臣が前向きの検討を約束した。これに反発して、ふたたび反対運動が広がった。その結果、改正案は国会に提案されなかった。

この二回の改正劇を見てみると、次のことが分かる。まず、七〇年代の改正の動きの方が、八〇年代よりも包括的で強力だったということである。七二年に提出された改正案は、のちに述べる三つの改正点から成っていたが、八二年の主張は、そのうちの一点である「経済的理由の削除」に絞られている。さらに言えば、七四年には実際に国会に提出されて衆議院は通過している。もし会期切れがなかったならば、参議院も通過していた可能性がある。ところが、八〇年代には結局国会には提出されなかった。この意味で、七二年に提出された改正案をじっくり吟味したほうが、改正案の意図がよく分かるのである。

女性運動の側から言えば、七〇年代初頭の反対運動によって、優生保護法改悪反対運動の基本的なパラダイムが成立する。八〇年代の反対運動は、そのパラダイムを継承している。この点においても、七〇年代のウーマン・リブの言説をくわしく吟味しておくことがもっとも大事である。

その後、優生保護法改正の動きは鳴りをひそめていたが、一九九四年九月、カイロで国連国際人口開発会議が開催され、そこで日本の女性障害者の安積遊歩が、日本の女性障害者の子宮摘出問題と優生保護法の存在をアピールした。それをきっかけにして、海外から批判の声が高まった。

一九九五年、「優生保護法の見直しを求める要望書」が全国精神障害者家族会連合会から提出された。その内容は、優生保護法から「優生」に言及した部分を削除してほしいというものであった。一九九六年六月一四日、衆議院本会議において「優生保護法の一部を改正する法律案」が審議のないままスピード可決され、一八日の参議院本会議において可決成立した。新しい法律の名前は「母体保護法」となった。優生保護法は、文言から「優生部分」を削るという形でついに改正されたのである。(22)

優生保護法について、強調しておくべきことは二つある。

第一点は、繰り返しになるが、この法律のなかで「優生思想に基づいた不妊手術」というものと、「人工妊娠中絶」というものが、同時に規定されている点である。このような形式の法律は、世界でも類を見ない。

第二点は、この法律によって、一九四八年という、世界的に見てもかなり早い時点で人工妊娠中絶が非犯罪化されたことである。アメリカの中絶合法化が一九七三年、フランスが一九七四年だから、日本の突出ぶりがわかるだろう。

この二つの点を理解しておかないと、日本の七〇年代の優生保護法改正劇の歴史的な意味が分からなくなる。すなわち、日本の「人工妊娠中絶」は、戦後の優生学と合体することによって世界にさきがけて一九四八年に非犯罪化されたということ。そしてその二十数年後の一九七〇年代、世界の流れが「中絶解禁」へとまとまって動き出したちょうどそのときに、日本では「中絶を規制する」というまったく逆の流れがはじまったことだ。

日本の七〇年代の中絶の議論は、世界的に見ても非常に特殊な歴史的背景のもとで開始されたのである。それに呼応するようにして、リブによる中絶の議論もまた、きわめて日本独自の方向へと深まっていくのである。すなわち、一九六〇年代の終わりから、欧米においては「中絶の自由」を獲得するプロセスのなかでフェミニズムが展開していったのに対し、日本ではすでに獲得されていた「中絶の自由」を守り抜くプロセスのなかでフェミニズムが展開したのだ。その守りの闘いにおいて、日本のフェミニズムは、自己と生命の意味を凝視する方向へと否応なしに歩み始めた。

そのことを考えていくためにも、問題が典型的な形で立ち現われた一九七〇年初頭の、第一次優生保護法改正劇をさらにくわしく見ていかなければならない。本章ではまずウーマン・リブによる反対運動に注目する。そして第六章において、障害者からの問題提起と「内なる優生思想」について考えることにしたい。

3　一九七二年の改正案とウーマン・リブの対応

一九七二年に衆議院に提出された優生保護法改正案は、三つの柱から成っている。

（1）優生保護法から「経済的理由」を削除し、中絶をできにくくする。
（2）胎児に重度の障害のおそれがあるときは、それを理由にして中絶してもよいことにする。
（3）高齢出産を避けて、適正な年齢で出産するように指導する。

まず第一点であるが、厚生大臣・斎藤昇の答弁によれば、国民の生活水準はすでに向上し、生活の保護も整ってきたから、「経済的理由」というのは、もう必要ないはずだ。だから、経済的理由を廃止して、中絶をできにくくし、生命尊重にかなうようにする。

第二点については、羊水診断によって、胎児に重度の障害があるかどうかが分かるようになってきた。奇形児や重症の心身障害児は「一生不幸になる」わけだから、新しく人工妊娠中絶を認める必要がある。これを「胎児条項」「胎児適応」などという(23)。

第三点については、最初の出産を若くて元気なうちにして、しっかり育てるように指導するために、優生保護相談所を設置する。最初の子どもは非常に大事だから、中絶せずに、理想的な家庭を持つべきである(24)（以上の詳細は註）。

この改正案の意図を一言でいうと、経済的理由の削除によって安易な中絶をなくし、障害を理由とする中絶を認めることで生まれてくる子どもの「生命の質」を向上させ、結婚した女性は若いうちに子どもを産んでしっかりと育てるようにさせるということである。

これに対して、当時のウーマン・リブの女性たちはたいへんな反発をした。

ウーマン・リブの根本的な考え方というのは、「女の身体は女のもの」であり、「女の生き方は女が決める」ということだ。それまでの社会では、女の身体や人生が、夫や、両親や、家や、親戚や、国家などの意向によって、道具のようにもてあそばれてきた。女が自分自身の考え方を持って、自分の人生を切り開いていくなんてとんでもないことだと教え込まれ、女性もその価値観を内面化して、自分自身を説得してきた。家庭のために生きること、子どものために生きること、男に好きになってもらうこと、それが女の生きる道だと思わされてきた。男や社会に認めてもらうことで、はじめて自分の存在意義があると思い込んできたのだ。

そういう考え方に、ウーマン・リブは真正面から立ち向かった。

女の生き方は女が決める。私の生き方は私が決める。女である私の人生の意味が何であるかを決めるのは、男でもなく、社会でもなく、女であるこの私自身だ。そういう心意気で、いまここから、自分の人生を生きはじめようというのが、ウーマン・リブだったのだ。

そういう出発をした彼女たちにとって、七二年の優生保護法改正案というのは、まさにウーマン・リブの思想と行動の全否定に思えた。なぜかといえば、その法案では、女の身体というものが、女自身のものとしてではなく、子どもを生産する工場のようなもの（子産み機械）としてとらえられていたからである。そればかりか、子どもを産みたいとか、産みたくないとか、そういう女ひとりひとりの思いと決断というものへのまなざしがなく、そのかわりに、斎藤厚生大臣の答弁に見られるように、中絶は悪だとか、第一子はきちんと産んで育てろというような、女個人の生き方への押しつけと強制ばかりが目立ったのであった。だから、女が自分の生き方を自分で決めようとしているときに、どうしてそれを男や国家から命令されなければならないのか、という大きな疑問が湧き上がってきたのである。「私の生き方と、身体の使い方は、私自身が決めるのであって、男や国家はそれを押しつけないでほしい」というのが、ウーマン・リブの女性たちの基本的な感覚だったと思う。国の人口が増えれば中絶を認め、人口が減少してきたら中絶をしにくくすればいいという国家の女性観（人口の「調節弁」としての女性）への怒りもあった。それに加えて、当時の新左翼運動から受け継いだ体制＝権力批判があった。

彼女たちがこの改正案に対して具体的にどのような反論を行なったのかを、闘う女性連盟（岬真知子・諸星由美・浦池みち子）の文章「優生保護法改正案はなぜ改悪案か[25]」から紹介してみよう。まず第一点の経済的理由の削除に関しては、次のように反論する（著者：岬真知子）。

厚生省は国民の生活水準が向上したと言う。たしかにGNPは世界第二位になったが、それを支えた庶民の暮らしには、まだまだ悲惨なものがある。アパートは狭く、給料も低く、五六％の世帯は生活を切り詰めなければならないと感じている。主婦のパートも増えているが、彼女たちが子どもを持とうとすれば退職しかない。するとまた収入が減る。子どもができても、保育所は少なく、狭い部屋の中で親子が重なり合って寝ている家庭もある。こんな状況が残っている以上、「国民の生活水準の向上」という説明は欺瞞であり、経済的理由による中絶は意味がある。

次に、経済的理由の削除は事実上の中絶禁止であり、これは女性を家庭に縛りつけようとする政策だという趣旨の反論をする。これは、国家と家の束縛からの解放をめざすウーマン・リブらしい主張なので、そのまま引用しておきたい。

　優生保護法に関する国会答弁の中で再三「青少年の非行化、性風俗の紊乱は中絶の野放しにある」と憂慮している様に、処女が激減し、同棲が、妻の浮気や蒸発が、離婚が、増加の一途をたどっていること等、結婚外交渉が激増し、一夫一婦制度としての家庭が揺らぎ、社会秩序が保てなくなることに権力は危機意識をもっている。「経済的理由」の削除は、中絶を事実上非合法化することで、結婚する迄は処女、できたら結婚せよと、娘―妻―母という女の生き方の定式を浸透させ、秩序ある家庭づくりを図ろうとするもので、女に〈己れは己れ〉の生き方を選ばせまいとするものだ[26]。

経済的理由の削除が、女性を家庭に縛りつけ、女性の自立と解放をはばもうとする意図によってなされているという指摘である。

さらに、「精神又は身体の健康」ということばが追加されている点を重く見て、医療の名のもとに「精神異常」とみなされた女性から産む自由を奪う目的があると指摘する。

次に、第二点の胎児条項の追加については、以下のように反論する（著者：諸星由美）。

重度の精神・身体障害をもつ胎児の中絶を認めると言うが、たとえばサリドマイド、スモン病、ヒ素ミルク、胎児性水俣病などによる胎児の障害の原因は、政府や企業のずさんな薬事行政や、公害の放置にある。環境にばらまかれた毒物の影響で、母親の身体は汚染され、その身体の中で生まれてくる胎児たちが犠牲になってゆく。ところが、こうした「一連の公害を生み出す社会は放置」したまま、そのつけを障害胎児の中絶によって切り抜けようとしている。

ここには、弱者や価値のない者を切り捨てることで、経済成長を達成しようとする生産性の論理がある。

胎児チェックを普及させようという彼等の真の狙いは、今あらゆるところで膿臭を放っている社会の矛盾が、社会問題として取り上げられ、その事実が明るみに出される前に、片がつくものは個々の女の子宮と胎児の生命で片をつけ、それでも産んでしまった女は女自身の罪と、産まれてしまった子供の不幸として、女と子供に全てを背負わせることで、今を乗り切り、より高い経済成長率を確保しようとするものだ(27)。

本来ならば環境悪化をくい止めて、我々が毒物の犠牲にならないような予防努力をするべきなのに、それをせず、そのかわりにその犠牲になった障害胎児を抹殺することでつじつまを合わせようとしているというわけだ。

ここで著者は、大事な問題提起をしている。胎児チェック（具体的には「羊水診断」）とは、「平たく云えば羊水を検査し、障害児か普通児かを判別し、障害児であるなら生まないように指導しようということ」（圏点原著者）である。それは、役に立つ人間のみが欲しい国家のたくらみなのであるが、彼らはそれをたくみに女性の自己決定の問題にすりかえて、障害胎児抹殺の責任を女性に押しつけようとしている。

そして彼らは、それでも産むなら、産む、産まないは貴女しだいだから、と迫る。一方で障害児だったら堕ろすのは認める、と障害児↓堕ろすのが当然という意識を浸透させながら、しかしそこで産むも産まぬも貴女の自由だ、と女に迫り、堕ろすにしても、産むにしても女自身が選んだのだから、女自身が責任をとるのも当然だということになるのだ[28]。

これは、今日まで解決されていない根本問題である。女性に自己決定権と選択の自由が形式的に保障されたとしても、その権利を行使する主体である女性の価値意識が男性権力によって洗脳されていたとしたら、それははたして女性が真の自由を獲得したことになるのかという問題である。つまり、形式的に保障すべき平等な「権利」の次元と、その権利を行使する女性の「内面の意識」の次元の交錯という難問が、ここで姿を現わしているのである。これはまた、当事者が実際に選択できる選択肢の種類が限定されているときに、いくら形式的な選択の自由が保障されていたとしても、それはほんとうの選択の自由と言えるのかという問題でもある。産んだら生活が苦しい、産まなければ罪人だと言われるという選択肢しか社会に用意されていないときに、そのふたつのどちらかを女性が自由に選べたとしても、それがほんとうに「自由な選択」と言えるのかということだ。また、この著者は、「障害児だったら堕ろすのが当然という意識」は権力側によって浸透させられたのだと言っているが、しかしほんとうにそうなのか、我々一般庶民のこころのなかにはいわゆる「内なる優生思想」が潜んでいるのではないかという問題もその後提起されて、関係者たちを悩まし続けてゆくのである。

著者は最後に、この障害者抹殺の思想を、「……役に立たない者、社会に害を及ぼす者、危険人物とされる者全てを抹殺し、ただひたすらに生産へ、生産へと邁進していく国家意志の具体的な表われ」としての一種の保安処分（再犯のおそれがある触法精神障害者を施設に収容すること）とみなしている。

第三点の初回分娩の年齢低下については、次のように述べる（著者：浦池みち子）。厚生省や医師会などの資料を見ると、その意図は、（1）高齢出産を避けること、（2）第一子を産む年齢を下げることを二本柱にしていることが分かる。

まず高齢出産については、働いている若い女性が子供を産むことのできない、現在の社会構造そのものがおかしいのだ。子供を産むと退職せざるをえないし、保育所も整備されていない。高齢出産をしなくてもすむためには、まず「産みたい時にすぐ産める体制」が必要なのだ。

さらに、第一子を産む年齢を下げることについては、女性を若いうちから家庭に閉じこめることで管理しようとする国家の意図があると主張する。それは、「たまたま性的欲望を感じたら、ちまたで男と衝動的に寝るのではなく、早く、かつ又、順序正しく整然と結婚し、子供を産み、育てながら家庭建設をしなさいという押しつけの強化を、この条文改悪は意図しているのだ」ということになる（斎藤厚生大臣の答弁を想起せよ）。すなわち、「結婚は幸せのはじまり、という意識を強化」して、女性を家庭に押し込め、「マイホームとして安定させ、不満のエネルギーを不発に終らせ、より管理、操作しやすくしようということ」である。そして若くして子育てが終わった主婦たちを、低賃金のパートとして働かせようというわけだ。

> 初回分娩年令低下は母体保護とは名ばかりで、それどころか、女を二重にも三重にも国家管理しようと図るものだ。
> つまり、女を早く結婚させて旧家制度を現代のマイホームで甦えらせ、すみずみまで浸透させること、女の労働力を安く、長間《ママ》にわたってなんの支障なくつかいこなしたいという日本総資本の要求なのだ。(29)

つまり、女性を安価な労働力として管理し、日本株式会社の生産性を高めようとする国家の意図が、ここに集約的にあらわれていると考えるのである。

以上が、優生保護法改正法案が国会に提出された一九七二年に発行された、ウーマン・リブ資料集『ノアの箱船』[30]におさめられた、優生保護法改正に対する反論である。これは、一九七〇年以来積み重ねられてきたウーマン・リブの議論を凝縮したものとなっている。彼女たちが優生保護法改正に関連して、何を問題としてとらえ、何を糾弾しようとしていたのかが、明確に伝わってくる。

それをひとことで言えば、以下のようになるだろう。

《生産性の論理によって動く日本国家は、人間の数の管理と、生まれてくる人間の品質の管理を強化しようとしている。生産性の上がらない人間はなるべく排除し、生産性の上がる労働力を増加させようと考えている。そのためのもっとも安易な管理の手段として、国家は女性の出産に介入しようともくろんでいる。つまり国家は、女性の身体を、生産性の上がる子どもを適正な数だけ産み出す「子産み機械」としてとらえ、資本拡張のための道具として管理しようとしている。そして女性の自立をはばみ、家庭の中に押し込めることで、その口をふさごうとしている。このように組み上げられた社会と国家の構造それ自体を、変革しなければならない。そして、女性に子どもを産む・産まないの自由と、産みたいときに産める環境を与えるべきである。》

彼女たちの問題意識は、女性の自立・解放に向かうとともに、女性を道具として管理しようとする国家・社会・家庭の構造それ自体の変革にまで、はっきりと向けられていたのである。胎児の中絶という問題が、このような視野をもって語り出されているのであり、まさにここに日本最初の現代的な「フェミニズム生命倫理」のパラダイムが成立したと言えるのである。生命の倫理をとらえるときの、そのスケールの大きさに注目する必要がある。

この点は、優生保護法改正案が国会に提案される前年の七一年に出された、女性解放運動準備会のビラ「優生保護法改悪阻止へ向けてのアピール」にも、明確に打ち出されている[31]。著者は述べる。日本は戦後、朝鮮特需によって高度成長を達成したが、いまや出生率の低下にともなって、若年労働力の不足が予測されている。優生保護法改悪とは、このような若年労働力の不足を解消するための人口政策である。改悪を進める人たちは、中絶の氾濫による性道徳の乱れを憂慮するが、彼らが言う「性道徳の確立」とは、「純潔を一方的に女に押しつけ、女の側だけの一夫一婦制を通して家族主義を帝国主義の都合の良いように、再編強化するためのイデオロギー攻撃」である。そもそも一夫一婦制とは、妻の純潔を担保にして、夫の子を間違いなく産み育ててゆく装置である。だから、「一夫一婦制を厳格に要求されたのは妻の側だけであり、夫にとっては家族を破壊しない形での一夫多妻制が常に存在してきた」。

そのような家庭の中で、女性は、家政の担当者、家事従事者、子供を産む工場、育児従業者として働いていた。彼女たちは、「女」であるよりも、誰かの「妻」であり「母」であることが要求されてきた。彼女たちの家庭での役割は、競争に疲れて帰ってきた夫に休息を与えて再び生産の場へ送り出すことであり、次の世代の労働力である子供を産み育てることである。こうやって、女性は、家庭まるごと、国家の生産装置に組み込まれているのである。

このような構造こそが、ウーマン・リブが問題にしているものなのだ。彼女たちは、あの手この手を使って女性の自立をはばみ、女性を道具として利用しようと虎視眈眈と狙っている国家や男性たちが社会のなかに作り上げた搾取構造それ自体を問題にしているのである。そして、優生保護法改正に反対することを通して、その構造それ自体を転換しようと考えているのである。このような、社会構造や制度へのまなざしが、ウーマン・リブの思想に厚みを与えている。

しかしそれだけではない。中絶ということがはらんでいるプライベートな意味についても語ることを忘れてはいない。たとえばこの著者は、最後に、中絶それ自体について意見を述べている。

確かに中絶という行為そのものは、「自由」なる男女の結合の結果の処理を、女体を傷つける形で行なわれるという意味で、又新たなる生命のいぶきを人為的に処理してしまうという意味でも、容認できない行為であることは絶対に確認しておく必要はある。

しかし、女が子供を産むという、言ってみれば最も自然な遠々たる人類史を築いてきた行為が、各歴史段階において管理され、そして支配され続けてきたのであり、そして今、資本主義生産関係の、特に帝国主義の中に包みこまれた時、それは人口政策、イデオロギー統制という形を通して国家に管理されてしまうのだ。

まさに、国家権力は、〝子供を産むこと〟を管理下におくことにより、〝性〟そのものをも管理強化しようという願望への序曲をかなでようとしているのだ[32]。

つまり、中絶そのものは、女性の身体を傷つけ、新たな生命のいぶきを処理してしまう「容認できない」行為である。しかしながら、子どもを産むというプライベートな場に国家が介入し、それを管理することは絶対に許されないという主張なのである。

中絶という行為を、「女性の権利」という一見分かりやすい言語で一刀両断しようとしない言説が、優生保護法改悪反対運動の当初から見られることに、注意を払っておくべきである。

4　性と生殖に関する三つの主張

ウーマン・リブは、七〇年代初頭に各地に同時発生的に出現した、草の根的な運動体であった。彼女たちは、優生保護法改正に対して各地で反対の声をあげた。それらの様子は、『資料』やミニコミなどに収められている。続々と開かれた反対集会や、厚生省前での抗議行動などを通じて、リブの女性たちの意見を載せたビラは、手から手へと渡っていった。

彼女たちはけっして統一のとれた行動をしていたわけではない。むしろ、それぞれ独立に動きはじめた流れが、運動を通して、いくつかの結節点をもったというのが実状に近いだろう。そして、お互いのビラやパンフレットなどに影響を受け合いながら、ある輪郭をもった主張が立ち現われてきた。
それを、以下の三点にまとめて整理してみたい。

（1）「国家は個人の生殖・出産に介入するな」
（2）「産む産まないは女の権利（自由）」
（3）「産める社会を！　産みたい社会を！」

この三種類の言説は、互いに緊張関係をはらみながら、ウーマン・リブの様々な主張の中に繰り返し現われてくる基調低音である。

では、これらの主張を順番に見てゆこう。

まず第一の主張「国家は個人の生殖・出産に介入するな」であるが、これについては前節でくわしく触れたので、ここでは簡単に述べる。生殖や出産に関する決定は、個人、特に女性がプライベートに決めるべきことであるので、それに国家が介入してはならないという主張である。

実例をいくつか紹介しよう。「堕胎を望む、堕胎をせざるをえない女性に対して、国家が規制を加えたり罰したりすることに対して、われわれは反対するのだ」[33]（『婦人通信』一九七三年）。優生保護法改悪を阻止する会のスローガン（一九七三年）の中には「性・生殖の国家管理を許さない！」というものがある。[34] その他にも、「国家に私（女）の子宮を管理されてたまるか！」[35]（関西優生保護法改悪阻止実行委員会、一九七三年）「女の子宮は女のものであって、国家のものではない。中絶を希望する女に国家のいかなる干渉も不要である」[36]（『女から女たちへ』No.9　一九七三）などがある。

要するにこの主張は、「個々の女性が決めるべきことがら」と、「国家の次元で決めるべきことがら」の二種類のカテゴリーを設定し、中絶などの判断は「個々の女性が決めるべきことがら」に属するのだから、国家がそこに介入するなということだ。個人（女性）・対・国家という枠組みで、問題をとらえようとする。[37]女性の身体に介入してくる国家に対する、一種の抵抗権として、女性の権利が主張されているのである。

中絶は、その女自身の問題であり、他者がどうのこうの言うなという言い方も見られる。「どのような状況であれ「産む・産まぬは女が決める」ことであり、それにたいして国家や他人からとやかくいわれることはないのである」[38]（『女から女たちへ』No.9　一九七三年）。「女が経済的にも精神的にも、生きるギリギリの選択として、中絶を選んでいるかどうか——それは女自身が已れに問うことであって、法が、その行為を裁くことはもとより、他者が推測し断罪すべき事柄ではない」[39]（優生保護法改悪阻止実行委員会「産める社会を！　産みたい社会を！」一九七三年）。

いわゆる「子産み機械」「子産み道具」という表現もまた、国家による個人の生殖への介入を最大限に厳しいことばで告発したものである。「優生保護法の条文が変わっても変わらなくても、中絶禁止などとヤツラに言わせること自体、女たちが今も子産み道具へとおとされていることの証明なんだ」[40]（斗！　おんなメトロパリチェン「子産みキカイ＝強制母的情況を突破せよ！」一九七二年）。そしてさらには、その国家の裏に「厚顔な男ども」を透かし見る発想も出てくる。「このようなことを女たちにいわしめるのは、堕胎罪や優生保護法においても、誰がどのような痛みをもって女の子宮を語り得ようとしているかという噴怒からである。女の子宮について、その機能としてでも、ほとんど一度も痛みの対象にしたことがなく、女は子供を産み育てるもの、本来的な性的分担であるとして、子宮をもつすべての女を、ヌラヌラとした厚顔な男どもが、こうだからああ、ああだからこうと、いじくりまわしているにすぎないのだ！」(41)（吉清一江「胎児考」一九七三年）。

第二は、「産む産まないは女の権利（自由）」という主張である。

これは、出産や中絶を、当の女性の「権利」（あるいは「自由」）として認めるべきだという考え方である。これは、第一の主張の延長線上に立ちながら、その考え方をさらに一歩進め、法的あるいは倫理的な「権利」概念によって、出産や中絶などの行為の正当性を基礎付けようとする試みである。「権利」とは、ごく大づかみに言えば、あるものごとについて、他からの干渉を排し、自分の思うまま随意に決定したり、行為したり、処分したりすることの正当性が付与されていることである。投票する権利や、財産を処分する権利などがその代表的なものである。近代社会が個人に保障するそのような権利のひとつとして、「産む産まないの権利」を設定し、その権利を女性に与えようという主張なのである。

アメリカに代表される欧米のフェミニズムの中絶論は、中絶を基本的に「女性の権利」としてとらえ、それと「胎児の生存権」とのあいだの権利の衝突をどのように調停すればよいかについて、様々な議論を積み重ねてきた。それらの議論は、「生命の尊厳」を重視するキリスト教の立場や、「胎児の人格性」の発生を重視するパーソン論（自己意識や理性のある人間のみが生きるに値するとする）の考え方などとディベートを繰り広げながら、生命倫理学の基本パラダイムを形成してきた。

日本で、「女性の権利」を前面に打ち出した代表的なグループは、中ピ連（中絶禁止法に反対しピル解禁を要求する女性解放連合）である。

中ピ連は、榎美沙子を代表として一九七二年に誕生したリブ・グループである。中ピ連は、「ピル解禁」を訴えて積極的にマスコミに出ていった。一般市民は中ピ連のピンクのヘルメットによって、はじめてウーマン・リブというものの存在を知ったと言ってよいだろう。私の周辺の男性たちにウーマン・リブについて聞くと、たいがいの場合、「ピンクのヘルメット」という答えが返ってくる。日本の男性社会は、いまもって「ウーマン・リブ＝ピンクのヘルメット＝中ピ連」というイメージしかもっていないように見える。しかし、中ピ連は、七〇年代ウーマン・リブの一エピソードでしかない。

さて、彼女たちは言う。女たちが自らの生き方を自由に選ぶこと、生むか生まないかを決めること、これがめざす方向である。いままで女は、無理やり生まされたり、堕させられたり、子殺しをさせられたりしてきた。しかし、そういうことをさせる社会こそがほんとうの悪なのであり、女個人を責めることはできない。だから、そういうひどい世の中から身を守るためにも、生みたいときには生み、生みたくないときには中絶できる権利が必要なのである。その権利を行使できるためのあらゆる手段が、女の側に与えられねばならない。「我々は胎児が障害者だろうと健丈者だろうと生む生まないは女が決めることであり、「中絶は女の権利」であることをこれからもはっきりと主張してゆく(42)」。『資料』には未収録であるが、『ネオリブ』一一号（一九七二年）には、次のような明確な宣言がある。「生む生まないを決めるのは女の基本的権利であり、あらゆる避妊手段は女の手に握らねばならない」「又、生む生まないを決めるのは女の基本的権利であり何らの条件付けも必要としない(43)」。

中絶を女性の基本的権利としてとらえる考え方は、その後の、中絶をも含む生命の再生産プロセス全体を、女性の基本的人権としてとらえる考え方（リプロダクティヴ・ライツ／ヘルス）の祖形であるとも言える。このようなはっきりとした権利主張は、のちに述べるリブ新宿センターの「権利」概念に対する躊躇の態度への対抗意識によって、より先鋭化されたと見ることもできる。

しかし、中ピ連の言説は、障害者たちからの突き上げに対応しているうちに、次のような主張へとシフトしてゆくのである。『ネオリブ』三二・三三合併号(44)で、彼女たちは言う。

優生者であろうと、劣生者であろうと、我々は、生みたい時に生み、生みたくない時には生まない。腹の子供に関しては、誰にも口を差しはさませない。

そしてその直後で、次のように言うのである。

子供というのは、女が、自らの血と肉を分け与え、育くんだものである。いわば自分の身体の一部であり、中絶は自損行為である。実際に、我が身を傷つけ苦しむのは我々自身なのである。痛みをこらえて、自分で自分の腕を切り落としたところで、誰に文句をいわれる筋合いもない。トカゲが、身の安全のために、シッポを切り落とすようなものである。権力や男から、とやかくいわれる筋合いのものではないのだ。[45]

ここには、胎児とは「自分の腕」あるいは「トカゲにとってのシッポ」にような存在者であるという思想がある。そしてそれを処分する権利が、主体である女性に与えられているとみなされている。これは、生命倫理学で言えば、「胎児の道徳的地位」に関する言明である。日本のフェミニズムは、この論点について、英米のようなつっこんだ議論を避けてきた感がある。中ピ連のこの言明は、その中での例外的言説であろう。ただし、次項に見るように、これは必ずしも日本のフェミニズムの標準的見解とは言えない。

なお、中絶を女の権利としてとらえたのは、中ピ連だけではない。その強力な例は、もう少し先で紹介する。当時の雑誌などを見ていると、やはり中絶の権利・自由という表現が出てくる。「女が自ら生きるとすれば、妊娠、出産についての決定権と、中絶の自由を女自身のものにすることが必要不可欠である」[46]（小沢遼子、一九七三年）。「女は産む自由と産まない自由を持つことが当然の権利だと思う」[47]（瀬戸内晴美、一九七三年）。権利ということばと、自由ということばが交錯するが、これらの考え方が女性たちのあいだに当時から存在していたことは確かである。

さて、第三の主張は、「産める社会を！　産みたい社会を！」である。

これは、中絶が女性の権利であるかどうかを前面に出すのではなく、むしろ女性たちが産みたいときに自由に産めるような社会を作り出すことが必要だという、社会改革の側面を強調したスローガンである。これは、七〇年代ウーマン・リブ運動の中心的基地であったリブ新宿センターが、前面に押し出した考え方である。

この「産める社会を！　産みたい社会を！」という主張は、中ピ連などの「中絶は女の権利である」という考え方に違和感をもち、それを思想的に克服しようとする過程で成立したものである。（これはまた、第六章で述べる脳性マヒ者協会「青い芝の会」からの訴えを受け止めた結果でもある。）そこには「権利を主張するよりも、選択できる社会を要求すべき」という考え方があったという[48]。

そもそも「中絶は女の権利」という言い方が登場した当初から、それに対する違和感が、当の女性たち自身から表明されていた。たとえば、広島大学おんな解放戦線のビラには「（中絶が）追いつめられた女性の最後の手段（だからこそ禁止すればヤミ堕胎など一層悲惨な状況を生む）ではあっても、『産む・産まないは女の自由』『中絶は女の権利』という言い方には違和感を感じていました」と記されている[49]（一九七三年）。この違和感は、その後八〇年代の運動にまで持ち越される[50]。

この違和感の基底には、中絶とは、将来は我々と同じような人間へと成長してゆく可能性をもった生命を破壊してしまうことだ、という思いがある。生命の破壊を、「権利」として主張できるのかという根本的な疑問に、それはつながるはずである。好きこのんで中絶をする女性はいない。それは、できることなら避けたい選択であり、自分の子どもとして育ったかもしれない生命をみずからの意志で断ってしまったという思いから逃れられる女性は少ないのではないか。多くの女性たちが「自由」「権利」という突き放した言い方をするとき、それは、ぎりぎりの状況のなかでみずからを奮い立たせるためにあえてそう発話しているのではないだろうか。

ここに存在する違和感に徹底してこだわり、「中絶は女の権利」という思想に異議を申し立てたのが、リブ新宿センターの田中美津が一九七二年に書いた「敢えて提起する＝中絶は既得の権利か？」と題された文章である。これは、七〇年代の優生保護法改悪反対運動が生んだ、思想的にもっとも深い文章であると私は思う。私はこの文章および田中美津『いのちの女たちへ』が出された一九七二年をもって、日本のフェミニズム生命倫理誕生の年と考えたい。一九七〇年から四つの行動綱領をかかげて活動していた脳性マヒ者協会「青い芝の会」とのあいだの、中絶をめぐる対立（第六章参照）が表面化して、重い生命倫理の問題が突きつけられたのもこの前後である。一九七二年前後に、日本の生命倫理は、リブの女性と青い芝の会の障害者によって、一気に立ち上げられたと考えてもよいだろう。

田中は、「産む産まないは女の権利」という考え方に疑問を呈する。

「産む産まないは女の権利」ということばがある。つまり女が堕す「権利」を行使する時、腹の子には生きる権利がないということか?! しかし、もし腹の子が人間ならば、生きる権利を持

たぬハズがない。女はその腹に一体ナニを胎むのか？(51)

産む産まないは女の権利と言うけれど、その権利行使によって中絶されてゆく腹の中の胎児には生きる権利はないのか。女の腹の中にいるのは、どういう存在者なのか。こう田中は問いかける。田中は話を、脳性マヒ者協会「青い芝の会」による優生保護法改悪反対の訴えに移す。青い芝の会は、優生保護法改正案の中に、障害者は社会の中にいないほうがいいと考えている健全者のエゴイズムを見いだし、それを批判してきた（第六章参照）。田中はこの訴えを取り上げ、「こんな世の中だから堕して当然」と考える女の意識に便乗する形で、障害者を出生前にチェックして、生むか生まぬかを女に選択させようとする悪企みが仕掛けられようとしていると指摘する。

こういうふうに論をすすめながら、田中の論点は、中絶という行為を理屈によって正当化し、合理化して安心しようとする女性のこころの問題へと深く入ってゆくのである。田中はふたたび冒頭の問い、すなわち「中絶は女の権利」と言えるのかという問いに戻ってゆく。

誤解のないようにくり返そう。社会の悪はどこまでも社会の悪として追求せねばならない。しかし、「こういう社会だから」「胎児は人間ではないから」という理屈をもって堕胎を肯定しようとしても、しきれないものが己れの中にあり、それを問いつめることを回避しては、子供の生命を神聖化する考え方にあたしたちは勝てない。それは倫理やエセヒューマニズムとは関係ない地平における、生命（いのち）の持つ意味に対する問いかけである。[52]

胎児は人間ではないから、女性には中絶する権利があるのだ。そういうふうな理屈で自分を納得させようとしても、しきれないものが、自分の内面にはある。それがいったい何であるのかを突き詰めることが必要だ。田中はそう訴える。この問いのレベルは、「倫理」「ヒューマニズム」の次元ではなく、「生命」「いのち」の次元であると述べている。日本のフェミニズム生命倫理は、その当初から、単なる「倫理」「ヒューマニズム」を超えた地点から思索を開始しているのだ。それは生命倫理学ではなく、まさに「生命学」をめざしていたのである。田中が「それは倫理やエセヒューマニズムとは関係ない地平における、生命（いのち）の持つ意味に対する問いかけである」と書いたとき、彼女ははっきりと生命存在としての己れの真実を見据えようとする生命学の地平に立っていたと私は考えたいのだ。

田中は言う。カトリックや生長の家のような胎児の生命尊重論はナンセンスだが、だからといって、「子の生命と己れを真向わせようとする思考のすべてをエセヒューマニズム呼ばわりすることは暴論であり、それは危険な方向を孕むものだ」。では、その点を突き詰めていったとき、どういう地点に到達するのか。田中は言う。それは自分が「殺人者」だという自覚である。

中絶させられる客観的状況の中で、己れの主体をもって中絶を選択する時、あたしは殺人者としてのこれを、己れ自身に意識させたい。現実に子は死ぬのだし、それをもって女を殺人者呼ばわりするのなら、敢えて己れを罪《ママ》人者だと開き直らせる方向で、あたしは中絶を選択したい。
あぁそうだよ、殺人者だよと、切りきざまれる胎児を凝視する中で、それを女にさせる社会に今こそ退路を断って迫りたい[53]。

女は、好んで中絶しているのではなく、中絶させられているのだ。それを確認したうえで、田中は、中絶する自分を殺人者としてとらえる。胎児の生命を絶つという事実から目をそらすことなく、その行為を殺人としてとらえる。そのうえで、自分が殺人者とならざるを得ないようになっているこの社会の構造と、そしておそらくはこの生命世界の構造の真相を、殺人者の目からとらえ直そうとしているのである。そしてこの問いのさらに背後には、殺人や生命の殺戮なしには生きていけない人間存在とはいったい何なのかという根本的な問いが、ゆるくつながる形で存在していると私は思う[54]。その証拠に、田中美津は八〇年代に入って鍼灸師となり、生命へと思いをめぐらせるようになる。

田中のこの文章は、ウーマン・リブの初期の思索が、いかに深いところまで届いていたかを示すものである。この地点にしっかりと立脚し、田中が切り開いた可能性をさらにつき進んでいくことから、生命学の可能性は開けてくるのだと私は思う。この可能性をはっきりと提示して、後の議論へと受け継いでいった日本のウーマン・リブの思索を再評価しなければならない。

この文章の背後には、田中が『いのちの女たちへ』で展開した「とり乱しウーマン・リブ論」がある。矛盾にみちた「いのち」として生きている自分自身の「とり乱し」を肯定し、それにとことんまでこだわることで、自分の生を変革し、他者と出会っていこうとする哲学がある。
たとえば同書で田中は、マニキュアをして革命理論を語った学生運動の女性が、逆にそのマニキュアと革命理論との矛盾をリブの人々に問いつめられた事件について語っている。田中は言う。

その女のまちがいは、マニキュアをしたことにあるのではなく、その教科書的な解放理論がマニキュアに象徴されるそのヒト内部の矛盾から改めてとらえ返されることがない、理屈に己れを従属させている、そのあり方がまちがいなのだ。〈ここにいる女〉から出発するとは、マニキュアと革命理論を同居させている、その矛盾を矛盾としてごまかしなく見つめるところから出発するということなのだ。（中略）
リブは常にふたつの本音から出発する。その間のとり乱しから出発する。〈ここにいる女〉の、ふたつの本音の間でとり乱すその「現在」の中にこそ、生き難さの歴史の中で、さまざまに屈折してこざるをえなかった、生ま身の女の、その確かな温もりが胎まれている。(55)

リブは常にふたつの本音から出発すると田中は言う。中絶に関して言えば、女の身体は女のものという本音と、私は胎児の殺害者だという本音の、その間でとり乱す地点から出発することこそ、リブが切り開いた思想的地平である。(56) 田中は、その地平から、ウーマン・リブの生命思想を語りだそうと試みている。

さて、このような背景のもとに、「中絶の権利」ではなく、「産める社会、産みたい社会」を作ってゆこうというスローガンが登場する。一九七三年の優生保護法改悪阻止全国集会のために配布された、優生保護法改悪阻止実行委員会のビラ「産める社会を！　産みたい社会を！」が、その代表的なものである。

さきほどの田中の文章を受けて、ビラは次のように言う。

子供の命より車の生産量を重視するこの世は問わず、女にのみエセヒューマニズムを押しつけてくる「生長の家」のナンセンスさ加減は今さら云うまでもない。がしかし、だからといって〈こんな社会だから堕して当然〉〈胎児は、まだ意識がないから〉と称して、子殺しさせられる我が身の痛みを、女は合理化できない。合理化してはならない。（中略）

産めない社会の悪を悪として追求する中で、女は切り刻まれる胎児と真向おう。女に子を殺させる社会は、むろん女自身も生かせない。次に殺されるのは我が身である、その事実を鮮明に意識化する中で、産める社会、産みたい社会をこそ創っていこうではないか！　その闘いを通じて女に子殺しを強制する社会から、己れの生命の可能性を、誇りをとり戻していこうではないか。そうだ。中絶・避妊の主体的選択とは、あくまで産める社会・産みたい社会あってのもの。（中略）

ひとつの生命とごまかしなく真向かった、その己れへの確信をよりどころに、己れの生を主体的に選択するということの怖さとキビシサを、その身に負いつつ、女たちよ今こそ叫ぼう！　産める社会を！　産みたい社会を！(57)

権利ということばで合理化するのではなく、胎児の生命とごまかしなく真向かったうえで、「産める社会、産みたい社会」の建設に向かおうという呼びかけが、ここにはある。そのような社会が到来してはじめて、「中絶」「避妊」の主体的選択というものが女性たちに開かれてくるというのだ。そして、中絶の倫理性をどう考えればよいのかという問題は、女性たちに中絶を強制しているこの社会が変わって、女性たちが産みたいときに産めるような状況になってからはじめて問われるべきなのだ。

このような思想がはっきりと示されている。

江原由美子は、八〇年代の論文の中で、次のように的確に表現している。

「中絶」を単なる外科手術として肯定してしまうのではなく、あえてその「子殺し」としての側面を直視したリブ運動のこうした主張には、かえって強烈な自我の主張がはらまれていたと読むこともできる。中絶も子殺しも女と子どもの「傷つけあい」であり、母と子が傷つけあわねば生きられないような状況が厳として存在する——この状況を直視した上で、たとえ「手を汚しても」女は自我を主張せざるをえない。だからこそ、問題とすべきは、こうした女と子どもの対立・傷つけあいを生む状況の構造なのだ——とリブは主張する。(58)

田中美津に先導されたこのような思想は、「子殺しをしてしまう私とは何か」という内面への問いかけと、「女に子殺しをさせる社会とは何か」という社会構造への問いかけのふたつが車の両輪となって展開されるときに、もっとも深いものとなる。しかしそれは、維持するのがとてもしんどい立脚点である。へたをすると、単なる内面への沈潜に終わってしまったり、あるいは女性を抑圧する社会構造の糾弾だけに終わってしまったりする危険性がある。この地点から退却することなく、どこまで前に進めるかが問われているのだ。

しかしながら、当時の「産める社会を！　産みたい社会を！」のスローガンに対しては、反発もあった。リブがそこに収斂されていったわけでは、けっしてない。まず、「女性の権利」を主張する側からの反論があった。関西のリブのミニコミである『女から女たちへ』には、次のような文章が載っている。これは、かなり強烈な反論である。

「中絶は女の権利である」ということばにためらいを感じる女が少くない。「権利」の二文字にひっかかるのだ。でもわたしは「中絶は女の権利である」と主張したい。（中略）「産める社会を！　産みたい社会を！」のスローガンはあまりに抽象的で、無害で、わたしには「中絶は女の権利である！」の方がずっと具体的で現実的だと思われる。政府が中絶をさらに制限しようとしているとき、女は中絶の権利を主張するべきではないだろうか。（中略）

胎む性の女には産む権利があると同様に、中絶する権利もあるのである。その権利がさらに縮小され、ますます女が生きがたくされようとするいま、「中絶は女の権利である！」と声を大にして叫びたいと思う。（中略）

女の子宮の中でしか胎児が成長しないということは、女が希望するときにのみ胎児はこの世に生まれる可能性をえるのであり、その女を無視して「胎児は生きる権利がある」とは誰も言う資格はない。（中略）

女が産みたいときに生めるような社会を！　と同時に、女が産みたくないときには中絶できる自由を！　女の権利として主張したい（『女から女たちへ』No.9　一九七三年[59]）。

これははっきりとした「女性の権利」の主張であり、リブ新宿センターの影響力にもかかわらず、女性の権利論が根強く女性たちのあいだに存在したことを示唆しているように思われる[60]。ことに、最後の文章は、何を女性の権利として主張するのかという点に関して、新たな視点を提示している。「産める社会を、産みたい社会を」というスローガンは、子どもを産むことがいちばん価値があるのだという、母性主義の主張として受け止められることもあった。そのスローガンには、何かの理由によって「産めない人」や「産まない人」のことが排除されているかのような印象があった。江原由美子は、「実際、リブ運動の主張は読みようによっては、産むことは積極的で価値があるが、堕ろすことはちがうという価値観の上に立つもののようにすら解釈できた。状況さえ許せば女は皆産むべきなのか。これは女性の価値をあくまで母性にしか認めない「母性礼賛」の主張と五十歩百歩ではないか」と解説している。[61] 先にあげた『女から女たちへ』の引用の最後の文章にも、その疑念が反映されているように思われる。八〇年代に広まった「産む産まないは女が決める」というスローガンもまた、このあたりへの配慮から生まれてきたと言えるだろう。

田中美津の「敢えて提起する＝中絶は既得の権利か？」と同じ年、一九七二年に発表されたもうひとつの興味深い思索がある。それは、村上節子の「HOW　TO　CHUZETSU」だ。村上もまた、田中に似て、中絶は子殺しであるということから目をそむけずに、自己と「産み」というものを見つめてゆく。村上のこの文章は、江原の言う「母性礼賛」の典型例と解釈されてもしかたないかもしれない。しかし、ここには単なる「母性礼賛」とはまったく異なった視点が存在している。

今の生まない選択とは、すべて子殺しであり（ああこの主張はカトリックと同じになるね！）、生きることとは子を殺すことで生きのびる自分を、ある子を殺しある子を生む女を、みずからみつめ続けることなのではないだろうか。（中略）

私は女が生みたいだけ生める世の中に憧れる。女が生まぬのは、「男」を拒否し、世の中を拒否する意志、だから生む算段にこそ、生まない意志は活かされるべきなのだ。生まないといいはるのは生む日のためだ。女は生むことを忘れてはならない。生むことに価値があるという意味ではない。生むことの権利があるといっているのでもない。生むこと自体は生理でしかない。人間の女のすべきことは生む欲望をもつことだ。生まれる価値と生まれる権利のために。命の管理を神や他人にまかせておけるものか！「生まれることと生きることは同じことなのでしょう？」女よ、冷静に子殺しをし、衝動的に子を生もうよ！(62)

中絶は子殺しであり、女は生むことを忘れてはならないとしながらも、「冷静に子殺しをし、衝動的に子を生もうよ」と言い放つその点において、村上の考え方は母性礼賛をはるかに超え出ている。中絶というのは、なるべく見つめたくないし、その倫理性を語りはじめると女性運動への攻撃を誘発するかもしれないという配慮からフェミニズムはそれについて積極的には語りたがらない。しかし、その点に徹底的にこだわって言語化し、「冷静に子殺し」をしようと書く村上の文章には、鬼気迫るものがある。

村上は、中絶を、「子殺し」だと率直に認める。そして「子を殺すことで生き延びる自分」「ある子を殺しある子を生む女」というものを見つめ続けることこそが、〈生きる〉ということだと言うのである。このスタンスは、みずからを「殺人者」として自覚するところからスタートする田中美津の思索と重なっている。中絶は道徳的に悪ではないから許される、というふうには村上や田中は考えない。そうではなく、中絶を子殺しだと認めたうえで、そういう子殺しをしてしまう自分を見つめ、自分の生のあり方を見つめ、自分が子殺しをしてしまうのはなぜか、子殺しをさせられてしまうのはなぜかというふうに思索を展開し、みずからの生きる道を定めていく。このような思索のパラダイム転換こそが、七〇年代ウーマン・リブの生命倫理の革新性なのである。この点は強調しておきたい。

　村上は続ける。いま中絶をするのは、「生む日」のためである。女は生むことを忘れてはならない。そして言う、「生むこと自体は生理でしかない」と。この「生理」ということばが、最後の「衝動的に子を生もうよ！」につながる。そして、生理の反対にある「命の管理」ということばが、最後の「冷静に子殺しをし」につながるのである。すなわち、村上は、中絶＝子殺しというものを理知による「命の管理」だと押さえている。そしてそのような命の管理を「神や他人にまかせて」はおけない、女自身がみずからの手で執行するべきだと考えるのである。中絶＝子殺し＝命の管理は、いつか「生む日」のために、女自身がやるべき仕事なのだ。そして、その生む日が来たときには、女は出産を「生理」として、「衝動的に」なすのである。村上にとって、生むことは、「命の管理」思想に囲い込まれてはならないものなのだ。「冷静な命の管理＝中絶＝子殺し」を女自身の手でとりおこないつつ、いつか生む日には「衝動的な生理としての出産」を女自身で完成する。女が衝動的な生理を失わないためにも、子殺しは女の手で冷静に管理し切るべきだという逆説的な知性がここにある。問題点を含みながらも、これはフェミニズム生命倫理思想のひとつの極点であろう。科学技術文明が産み出す生命の管理社会にどう対応すべきかを考える際の、重大なヒントが隠されている。

　さて、八〇年代以降の優生保護法改正劇におけるフェミニズムの言説について簡単に見ておこう。基本的には、七〇年代に形成された言説パラダイムが継承されている。(63) 新たな現象としては、七五年の国際婦人年会議、七九年の女性差別撤廃条約などの国際的な女性の人権運動の高まりに即応した言説が前面に出てくることである。まず、「人権」ということばが多用されるようになる。たとえば日本家族計画連盟は「「産む」「産まない」は個人が決める問題であり、国家が介入すべきではない」（一九八三年）とする。'82優生保護法改悪阻止連絡会（阻止連）は、「産む産まないの選択の自由は女の基本的人権」（一九八二年）だとする。(64)

日本家族計画連盟と阻止連は、基本的には同じ路線で主張を展開しているのだが、しかし細かい点では重大な差異がある。日本家族計画連盟は、産む産まないは「個人」の基本的人権だとしているのに対し、阻止連はそれを「女」の基本的人権だとしているのである。産む産まないを「個人」の基本的人権だと言ってしまうと、そこには「男性」も入ってくることになる。つまり、女とか男とかいう以前に、一個の人間としてそのような権利があるという思想なのだ。これは、性別を抜きにした「近代的個人」の概念を信頼する近代思想である。人間は、女とか、男とかである前に、まず「かけがえのない一個の人間」だという思想である。そういう「かけがえのない一個の人間」であるあなたや私に、産む産まないの基本的人権があるということなのだ。

しかしながら、阻止連の方はそう考えない。産む産まないは「個人」の基本的人権ではなく、「女」の基本的人権である。産む産まないの基本的人権に関しては、男は、女と同じような資格ではそこに関わることができない。子どもを孕み、出産し、あるいは中絶するのは、女の身体においてなのであって、男はそれらを自分のこととしては経験できない。さらに言えば、女と男との関係は対等ではなく、差別的である。ここにあるのは、人間は無色透明の「人間」一般として存在するのではなく、まず前提として「女」あるいは「男」として存在するのであり、性別・ジェンダーの規定抜きに考えることはできないという思想である。これは、七〇年代リブの思想を引き継ぐものである。リブは、いまここに生きている「女」としてのこの私というものに徹底的にこだわり、そこからすべての思索と行動を開始した。「人間」という概念は、性差別を隠蔽するために男が発明したものであり、それにまどわされてはいけない。阻止連は、その後、「産む産まないは女（わたし）が決める」という言い方を好んで使うようになる。「女」ということばに、わざわざ「（わたし）」という読み方を振るところに、彼女たちの自己主張が先鋭にあらわれている。

産む産まないの権利があるとして、それはいったい誰の権利なのかという問題が、ここにクリアーに姿をあらわしたのである。『資料』によれば、優生保護法改悪に反対する会（東海）は、一九八二年の反対集会で、アンケートを回収した。すると、「産む産まないは女の基本的人権」という言い方に対して、次のような意見が寄せられた。「女性のみでなく「個々人の権利」とすべきである」「あたりまえのことですが、この問題は女性だけの問題ではないと思います。運動を大きくして、より男性も参加できるように「人間の（個人の）基本的人権」の方がよい」(65)。このように、「人間ということばはジェンダー問題を隠蔽する装置として機能する」というフェミニズムのテーゼに対するゆらぎもまた、女性運動のなかに見られたのである(66)。八〇年代の言説は、七〇年代のパラダイムを基本的には継承しながら、その物量と多様性において七〇年代をはるかにしのいでいる。それらの整理と解明は他の機会に譲ることにする。

5　七〇年代日本のフェミニズム生命倫理が提起したもの

すでに述べたように、日本の生命倫理は「フェミニズム生命倫理」として開始された。それは、七〇年代ウーマン・リブによる優生保護法改悪反対運動のなかで、明確な姿を現わしたのであった。もちろん、日本の女性運動が、人工妊娠中絶について議論したのは、このときが始めてではない。戦前のいわゆる母性保護論争や堕胎論争など、当時の女性運動家や文化人たちを巻き込んだ論壇の議論があった(67)。七〇年代のウーマン・リブの言説もまた、これらの伝統と議論の蓄積の上に立ってなされたものだとみなすことができる。

しかし同時に、ウーマン・リブによってはじめて切り開かれた地平というものがある。近代的個人の自覚をもった女性市民たちが、草の根の「女性の権利獲得」運動として、それを立ち上げてきたことである。この点において、ウーマン・リブは、文化人や政治家たちが中心となって行なってきた従来の女性解放運動とは異なっている。これは、一九六〇年代終わりからアメリカ合衆国を中心に立ち上がってきた、草の根の患者の権利獲得運動(68)と軌を一にするものなのである。これに対応するようにして、「生命倫理 bioethics」ということばも米国で生まれた。したがって、「フェミニズム生命倫理」の日本における成立時期を考えるとするならば、やはり七〇年代初頭のウーマン・リブの誕生の時点に同定されるのが妥当であろう。

では、日本のフェミニズム生命倫理が提起したものが何だったのか、これまでの整理をもとにして考えてみたい。ウーマン・リブの発言は、けっしてひとくくりにできるものではない。むしろそのような整理を拒む内容をさえもっている。しかしながら、そこにはやはり特徴をもった一群の思索や行動群があった。それらをやや乱暴に抽出してみよう。そうすることによって、彼女たちの知の地平が、われわれが知っている教科書的な「生命倫理」を大きくはみ出すものであったことが分かるはずだ。もちろん、彼女たちは「生命倫理」ということばは使っていない。だが、彼女たちが人工妊娠中絶について多様に語り出すときの言説内容は、私が本書で用いる意味での「生命倫理」以外の何ものでもない。したがって、やや強引ではあるが、「生命倫理」ということばを用いて、彼女たちの思想と行動を見てゆきたい。

まず、彼女たちにとっての生命倫理とは、いまここで自分自身の生を見つめながら「生きること」それ自体である。女性たちが、国家や男性からの束縛を解き放ち、自分自身の人生のために、女であることを自己肯定して生きはじめる、その「生き方」のことである。女性が本質的に「孕む存在」であるのならば、その「孕む存在」である自己を肯定しつつ、いかに自分自身の生を生き切るのかという模索それ自体が、リブにとっての生命倫理であった。「生きること」を自己肯定する文脈の中に、人工妊娠中絶の倫理性の問題や、優生保護法改悪反対運動の実践が組み込まれているのである。

彼女たちの問いかけの根本には、「私は、そしてあなたは、本当に自分自身の人生を生きているのか」という切実な問いがある。このレベルの問いかけと自省をくぐり抜けてはじめて、生命に対する倫理的問題の次元が開かれてくるというきびしさがある。リブに言わせれば、自分の人生をきちんと生きていない人が、人工妊娠中絶の倫理性についてあれこれと語ったとしても、それはまったく無意味である。リブは、自分の人生を自己肯定して生き切ることを第一命題とする。そして、それをフェミニズム生命倫理の基盤に据えている。議論することは、生きることに直結するときに限って、意味をもつのである。この点が、リブの生命倫理の最大の特徴であると私は考える。現在の生命倫理学は、自己肯定して「生きること」そのものを生命倫理のテーマだとは捉えていない。リブの生命倫理は、この意味でも独特である。私はそこに大きな可能性を見る。多くの女性たちは、自分の人生を自己肯定して生きてはいない。だからこそ、女たちがお互いにサポートし、エンパワメントし合っていくことが要請されたのだ。(もちろん多くの男性たちもまた自己肯定して生きていないのは言うまでもないだろう。)

それに関連するが、リブの生命倫理は「闘いの生命倫理」である。現存している体制やシステムや価値観と徹底して闘うなかから、新しい可能性を開こうとする生命倫理だ。事実、彼女たちの言説には「闘い」ということばが頻出する。これは当然、六〇年代の学生運動の影響を強く受けたからである。しかし、体制と闘っていた学生運動の男性闘志たちが無自覚に行なってきた女性差別を内部から糾弾し、それと闘うプロセスのなかからウーマン・リブが立ち上がってきたことを考えれば、彼女たちがこれほどまでに「闘い」にこだわる理由も理解される。リブにとって、「闘い」は必然的なのである。

リブの闘いは、二つの側面をもつ。ひとつは、自己との闘いである。たとえば田中美津にもっとも強烈に見られるのだが、人工妊娠中絶を選択する女性を「殺人者」として捉え、その「悪」を見つめるなかから、リブを開始していこうとする闘い。「ひとつの生命とごまかしなく真向かった、その己れへの確信をよりどころに[69]」社会を変革していこうと訴える田中の背後にあるものは、この意味での「自己との闘い」である。自己に内在する悪を凝視し、自己と徹底して闘い、そこから自己肯定して立ち上がるという思索と行動がここにはある。これは、同時期に運動を開始した脳性マヒ者のグループ「青い芝の会」の発想とも通底している（第六章参照）。リブと青い芝の会は、優生保護法改悪反対運動の中で思想的に対立したが、実は、非常に似通った思索構造を共有しているのである。米本昌平はこれを「哲学的と言える問題提起」としている[70]。この点が、リブや青い芝の会の生命倫理を、きわめて独自のものとしているのである。

もうひとつの闘いは、女性を搾取する男性や体制を変革するための闘いである。リブは自己との闘いを重視しながらも、単なる内面への沈潜にとどまることはなかった。彼女たちは、優生保護法改正を強行しようとする政府や宗教団体に対して抗議のデモを繰り返し、国会前で座り込みを行ない、数限りない集会を行ない、エンパワメントのための合宿をした。リブ新宿センターは、『リブニュース』を刊行し続け、全国の女性運動の中継点となり、自立と解放を求めてやってくる女性たちの駆け込み寺の役割すら果たした。また彼女たちは、女性たちだけで子どもを産み育てるコミューンも実験的に実践した（東京こむうぬ）。『リブニュース』を読むと、運動の活動資金を手に入れるために酒場で働く彼女たちの様子なども生き生きと描写されており、社会変革のための闘いは、きわめてしたたかで筋金入りであったと言える[71]。それはその後「阻止連」へと引き継がれていく。

リブの女性たちを支えていたのは、「女の生き方を決めるのは女自身である」という意味での個人主義だ。女の生き方は、男や体制によって、操作され、決定されてきた。それに対して、NOを突きつけたのがリブだ。女の生に強制的に介入してくる男性や体制に対する抵抗権として、リブは「女のことは女が決める」という女性の自己決定権を主張した。リブの個人主義は、この文脈で解釈されるべきである。リブの言う「〈己れは己れ〉の生き方[72]」とは、このことを意味する。

リブの生命倫理が打ち出した第二の論点は、生命倫理を考えるときには、「女」と「男」の決定的な差異を重視しなければならないということである。一般的に生命倫理では「人間」や「人格」という概念をもちいるが、それではダメということだ。とくに、生殖が問題となっている場合には、「女」という存在様式の特殊性を考慮しない議論は意味がない。生命の誕生に関して、「男」と「女」は、まったく異なった関与を宿命づけられている。「女」は、その体内に子どもを「孕み」「出産し」、あるときは人工妊娠中絶という「子殺し」を選択し実行する。それは結果的に女の身体に直接的な傷を負わせる危険性をともなったものだ。

そのうえでリブが提起した重要な論点とは、次のようなものだ。

「女」とは、「孕む存在」「産む性」である。「女」とは、子産みという自己実現の可能性を与えられた存在である。そして、「女」には、自分自身の身体を自由に使う権利が認められなければならない。しかしながら、後者の権利には、「産みの否定」の最たるものである人工妊娠中絶の自由が含まれている。これは、前者の「孕む存在」「産む性」としての「女」にとって、自己否定を意味するのではないか。

言い換えれば、「孕む存在」「産む性」としての「女」というものと、中絶を自己選択する主体としての「女」というもののあいだにある矛盾。「孕む存在」「産む性」の自己否定としての中絶を選択する主体とは何者かという問い。これをどう考えればいいのかという難問を、リブの生命倫理は提起したのであった。これは、アメリカの生命倫理学において提起された、「胎児の権利」対「女性の権利」という問題設定とは異なるものである。

リブ新宿センターがこれに対して出した答えこそが、「産める社会を、産みたい社会を」であった。すなわち、女が中絶を選ぶのは、女に対する社会の支援体制がまったく整っていない現状があるからだ。これでは、ほんとうは産みたいと考えている女であっても、中絶を余儀なくされてしまう。だから、女が産みたくなったときには、いつでも自由に産むことのできるような社会を作らなければならない。そうなったあかつきには、女たちは、中絶を選択せず、産むことを選ぶようになるだろう。と、このように考えていくのである。

たしかに、そのような理想社会では、中絶を余儀なくされるということが生じないわけであるから、右記の矛盾は解消されるかのように見える。だが、自分自身の仕事や人生プランのために中絶を選ぶというケースは、残存し続けるであろう。そうすれば、やはり、右記の矛盾は残ってしまう。

あるいは、女が自信をもって自分自身の「産む産まない」を自己コントロールすることは、「孕む存在」「産む性」としての自己実現と矛盾するものではないという見解もあり得る。しかしながら、みずから中絶を選択した場合、「孕む存在」「産む性」であるはずの自己を否定してしまったという自己否定感から逃れるのは、それほど簡単なことではないであろう。それは、八〇年代以降のアメリカのフェミニズムやプロライフ運動によって「中絶後トラウマ症候群 post abortion trauma syndrome」として語られはじめた問題群と重なるのである[73]。

七〇年代リブの生命倫理において、この問題群がすでに提起されている。先に述べた村上節子の言説は、この問題群に対する彼女なりの回答だと読むこともできる。「生まないといいはるのは生む日のためだ」「冷静に子殺しをし、衝動的に子を生もうよ！」とは、「孕む存在」「産む性」である「女」を自己肯定しつつ、人工妊娠中絶という「産みの否定」の行為に対しても決着を付けようとする思索なのである[74]。

これらに関連して、リブの思索のなかにときおり見られる「生命主義」の問題がある。鈴木貞美は、日本の大正時代に開花した思想潮流のひとつとして「大正生命主義」と呼ばれるものがあったことを指摘している。それは、様々な出来事や現象を「生命」「いのち」というキーワードで捉えようとする思潮であり、たとえば「いまこの瞬間の重視」や「大自然の流れのなかで考える」ことなどが、その特徴である。鈴木によれば、日本の女性運動の出発点であった平塚らいてうや高群逸枝らの思想も、大正生命主義の典型例である[75]。この意味での「生命主義」を、七〇年代リブもまた継承していると考えられる。たとえば、村上節子は「女は生むことを忘れてはならない」と言う。田中美津も、次章で詳述するように、大自然の生命の連鎖のなかに人間の生命を位置づけており、そこにリブを重ねている。田中の主著のタイトルはずばり「いのちの女たちへ」であった。リブの思索に大きな影響を与えた森崎和江にもまた、「産み」の強調と生命主義の傾向が見られる(76)。

しかしながら、注意しておきたいのは、リブはけっして「母性主義」に立ったのではないということである。「生命主義」と「母性主義」は異なる。「母性主義」とは、「女性の本分は母となることだ」「女性は母親となって一人前」「母になることこそが女の幸せ」だとするような思想のことである。リブは、この種の母性主義を拒否した。それらは、女に母親役割を押しつけ、亭主の世話や子どもの養育に専念させるための装置であると考えた。男や体制は、そうやって女を搾取し支配するのである、と。日本の女性運動のなかでも、七〇年代リブは、この種の母性主義からもっとも距離をとった運動のひとつだったと言うことができるであろう。というのも、まさに「母性主義」こそが、平塚らいてう以来の日本の女性運動のひとつの柱だったからである(77)。

リブの提起した第三の論点は、生命の再生産の結節点としての女が、男性＝体制＝国家＝資本主義＝帝国主義＝生産至上主義のシステムのなかに従属物として組み込まれ、支配され、搾取され、その結果、あるときは中絶を余儀なくされ、あるときは産みを強制させられることである。生まれてくる人間の数と品質の管理を強化しようとする国家は、もっとも安易な手段として、女の出産に強制的に介入しようとする。それこそが、優生保護法改悪のシナリオであり、女は男性＝国家のための「子産み機械」とされてしまうのである。リブの女性たちは、学生運動をとおして、マルクス主義フェミニズムを摂取していた。ここには、その影響が強く見られる。

リブは、「子産み機械」ということばを好んで使った。これは、女性の身体が、男性権力による収奪の現場になっていることに警鐘を鳴らすためである。搾取や収奪を繰り返す男性権力の鉾先が、生殖技術の展開によって、女性の身体それ自体に向けられるようになったということを、リブは最大に警戒する。すでに紹介した一九七二年のビラ「優生保護法改正案はなぜ改悪案か」には、次のように書かれていた。羊水検査による胎児チェックの真の狙いは、公害やずさんな薬事行政による胎児の障害の発生は放置したまま、「個々の女の子宮」と「胎児の生命」で片を付けて、より高い経済成長率を確保しようとすることだ、と。子産み機械の管理は、女の子宮の管理に集約される。優生保護法改正の裏に、そのような女性の身体と子宮の管理を透かし見ようとした発想は、後のフェミニズム生命倫理の「マザー・マシン」の概念を思い起こさせるものである(78)。中絶の道徳性の問題を対面の人間関係の次元で見ているだけでは、社会システム次元での搾取と収奪の構造は、見逃されやすい。リブの思索は、女性を生きにくくさせている社会全体の権力支配構造というものを、つねに暴き出そうとするのである。

したがって、リブの生命倫理は、女性を収奪する現存の社会システムを転覆することを、はっきりと射程に入れている。現存する社会システムとは、男が女を構造的に搾取しておいてそれを隠蔽する差別社会であり、生産性の論理で動く資本主義体制であり、弱者を支配してみずからに従属させようとする帝国主義体制である。いまある社会システムに対する根源的な疑義が、リブの生命倫理の思索の底辺にはある。マルクス主義フェミニズムから受け継いだこのような発想を基盤にもつリブの生命倫理は、現状の資本主義・自由主義体制を当然の前提とするように見えるアメリカの主流派生命倫理と、好対照をなすものである。

リブの提起した第四の点は、人工妊娠中絶に関する現代的な論争を開始したことである。「女の身体の使い方は女が決める」という意識にもとづいたうえで、羊水検査など当時の先端生殖技術を視野に収めた彼女たちの言説は、生命倫理の議論として注目に値する。

リブの三つの主張については、すでに整理したので、ここでは繰り返さない。彼女たちは、「中絶の自由を女に保障すべきである」という点では一致していた。しかし、その他の点においては、微妙で深刻な思想的対立が見られたのである。まず、中絶を「女の権利」として主張する立場と、中絶するかどうかを決めるのは女であるべきだが、それを「女の権利」と呼ぶべきではないとする立場のあいだで対立があった。ここには、「胎内で育とうとしている胎児の存在を消滅させる行為」を、「権利」の名において主張してもよいのかという論点がある。次に、「産める社会を、産みたい社会を」という主張に対して、では、「産めない女」の苦しみはどうするのか、「産まない選択をしたい女」の自由はどう保障されるのかという疑問が出された。これは、再生産に関する女性の選択肢の多様性を保障したうえで、「孕む存在」「産む性」としての女性の自己実現をどう達成すればいいかという論点と重なり合うものである。

さらに、七〇年代の優生保護法改悪反対運動において、いわゆる「女性と障害者の対立」という問題が起きた。これは、リブの女性たちが「中絶の権利」を主張しはじめたとき、脳性マヒ者のグループ「青い芝の会」が、彼女たちに「お腹の子どもが障害児であると分かったときにでも女性に中絶の権利があるのか」と迫ったことに端を発する。青い芝の会から見れば、障害児だから中絶するというのは、障害者は生まれないほうがいいという端的な障害者差別であり、とうてい許されるものではなかった。障害者からの問いかけを受けて、リブは大きく動揺する。中ピ連は障害児の中絶も女性の権利だと言い切ったが、その他のリブは、障害者の真の敵は生産至上主義の社会体制であって、女性ではないという路線で考えようとした形跡がある（第六章参照）。

ここで問われたのは、「女性に中絶の権利があるとしても、そのなかには、障害児だという理由で胎児を中絶する権利が含まれるのか」という問題である。言い換えれば「女性には、胎児の生命の選別をする権利があるのか」という問題である。七〇年代フェミニズム生命倫理が発見したこの大難問は、リブの言説の内部では決着が付かず、八〇年代を経て現在にまで持ち越されている。

リブと青い芝の会によって提起されたこの論点の先見性は、世界的に見ても特筆に値するものである。市野川容孝によれば、ドイツでは一九七六年に「胎児条項」が導入されたが、一九九五年にはこの規定が削除された。なぜかと言えば、出生前診断に反対する障害者たちの声に耳を傾ける人が増えていったからであり、八〇年代に入るとフェミニストの側からも、出生前診断に対する懐疑や批判が出されるようになったからである。「出生前診断によって胎児を選別したうえでなされる中絶は、女性の自己決定権に属さないのではないか」という声も、ドイツの一部のフェミニストから上がってきたと市野川は述べている[79]。日本の七〇年代リブの思索は、すでにこの点をしっかりと見据えていた。日本におけるこの論争を経て立ち上がってきた「健全者幻想」「内なる優生思想」という概念は、その後の日本の生命倫理のキーワードのひとつになっていくのである。

リブの提起した論点として最後にあげておきたいのは、生命問題の「合理化への拒否」とでも呼ぶべき傾向である。リブの文献を読めば分かるように、彼女たちの言説は基本的には論理的、分析的、戦闘的なものである。しかしながら、こと話が「生命」「いのち」に及ぶと、とたんに「合理化への拒否」があらわれることがある。これは、田中美津、村上節子にとくに顕著である。たとえば田中は、「こういう社会だから」「胎児は人間ではないから」という理屈をもって堕胎を肯定しようとしても、しきれないものが己れのなかにあり」と書く。そしてそれが「生命（いのち）の持つ意味」だと言う[80]。田中の強い影響下に書かれたと思われるビラには、次のように書かれている。「子殺しさせられる我が身の痛みを、女は合理化できない。合理化してはならない[81]」。また村上は、すでに述べたように、子産みというものを「生理」「衝動」の次元にむしろ積極的に確保しようとしている。このような指向性が見られるリブの言説は、さほど多くないかもしれないが、しかしリブの生命倫理のなかで提起された重要な問題提起であると私は考えている。

七〇年代リブによって開始された日本のフェミニズム生命倫理は、以上のような問題を提起した。それらは、今後の生命倫理をその最深部において決定するような、重大な問いかけであったと言える。

そして、将来の世界の生命倫理の研究と実践に対して巨大なインパクトを与える可能性を秘めたものである。私個人にとっては、「生命学」のさらなる深化と展開につながる発想の泉である。

さらに個人的なことを言えば、リブの中心的存在であった田中美津との出会いが、私にとっては決定的であった。田中美津は、女から女へとつながろうとしたが、その過程で、男の読者である私にもまた衝撃を届けたのである。そのことの意味を探るために、田中の主著である『いのちの女たち』を次章で精読してみようと思う。リブの生命倫理を生み出し、さらにその先にまで突き抜けようとする田中の軌跡があきらかになるはずである。

第四章　田中美津論——とり乱しと出会いの生命思想

1　便所からの解放

田中美津は、胎児の生命を絶つという事実から目をそらすことなく、その行為を殺人としてとらえる。そのうえで、自分が殺人者とならざるを得ないようになっているこの社会の構造を、殺人者の目からとらえ直そうとする。もちろんこの言説は、われわれに最終的解答を与えるものではない。しかし、これは中絶賛成／反対の不毛な二分法に足をすくわれがちなわれわれの知性を、もう一段高い地平に引き上げる可能性を秘めている。

田中のこのような独特のスタンスは、その後のフェミニズムの言説にきっちりと受け継がれたとは必ずしも言えない。しかし、われわれは田中のこの道筋を、もう一度受け継いで展開してみるべきである。

田中のこの思想の背景には、田中独自の「とり乱し—出会い」論がある。常に二つの本音から出発するリブの「とり乱し」論の裏付けがあって、この「殺人者」論が出てきているのである。女の身体は女のものという想いと、私は胎児の殺害者だという想いとの、その間でとり乱す地点から出発するのが、田中のリブなのであるから。

田中美津の生命思想は、一九七二年の『いのちの女たちへ』において全面展開される。田中美津は一九四三年生まれだから、これは二九歳の時の出版である。田中は、新左翼の運動を経験したあと、七〇年前後にリブの運動を開始し、リブ新宿センターを創設してリブ運動の中心的人物として活躍した。ところが、一九七五年にはひとりメキシコに渡り、田中を欠いた日本のリブ運動は表面上の求心力を失った。八〇年代には帰国し、その後現在まで鍼灸師として生計を営んでいる。一九八七年には上野千鶴子と対談集を出版するが[1]、集団的社会運動としての女性運動からは基本的には身を引いたように見える。(その後、鍼灸師として診療を続けながら、九〇年代には何冊かの本を出版した。)

田中は一九七〇年六月に、「便所からの解放」[2]という長文ビラを、「ある日突然、しかも一気に書き上げた」。それは同じような想いをもっていた女性たちにたちまち流通してゆく。田中がその後書いたビラには、この文章からの転用が多い。この、いわば田中の第一作において、すでに「とり乱し」論が展開されている。それをまず見てみたい。

田中は言う。男にとって、女とは、「母性のやさしさ＝母か、性欲処理機＝便所か」のどちらかである[3]。男は、女を、この二面に抽象化し、分割する。そして、母性の面を結婚相手の女に当てはめ、便所の面を遊びの女に当てはめる。女は、男のこのような二分法に自分を合わせようとして、「やさしさと性欲を一体として持つ自らを裏切り抑圧してゆく」。女は、部分として生きることを強要される。しかし、逆説的ではあるが、「女を部分としてしか生かさない男は又、そうすることによって、自らも部分としてしか生きることができず自らの性を抑圧しているのだ[4]」。

このように分断された性によって、全体的な性のふれあいが消滅し、人間は不完全燃焼状態に陥る。そして、「権威に依存した意識構造」が作り上げられる。こうやって、男も女も惨めな生を送らなければならない。

そのことに気付いた女は、「性」の管理を手がかりにして女と男を支配しようとするシステムに対して、闘いを挑んでゆくのである。

田中は言う。「われわれは、女の解放を、性の解放として提起する」と[5]。「性」の解放から出発する田中のリブ論がここではっきりと提唱される。

さて、ここから田中独特の論理展開がはじまる。

こういうふうに、支配権力のやり方に気づき、それに立ち向かってゆこうと決意した女が、しかしいったん好きな男ができて子どもを持ったりすると、どうして自分が批判していた家庭や家事などの日常性へと簡単に埋没してしまうのか。田中はこの点に執拗に注目する。そこには、「単に惰性に負けたとか、経済的に自立できなかったという理由だけでは片づかない何かがある」。それは、頭では女の闘いの論理を分かっていても、情念の世界では、好きな男が現われればその男のために尽くしたいとつい思ってしまうという、女の歴史性に刻印された「マゾヒズム的傾向」のせいなのだ。そしてやっかいなことに、女が主体的に男に尽くそうとして自らを抑圧するとき、そこには「陰湿な喜び」「嗜虐的な生きがい」が生じてしまう。そしてそのような陰湿な喜びを感じてしまう自分自身に対して、女は、「どうしようもない自分に対するいらだち」「やり場のない哀しみ」「言葉にならない怨念」を抱いてしまう。こういった、複雑な女の内面が、〈女のうらみ、つらみ〉という表現にあらわれている。(6)

ここから目をそらしてはならない、と田中は言う。〈女であること〉とは、このような矛盾をかかえて生きることなのだ。理性と矛盾してしまうものをいっぱいかかえた〈ここにいる自分〉を直視し、その中で、「女が生きるとは何か」「はたして自分は女なのか」を何度も問い返していかねばならない。女の解放論理は、このような「理性と情念の相克の中でとりみだしつつ、とりみだしつつ切り拓かれていくのだ!」と田中は宣言する。自分の中の矛盾をさらけ出したり、とりみだしたりすることを回避してはならないのだ。(7)

すなわち、田中のリブとは、女としていまこの時代に生きる自分の中にある「矛盾」や「みっともなさ」を「直視」して、そういう自分自身のあり方に「とりみだしつつ、とりみだしつつ」、「こんな私にした敵に迫っていく」という生き方なのである。(8)

女である自分を、矛盾に満ちた存在としてとらえ、その矛盾に気付いたときの自分自身の「とりみだし」にリブの出発点を置くという田中独自のスタンスは、このビラにおいてすでに確立している。田中のリブは、完全に首尾一貫していて決してとりみだすことのない「どこにもいない女」「どこにもいない男」をめざすのではなく、逆に、自ら矛盾をかかえて、自分自身に「とりみだす」ような「ここにいる女」の解放からはじめようとするのである。

田中のこの思想は、「とり乱しウーマン・リブ論」という副題のついた主著『いのちの女たちへ』によって、さらに深く展開されることになる。

2　否定される女

『いのちの女たちへ』(9)で展開されている田中美津の思想を読み解くためには、まず彼女自身の原体験を知らなければならない。田中は、小学校二年生のときに、両親が営んでいた魚屋の従業員からイタズラをされる。田中は、性的幼児虐待の被害者なのである。田中は、文庫版のあとがきで、いまから思えばあれは就学前の六歳のころのことだったと訂正している。そして、「一三年を経ての訂正にこそ、性的虐待がもたらす悲惨の質が表われている。嘆息と共にそれを思う」と記す(10)。田中は、性的虐待の体験によって、自分が女であることを思い知らされ、女がこの社会で生きてゆくことの生き難さに敏感になってゆくのである。

この事件は重要なので、彼女の記述をもう少し見てゆきたい。

彼女は、けっしていやがるのを無理やり連れて行かれたのではない。近所の男の子に性的なものをすでに感じていた〈八歳の女〉にとって、「その男とのかかわりにひそかな喜びを感じなかったといったらウソだろう」と述べている(11)。そして、八歳の女を、男との情事に走らせた理由は、この世の人の恋しさであろうと言う。彼女は、母を驚かそうと思ってこの出来事を告げるのであるが、それは大人たちに予想外の衝撃を与える。そして男を呼んで家族会議が開かれた。しかし、魚屋の商売にとって不可欠のその男は、一定程度の糾弾ののちに無罪放免された。一方彼女の方は、母親から、「人に言ったらいけないョ！」と恐い顔で恫喝される。

この成りゆきは、彼女に二つの「否定」を刻みつける。ひとつは、信頼していた母親から見捨てられたという、みじめな想い。これは「母性愛の神話からの否定」であった。もうひとつは、自分が八歳にして処女ではないということ、すなわち「純潔の神話からの否定」であった。八歳の性的虐待の体験によって、彼女は自らに、巨大な「否定」を突きつけざるを得なくなるのである。田中が、女として生きることと、自己否定とを結びつける根幹はここにある。そしてそれは、「自分は無価値だという強迫観念(12)」へと成長するのである。

この認識は、幼い田中に、さらに二つの世界観を植え付ける。ひとつは、この世は光と闇とで成り立っており、女である自分は闇の方に属しているという世界観。そして自分の闇はどこまでも自分の闇であって、他人の闇は共有し得ないという感覚である。

もうひとつは、女を、「純潔な女」と「そうでない女」とに分断することによって、女を管理支配してゆこうとするこの世のカラクリである。田中は八歳にしてそれを知ったのである。純潔な女は結婚して主婦になり、ひとりの男にだけ性的に尽くす。そうでない女は娼婦という便所となって、多くの男たちの下半身の性欲を満たしてゆく。どちらにしても、「おまんこ」をさらすことによってしか、女はこの世では生きられないようになっている。しかも、社会は女を「おまんこ」によって分断しながらも、その分断の基準である「おまんこ」ということばを伏字としてしか登場させない[13]。この、実際に機能している権力装置が不可視になっているというシステムを、田中ははっきりと自覚するのである。

女は純潔でなければならないという恫喝は、彼女を二〇年近くも追いつめ続けてきた。自分が穢れているという痛みは、女であることによって受けた痛みである以上、そこから逃げることは、自分が女であるということから逃げることになる。「この世にいる女という女のほとんどは、おんなから逃げ続けている女に他ならない[14]」。しかし彼女は、女であることから逃げ続けながらも、結局いつも女であることに回帰していくしかなかったのである[15]。

幼いときに受けた、このこころの傷が、田中のその後の思想と行動を形作ってゆく基盤となる。

3　どん底からの自己肯定

田中美津の思索は、まず、女が置かれている現状分析からスタートする。この社会の中で、女はとても生き難い状況に置かれている。その原因は、この社会のからくりにある。この社会の中で、女は、自己を基準として生きるのではなく、男を基準として生きるように様々な形で仕組まれているし、女自身もそういう生き方を内面化してしまっている。

女性の社会進出がほとんどなく、まだ純潔神話が生きていた一九七〇年以前を思い描いてほしい。女が成人して生きてゆくためには、男と結婚し、主婦となって子育てに専念するか、さもなければ水商売に転じて男に性を売るしかなかった時代だ。つまり、大人の女が生きてゆくためには、どっちにしても男に自分の人生を売り渡す道しかないような形に、この社会は構造化されていたのである。

田中は言う。女は自分の存在証明を、自分自身で行なうことができないように作られている。女の存在証明は、男によってそれを与えられるという形でしかなされ得ない。ここに根本問題がある。「お嫁に行けなくなりますよ」という恫喝によって、女は「嫁」として男に選ばれるように、〈女らしさ〉をもって存在証明すべく作られる。嫁に選ばれるような〈女らしさ〉とは、つまるところ、男の目に映る〈女らしさ〉に他ならないわけだから、女は男によって価値評価され、男に選択されることを通してのみ、自己評価をすることができるのだ。だから、この世に生きる女は、「男の目の中に映る己れに、ある時は歓喜し、ある時は脅えるという」歴史性を背負っている。「キミはきれいだ」の麻薬が切れれば、すぐさま自分が生きているのか死んでいるのかわからなくなる。女の生きがいとは男に向けて尻尾をふっていく中にある。[16]女は、エサをくれるならどんな奴でも主人でございい、という構造を男とのかかわりの中で再生産してきた。[17]

しかし、このように、男の基準に合わせることで自己確認するやり方を続けていれば、女はどうなってゆくのか。男は自分勝手な理想像を女にどんどん投影してゆくから、女の方は自分を殺してまで、男の勝手な理想像に合わせてゆかねばならなくなる。男が女に求めるのは、実際には存在するはずのない〈どこにもいない女〉である。男が作り出したそういう〈どこにもいない女〉に自分を合わせることを生きがいにすれば、生ま身の〈ここにいる女〉は「不安と焦燥の中で切り裂かれていく」しかない。[18]男の要求するような女になりきろうとすれば、女は生ま身の自分自身を殺し、抑圧し、その結果無惨にも切り裂かれてゆくしかないのである。女はこうやって自分を見失い、「絶えまない存在の喪失感に脅かされる」ことになるのだ。[19]

田中美津は、女が男に向かって存在証明すべく作られているこの社会の構造を、まず問題視する。しかし田中はさらに、その構造が他ならぬ女自身の精神に内面化されていることをも指摘する。女が男に認められることではじめて社会で生きてゆけるという事実は、女の内面に、男に認められてこそ一人前の女だという意識を知らず知らずのうちに植え付けてゆく。このような内面化を達成してしまった女は、あたかも自分自身の判断と自由意思で女らしくふるまっているかのような錯覚を持ってしまう。これが規範の「内面化」の罠である。

田中自身の表現を紹介しよう。

> おじいさんは山へ芝刈りに、おばあさんは川へ洗濯に、という男女の固定化された分業こそ、性差別を生み育ててきたその元凶だが、それは男は山へ、女は川へ行かねばならないという強制を作りだすことによって維持されてきた。山というのは社会、川というのは家。つまり、男の「生きる」は社会に向けて、女の「生きる」は男に向けて、それぞれ存在証明していく中にあるという論理が、男女の固定された分業を通じて作り出され、それは長い歴史過程の中で巧みに構造化されてきた[20]。
>
> （中略）
>
> 「お嫁に行けなくなりますョ」という恫喝は日常のささいなできごとを通じて、絶えまなく女に襲いかかってくる。よく、あたしは個人史の中で特に女を意識するように作られた記憶がない、などと言う人がいるが、女は川へ行かねばならないという外側からの強制は、いつのまにか、自ら川へ行ってしまう女を、女の中に作り出していて、〈女らしさ〉が無意識領分で操作されているところに、性差別の呪縛の、その解き放ち難さがあるのだ[21]。

女が自分の存在価値を自分自身で証明できない。そういう構造が社会にはりめぐらされている。そればかりか、そういう構造は女自身の内面までをも蝕んでいる。そういう状況の中、女は〈どこにもいない女〉と〈いまここにいる女〉のギャップに引き裂かれ、不安に陥り、自己否定を繰り返し、生の意味を喪失してしまう。田中が見つめた女の状況は、このようなものであった。もちろん、現在では、女性の貞操観念も崩れ、若い女性は若い男性を性的に操作し、女性の職場進出も進んでいる。しかしながら、若い女性を中心に摂食障害が多発し、週刊誌にはダイエットの特集や広告があふれている現状を見れば、田中の現状分析はまだまだ日本社会には当てはまるのではないか。

田中のリブとは、このような女の状況から、自分の足で立ち直るための生き方である。田中のリブの基本は「自己肯定」である。社会のからくりによって自己否定を余儀なくされ、生の意味を喪失してしまっている「私という女」が、そのありのままの自己の姿を肯定していいんだというふうに開き直るとき、世界の見え方は一変する。女たちに、ありのままの自分でいいんだという自己肯定をさせないように、巧妙に女たちを縛ってきた社会システム。その仕組みに抗して、ありのままの私でいいんだという自己肯定の声を上げてゆくことから、田中のリブははじまる。

田中は言う。この社会は、女を、無価値なものとして貶める。そうやって日々卑しめられ、生きていないという実感が深まってゆく。もちろん、女を無価値なものとして管理する社会がおかしいんだと分かっていても、ではどうすればいいかとなると、結局、社会の用意した役割に乗ってしまうしかない自分がいる。このいわばダブルバインド状況は、女に「痛み」を植え付ける。日々生きていないという「痛感」、「いま痛い」んだという生ま身の女の叫びから、リブは生み出されると田中は言う。[22]リブの闘争主体の原点は、「己れの痛み以外のものではない[23]」。

この社会は、女は無価値であると執拗に恫喝してくる。そしてそれは女に痛みを強要する。この構造をひっくり返すためには、女が自分で自分に価値を与えることができるようにしなければならない。つまり、「ヒト様の目にどう映るかより、いつも問題は自分は何者であるか、ということなのだ[24]」。その自分というものが、いくら矛盾に満ちた頼りないものであったとしても、その自分自身を立脚点としてゆくこと以外に、道はない。田中は次のように書いている。

あたしはリブに出会って初めて、ダメな自分の、そのダメさをいとおしむ気持ちを知ったのだった。たとえ石ころみたいな女でも、己れあっての世界であることに気づきさえすれば、未来という名も、希望という名も、己れの中に見出しえるのだ。
いってみれば運悪く蹴つまずいてしまった女が、誰か助け起こしてくれるんじゃないかと、長い間惨めったらしく待っていたが、結局自分で起きあがるしかないと気づいて、このあたしがクズであるハズないじゃないか！　と立ち上がったのがあたしのリブであった。[25]

男に向かって存在証明をするのをやめ、自分の存在証明は自分自身でやっていくのだと開き直ること。この社会が、女は無価値だと恫喝してくるのに対して、自分の存在はこのままで価値があるのだと自己肯定してゆくこと。これが、田中の発見したリブのスタート地点である。

しかし、この社会は、女は無価値だという前提で動いているから、折りあらば〈無価値じゃないあたし〉を駆逐しようと、そのすきを窺っている。だから、それに負けないように、「あたしは休みなく自己肯定していかなければならない」ところに追いつめられる。(26)リブの自己肯定は、絶え間ない自己肯定の運動としてのみありえるのだ。

自己肯定とは、自分を評価する軸のありかを、男の側から、女自身の側へと取り戻すことである。男から美しいと見られたから価値があるとするのではなく、自分自身で自分が美しいと価値づけることができるようにすること。この評価軸の取り戻しこそ、リブの出発点である。

その自己肯定の旅は、「生きる意味を求めて已れを問い続け」る過程でもある。なぜなら、「人の一生は、已れの存在の意味を問い続けていく過程としてある」のであるから。(27)田中は、この自己肯定の過程を、生きる意味の追求としてとらえている。ここからはっきりと分かるのは、田中の考えるリブとは、自分の痛みに立脚して、生きる意味を問い続ける、果てしのないプロセスであるということだ。

田中の言う自己肯定は、田中が観察した当時の男の状況と比較してみればさらによく理解できる。七〇年代のウーマン・リブは、六〇年代の新左翼運動の中から、それを否定する形であらわれてきた。男性たちによる運動は反差別・反搾取をうたっていたのだが、しかしながら運動の内部では、男性が女性を差別し搾取していたのである。この事実を直視した女性たちは、新左翼運動から離脱してリブを形成する。田中自身、リブに入る前は、新左翼運動をやっていた。本郷に住んで、安田講堂を見ていた田中は、学生運動の男たちの本質を次のように鋭くえぐる。

東大闘争のときに、東大生たちは「自己否定の論理」を口にしていた。それは、東大生であるということが、結局、企業の側、権力の側に立って、人々を管理抑圧する道に通じてしまうという事実を見つめ、それとまっこうから対峙してゆこうとする論理であった。それは、権力の側へと通じている東大生という自分の位置を否定するところから出発しようという宣言であった。

しかし田中は、社会から、お前という女は無価値だという「否定」を突きつけられ続けてきたわけだから、そのことばを聞いても「これ以上一体なにを否定すりゃいいというのだ!」という思いしかわかなかった。(28)

そのとき、田中ははっきりと気づく。自己否定の論理を宣言できる者は、「なんらかの自己肯定をこの体制から与えられる者に限られている」ことに。つまり、「東大生というのは、自己肯定しえるものをもっていたから、あんなにラディカルに、〈自己否定の論理〉を打ち出せた」わけである。(29)

社会からあらかじめ自己肯定を与えられているエリートの男だから、「自己否定の論理」を自分に突きつけることができる。じゃあ、社会から〈無価値だ〉という自己否定しか与えられていない女は、それに加えていったいさらになにを自己否定すればいいのか。田中は言う。「〈自己否定〉の論理をまさぐった果てに、バカだ、無価値だと自分自身思っている惨めな者が、これ以上自己否定なんかできるかいと居直ったところで、あたしとリブとの出会いがあったのだ」。(30)

社会から否定に否定を重ねられ、これ以上否定するものをなにひとつ持たない者、それが女なのだと田中は考えるのである。そういう女に残されたスタンスは、否定のどん底からの自己肯定しかない。

このような地点に立つことで、中途半端に社会に認められている男の生の惨めさが、逆によく見えてくる。男の生とは、餌を目の前にぶらさげられて競争し、社会のために滅私奉公している奴隷頭にすぎない。「女が男に媚びて生きる生であるなら、男は、社会に媚びて生きる生としてある」[31]。社会が要求する男とは、生産性の論理を裏切らない強い男であり、そういう社会の大義に向けて自分を作ってゆくことは、同時に、自分を見失ってゆくことである。

だから、そういう男が反体制の側に立ったとしても、自分の痛みを原点とした闘いではないから、社会の大義が革命の大義に変わるだけである。社会のための滅私奉公から、革命のための滅私奉公に移るだけのことだ。男は社会から中途半端に自己肯定を与えられているから、自分の痛みを原点にして闘うことができない。だから闘争の終焉とともに、男たちは、自己肯定を与えてくれる社会や家庭へとふたたび帰っていくことになる[32]。

リブの闘いは、自分の痛みから出発し、なにも否定するもののないところから自己肯定することで立ち上がる。この点で、男たちの闘いとは違うのだと田中は言うのである。

4　エロスと生命

リブの基本は、自分の「痛み」に立脚し、もはや否定するもののない地点から「自己肯定」を立ち上げることであった。その自己肯定の営みは、二つの道筋へと展開してゆく。ひとつは、〈生命の燃焼〉主義である。これは、鈴木貞美の言うところの「生命主義」の思想の一種であると言える。[33] もうひとつは、〈とり乱し―出会い〉思想である。

では、まず、〈生命の燃焼〉主義から見てゆこう。

田中は、この社会では、われわれのエロスは「性器エロス」へとおとしめられていると言う。つまり、女の子宮を「子産み機械」として一人の男にあてがい、女の生殖器をその男に独占させることで、（女にとってだけの）一夫一妻制度が維持されている。その制度のもとで女は家事・育児に専念させられ、そのように構造化された家が、体制のもっとも小さなユニットとして社会に組み込まれている。

女は男に向かって存在証明するように仕組まれているのであるが、このような状況では、女は一人の男から精液を与えられ、その男の腕の中でオルガスムスを得ることによって、もっぱら男から性的な価値を付与されるという構造になっている。「女は、男の腕の中に、生きる意味の全てを見出すべく作られているのだ」[34]。すなわち、エロスの場面においても、女は家制度に囲い込まれることによって、自らの身体を一人の男のための単なる子産み機械と生殖器へとおとしめられ、エロスの評価軸をまたもや男の側に奪い取られるのである。

田中はこのような状況を性器エロスと呼ぶのだが、性器エロスしか与えられない女は、生命の輝きを奪われてゆく。田中は言う。「一夫一妻制度とは、一人の奴隷頭〔森岡註：男のこと〕から餌とオルガスムスを授けられることによって、生命の可能性を売り渡していく奴隷を作り出すための制度に、それは他ならない」[35]。女から、生命の輝き、生命の可能性を奪ってゆくことが、性器エロスの最大の問題なのだ。田中のエロス論は、ここで生命論へと結びつく。次の田中の文章は、そのあたりの情念をあらわしていて興味深い。

　あたしの母はよく、四百四病の病より、貧よりつらいものはない、を口ぐせにするが、しかしお母さん、貧がつらいのは、生命の可能性を売り渡して生きねばならないせいなのです。[36]

だとすれば、エロスの評価軸を自分自身に取り戻し、性器エロスを脱出するためにはどうすればいいのか。そのためには、オルガスムスとエクスタシーとを、自分の生命の燃焼の中に取り戻し、そうすることによって自分の子宮と出会い、子宮の中の自然と生命力に出会ってゆくことが必要なのだ。

田中の言う「生命の輝き」を、もう少し明確にしておこう。

女は、社会から否定され続けてきている。しかし、その否定のどん底から、私はあるがままの私でいいんだという自己肯定をして立ち上がる、まさにそのときに、女の生命は光り輝くのである。私は私、私の評価軸は私の側にあると開き直ったそのとき、抑圧されていた女の生命はふたたび可能性を取り戻す。それは、「〈痛み〉を通じて甦った生命の輝きに他ならない」[37]。田中は、この生命の輝きを、女の生を芸術へと高める契機としても考えている。

抑圧があるから芸術が成り立つ、といわれることの根拠は不在証明ばかりを刻みつける己れの生に、ギリギリまで追いつめられた挙句、一挙に己れの生命の輝きを燃焼させるに至る、その過程の、不安、焦燥、孤独にのたうち回る、その人間の最も人間らしい面が凝縮されて表現されたものとして、それが生み出されていくということだ。であるならば女を無価値化させる社会においては、女は、その存在の輝きをもって、己れの生を芸術化することができるのだ！(38)

自己否定から自己肯定へと立ち上がるときの生命の輝きが、自らの内奥から発する表現行為としての芸術へと高まってゆく。そしてそこでは、女の「生」のプロセスそれ自体が、ひとつの芸術になるのである。田中のリブは、生きることと芸術することが一体となり得るとする生命論へと向かおうとしている。

田中の生命論の基盤には、若いときに自然と向かい合った「原風景」があると言う。彼女が思いきりこころを広げられる相手は「自然」であり、そのなかに隠れている様々な「生命」であった。海、花、木々、雲、虫などとコミュニケーションするとき、彼女はエクスタシーにも似た感じを覚える。それら生命の魂と、自分の魂が対峙し、呼応する。「なつかしいような、哀しいような、透きとおってくるような、それら様々な想いの中で、あたしは花であり、木であり、風そのものであった」(39)。このような原体験の中で、彼女は、自分と自然の中の生命とをひとつに合体させ、その呼応関係の中に生の意味を見出してゆく方法論を身につけてきた。

田中はそれに加えて、生命の出会いはすべて一期一会であるという生命観を持っていたと言う。明日に期待をかけるのではなく、「その瞬間瞬間に生ききっていきたい願望が強くあった[40]」。「今日を限りの生命と想えば、それは何者にも替えがたいいとおしさをもって輝くのであった[41]」。このような生命観が、自然との瞬間瞬間の出会いに固執し続ける「自己凝固力」となる。

さて、田中は、このような生命観と、オルガスムスやエロスとを重ね合わせて考える。この点に関する田中の考察は複雑微妙であるので、もう少し詳しく見てゆきたい。

まず、田中は、「自然」はわれわれの身体の外部にのみあるのではないと考える。「自然」は、われわれの身体の内部にも存在している。そして、この「己れの中の自然」がどこにあるかというと、女の場合、それは「子宮」にあるのである。女の子宮の中には「自然」があり、その自然は「生命力」を持っている。子宮の自然は女にとって「恐怖」でもあり、女は、「中絶、出産、毎度の生理のたびごとに、己れの子宮と、その恐怖を、その生命力を共有していかねばならない[42]」。だから女は、「その都度、今までいかに生き、これからいかに生きたいかを、自然から問われる存在としてある[43]」。

この意味では、「自然と一体となる」とは、「自分の子宮の中にある自然の生命力と一体となる」ことなのだ。そのことを、田中は「もの想う子宮の復権」と呼んでいる[44]。

そして田中は、この「自分の子宮の中にある自然の生命力と一体となる」ことがエロスだと考える。

では、田中の言う「エロス」「オルガスムス」とは、いったい何なのか。

田中は自分がかつて持っていたオルガスムス願望について書いている。

オルガスムスと融け合う中に、宇宙との融け合い、限りなく解き放されて飛翔する己れへの期待があった。そして、その生命限りの燃焼は、いうまでもなく死と裏腹になったイメージとしてあり、生ききるということばは、己れの中に天国／地獄を胎んでいく、そのような瞬間を極めたい願望として、それはあった。今想えばそれはエロスへの希求であった(45)。

そもそもオルガスムスとは性的な興奮の極致であるが、田中はそれ以上の意味をそこに読み込む。それはまず、宇宙との融け合い・一体化であり、縛られたいまここでの自分を解き放って、飛翔することである。そしてその飛翔は、すでに述べたような「生命の燃焼」として捉えられている。さらにその生命の燃焼は、「死」と裏腹になったものとしてイメージされる。同時に、この「生命の燃焼」は、「生ききる」ということへと結びついていく。さらにそれは、「己れの中に天国／地獄を胎んでいく」こと、つまりまったく逆の志向性をもった矛盾するふたつの価値や存在を自分の中に内在させてゆくことでもあるのだ。この「天国／地獄」は、次項で述べる「とり乱し論」につながるテーマでもある。

以上のような意味連関をすべて内包した概念として、田中は「エロス」を捉えている。すなわち、田中にとってのエロスとは、オルガスムスが自然や宇宙との一体化にまで進み、生命を燃焼させて生ききることとなり、そして自分の中に相矛盾する天国と地獄とを胎んでゆくプロセスだったのである。

オルガスムスを宇宙との一体化として捉え、それに肯定的な評価を与える思想は、あきらかに、彼女が耽読していたというW・ライヒの影響下にある。

すでに述べた田中の「一期一会」の生命観は、このオルガスムスの瞬間的燃焼性に拍車を駆けることになる。それはたとえば次のような文章にあらわれている。

そして又、あたしのオルガスムス願望が、過去・現在・未来をひとつ宇宙として己れの中に胎み、そこにおいて、ギリギリにその生命を燃焼しきるイメージとしてあったのは、出会いというものを一期一会ととらえて、心かぎりにいとおしみたい、その想いあってのことに他ならなかった。(46)

この文章からもうひとつ分かることは、ここでは、過去・現在・未来の宇宙が、自分の〈内部に〉胎まれるという形で、身体の内側に取り込まれている。これは、自然を、自分の子宮の内部に発見するという志向性と共鳴するものであろう。すなわち、宇宙との一体化としてのオルガスムスは、一方において自分が宇宙へと飛翔し解き放たれるという脱自的方向性をもつのであるが、それと同時に、宇宙それ自体が自分の内部に胎まれていくという凝縮的方向性をもっているのだ。

このように、田中の思索の中では、オルガスムスはもはやセックスのときの至福感という通常の意味をはるかに超えるものとなっている。たとえばそれは、「存在証明」という観念と重ね合わされてゆく。存在証明とは、田中のことばによれば「確かにここに己れがいるという存在の震えをもって感受するエクスタシー」のことである。それは、「己れの中に天国／地獄を貽んでいく中で、自分の鼓動を、血のうねりを聞き感じつつ、情況や人と対峙して」いくときにあらわれる。そうやってエクスタシーへとのぼりつめてゆく曲線のことを、田中は「オルガスムス曲線」と呼ぶ(47)。女にとっての存在証明は、いまここにいる私への「自己肯定」によってもたらされ、それはリブの基本となるのであるから、田中の世界観の中では、リブの自己肯定とオルガスムスは重ね合わされているのである。そして当然のことながら、自己肯定の際にあらわれる「生命の輝き」は、オルガスムスに限りなく近いものなのだ。かくして、自己肯定―生命の燃焼―オルガスムス―エロスの解放が、一本の糸で結ばれるのである。

オルガスムスに関していえば、田中は、新左翼の闘争におけるオルガスムスと、リブが目指すオルガスムスのあり方の違いを明晰に指摘している。男たちによって担われた新左翼の運動においては、革命の大義のために彼らの日常の生命の輝きは徹底して抑圧され、「ツマラナイ日常、オルガスムス不在の日常」を日々過ごさなくてはならなかった。その抑圧の捌け口として、彼らは年に何回か「〇・〇日」闘争という非日常的闘争空間を設定して、そこで思いきり自己を燃焼させた。しかし、そのような特別の非日常的空間でのオルガスムス発散、田中のことばを借りれば「一夫一妻制度に深く浸食されつつ、非日常空間に己れを求めていった新左翼」が、「結局は敵の土俵の上でしかなかった事実」を、深刻に受け止めなければならない(48)。

リブは、これとはまったく逆の方向性を模索する。リブは、まず、オルガスムス不在の日常を、オルガスムスに満ちた日常へと変革することからはじめる。それは、「オルガスムス不在の人間関係、その日常の変革として模索されねばならない」[49]。どこかに非日常空間を設定するのではなく、この日常空間での人々の出会いにきらめく闇と光の交錯、その矛盾の中に生命の輝きを求め、そこでの人間の生きざまや関係性の中に、オルガスムスを甦らせることが大事なのだ[50]。このエロス不在の生き難い世界を変えてゆくには、どこまでもこの日々の日常世界にこだわって、この日常そのものをエロスに満ちたものへと変えてゆくしかない。この方向によってのみ、世界の変革が可能なのだと田中は考える。

このようなエロスは、「己れの子宮との出会い」から始まる。そしてそのような己れとの出会いを、〈女から女たちへ〉と広げてゆかねばならない。男をはさんで反目し合い、互いに寝首を掻き合ってきた女の歴史性を、男を介さずに〈女から女たちへ〉とつながってゆくことで超え出てゆくこと。これがリブの目指すところなのである[51]。

> リブとは、女の生き難さを力を合わせて打ち破っていくと共に、最も反目し合ってきた女と女との関係性の中に、エロスを甦らせることを通じて、主体を確立することを目指す運動だとあたしは思う[52]。

リブは、まずもって〈女から女たちへ〉というつながりから生まれるということを、田中はクリアーに書いている。そして、そのつながりが「エロス」に満ちたものでなければならないこともまた、示唆しているのである。

このように、田中のリブの中では、生命論とエロス論がゆるく、しかしはっきりと結びついている。これは、田中自身の思想の特徴でもあるが、同時に七〇年代ウーマン・リブが共有していたひとつの思想的雰囲気であった。(53) ウーマン・リブの生命思想のひとつの焦点は、はっきりとこの位置に結ばれているのである。

5 「とり乱し」と「出会い」

さて、田中美津の生命論は、もう一つの方向へと展開する。それは、「とり乱し—出会い」論である。

われわれは、ふだん、自分の本音の部分を直視することを避けている。もしそれを直視してしまえば、自分が抱えている「たてまえ」と「本音」のあいだの矛盾に否応なく気づき、おろおろしなければならなくなるからだ。その状態を、田中は「とり乱し」と呼ぶ。普通の人間は、自分の本音や、自分の負の側面を直視してとり乱すことを好まない。社会もまた、人々がとり乱さなくてもいいように組み立てられている。

しかし、田中は、とり乱しをしようとしないわれわれの生のあり方に、大きな疑問を投げかける。なぜかと言えば、われわれは自分の内面を直視し、みずからとり乱すときにはじめて、そのとり乱しを通路として真に他人と出会ってゆけるからである。そういう「出会い」をつなげてゆくことで、この生きにくい社会の中で、女と男、抑圧者と非抑圧者がお互いを分かり合い、社会を変えてゆく道筋をつけることができる。これが、田中のリブがめざすものである。

この「とり乱し—出会い」論を、詳しく見てゆきたい。

田中の言う「とり乱し」を理解するには、彼女が書いている印象的なエピソードを紹介するのがいちばんいい。

田中は言う。リブをはじめて間もない頃、好きな男が入ってくる気配を感じて、あぐらを正座に変えてしまったことがある。あぐらの方が楽なのだが、それを正座に変えてしまったのは、自分自身の中に「男から、女らしいと想われたいあたしがまぎれもなくいたのだ」(54)。すでに述べたように、リブは、男から女らしいと想われたいという内面化された従属意識こそを問題にしたはずだ。その否定すべき従属意識が自分の内面にしっかりと根付いていて、それに振り回される自分がいる。

このとき、田中の中には矛盾するふたつの自己がある。ひとつは、自分にとってはあぐらが楽なんだから、男からの視線に左右されずに、あぐらで通せばいいと考える自分。もうひとつは、好きな男にはやっぱり女らしいと想われたいと考えてしまう自分。この二つを、田中は抱えていた。

では、この二つのいったいどちらがほんとうの本音なのか。田中は、どちらも本音ではないと考える。そのときの本音とは、あぐらでいいと思っていながらも、男の気配を感じて思わず正座してしまった「そのとり乱しの中にある」のだ。矛盾する二つの自己のあいだで揺れ動き、おろおろし、とり乱す、その事態のただ中にその人間の真の姿が立ち現われるのである。

田中は次のように表現する。

あぐらから正座に変えた、そのとり乱しの中にあるあたしの本音とは〈女らしさ〉を否定するあたしと、男は女らしい女が好きなのだ、というその昔叩き込まれた思い込みが消しがたくあるあたしの、その二人のあたしがつくる「現在」に他ならない。(55)

前節で紹介したエピソードをふたたび見てみよう。

学園祭で、あるセクトの女性が、リブの運動を批判したのだが、その女性の指にはマニキュアが光っていた。革命運動をする女性がどうしてマニキュアなんかつけているのかという矛盾を、リブの人たちは逆に問いつめた。

その矛盾を問いつめた人たちは、革命家がなんでマニキュアなんかしているのだと詰め寄ったのだろうが、田中はもっと別のところに問題点があるのだと言う。つまり、彼女がマニキュアをしたことにまちがいがあるのではない。そうではなくて、マニキュアと革命理論を同居させている自分の矛盾をごまかしなく見つめるところから出発すべきなのに、その矛盾に目を閉ざしていることが問題なのだ。

一人の人間の中には、互いに矛盾し合う本音が常に同居しているのであってそのふたつが合わさったところが〈ここにいる女〉という存在なのだ。（中略）リブは常にふたつの本音から出発する。その間のとり乱しから出発する。〈ここにいる女〉の、ふたつの本音の間でとり乱すその「現在」の中にこそ、生き難さの歴史の中で、さまざまに屈折してこざるをえなかった、生ま身の女の、その確かな温もりが胎まれている。とり乱す、そのみっともないさまこそ、〈ここにいる女〉のまぎれもないその生の証しに他ならない。(56)

リブは、他ならぬ自分自身が抱えるふたつの本音と、その間のとり乱しから出発する。というのも、とり乱しとは、「存在そのものが語る本音」だからである。(57)だから、自分のとり乱しと出会うときに、人はもっとも深く自分自身と出会うことになる。そして、自分自身のとり乱しを通じて、「社会を知り、人間を知り、己れを知っていく」ことが必要なのである。(58)

田中が「とり乱し」を重要視する理由はふたつある。ひとつは、自分自身のとり乱しに直面するとき、人は自分自身の本音をもっとも深い地点で知ることができるからである。もうひとつは、自分自身のとり乱しを通路として、人は他人と本音でつながってゆくことができるからである。

田中は、「とり乱し」を通路として人と人がつながってゆくことを、「出会い」と呼んでいる。「出会い」とは、いったい、どのようなつながりかたなのだろうか。

まずそれは、理屈やたてまえで人々が接触してゆくようなつながりかたではない。そうではなくて、それは「愚かさ、弱さ、みっともなさという負の人間性でつながっていく」ようなつながりかたである[59]。理屈やたてまえとは矛盾するみっともないものを自分が抱えているということを、お互いに隠蔽しないようなつながりかたである。それを隠蔽しないときはじめて、人は本音でつながることができる。

つぎにそれは、言葉と言葉のつながりではなく、存在と存在のつながりだということである。田中は、人間がかかえている「本音」を、ことばで表現することはできないと考えている。さきほどあげたあぐらの例でもそうだったが、あぐらのままでいいという自分と、女らしく見られたいという自分の、矛盾するふたつの自分のあいだで実際にとり乱してしまう、その「とり乱し」という行為をもってしか、本音は表現されないのだ。「本音とは××である」という命題形式では、本音は語ることができない。本音は、矛盾する自己に直面して実際にとり乱すという行為のただ中にのみあらわれる。

ある人が、矛盾する二つの自己のあいだでとり乱しているとする。その人の本音は、とり乱しているその人の存在そのものを通して、現われてくる。まさにこのような瞬間こそ、私がその人と本音でかかわることのできるチャンスである。どうすればいいかというと、その人のとり乱しを受けて、私自身もまたとり乱すことによって、その人と私は「本音」でつながってゆくことができるのだ[60]。「他《ひ》人《と》サマと本音でかかわりあいたかったら、「とり乱し」と「とり乱し」で出会っていくしかない」。

田中は次のように言っている。

コミュニケートとはことばではなく、存在と存在が、その生きざまを出会わせる中で、魂を触れ合わしていくことなのだから！(61)

田中にとって出会いとは、ことばの接触の次元で成立することではなく、とり乱している人間存在のあいだでの、魂の触れ合いの次元で成立することなのである。出会いとは、とり乱す者同士の、存在を賭けた魂の触れ合いのことである。

田中が仮想敵にしているのは、自分自身を傍観者の位置に置いたまま、「リブってなんですか」と聞いてくる男の姿勢である。そんなふうに聞いてくる男は、聞いている主体としての己れの存在を不問に付したまま、柵の外からことばで何かを引き出そうとしている。そういう男に、ことばを通じてリブを分かってもらうことはできないという諦観が田中にはある。「わかってもらおうと思うは乞食の心」(62)。自分の存在に目をつむり、傍観者の位置に居直っている男が、「リブってなんですか」とことばで聞いてきたって、彼にことばで答えを返すことはできない。

彼にリブが分かるためには、まず彼が背負っている男の歴史性を直視し、彼の内部にある矛盾する自己を凝視し、そうしてそういう自分の姿にとり乱し、そのおろおろした本音の存在をもって女たちへと出会いに来なければならないのだ。そのときはじめて、存在と存在が、魂を触れ合わせることができる。そこにはじめて「出会い」が成立する。そして、リブとは何かが、男に伝わってゆく。私は田中の思想を、こういうふうに捉えたい。

田中が「出会い」を強調するもう一つの理由は、この社会が人々を出会わせない社会だからだ。この階級社会は「誰にも出会えない体制」である。[63] 男は社会の大義のために奉仕して生き、女は妻と娼婦に分断され、男に価値基準を奪われたまま生きなければならない。男は女を支配しているように見えながら、実際は自分の生をすり減らして生きるしかない。そういった社会の中で生きることは、女にとっても、男にとっても、「痛い」ことのはずだ。「この社会に存在すること自体がすでに「痛み」ではないか」。[64] しかし、男や一部のエリート女はそれを「痛み」だとは感じない。それは、この社会が、男や一部のエリート女たちに、自分は光の中にいるのだと思い込ませて、痛みを痛いと感じないように呪文をかけ続けているからだ。

田中は次のようにも言う。この世で生きてゆく以上、あちこちでとり乱すのは当たり前のこと。しかし、実際には、われわれはなるべくとり乱さないように振舞う。それは、われわれがとり乱さない自己というものを、この社会の中で作り上げてきたからだ。さらに言えば、この社会には、われわれを「とり乱させない抑圧」が満ち満ちている。「とり乱させない抑圧」とは、痛みを痛いと感じさせない抑圧のことである。[65] それは「もっとも巧妙で質が悪い。その抑圧はヒトとヒトとの間から出会いを取り上げる」。[66] この社会は、われわれから、とり乱しを奪い、出会いを奪っているのである。

この高度管理社会では、自分の中の闇を見ず、みずからの生の痛みを感じない方が、楽に適応して生きてゆける。そうすれば、本音を露出したり、とり乱したりせずにやっていける。しかし、そういう「己れを騙し、他人を欺く」[67]生は、本当の生ではないはずだ。そういう欺瞞の上に多くの人が生を重ねているところから、女の、そして男の生き難さが生まれてきているのではないのか。そこを打ち破るためには、とり乱しをもって存在を触れ合わせ、他人と出会ってゆく営みを積み重ねるしかない。これが田中の思考の筋である。

田中の出会いの思想を、別の道筋からもう一度追跡してみよう。

男が、「リブってなんですか」と聞いてきたときに、田中は、それに分かりやすく話してあげる余裕などないと言う。なぜなら、男がそういうふうに聞いてきたときに、自分の中に、男に分かってもらいたいという気持ちがわいてくる。その気持ちの背後には、「男に評価されることが、一番の誇りになってしまっている女のその歴史性」がある。しかし、リブとは、男に評価されることを誇ること自体をやめようという運動だったはずである。田中は自分の中に、矛盾するふたつの自分を発見する。そして田中は、とり乱し、顔をそむけ、絶句する。そういうとり乱しでしか、男の質問に対応できないことこそ、田中美津の現在であり、本音である。[68]

> いま痛い人間は、そもそも人にわかりやすく話してあげる余裕などもち合わせてはいないのだ。しかしそのとり乱しこそ、あたしたちのことばであり、あたしたちの生命そのものなのだ。それは、わかる人にはわかっていく。そうとしかいいようのないことばとしてある。[69]

ことばとは、共有していない体験を共有してゆくためのツールである。しかし田中は、自分自身の歴史性を見ない男と、ことばでつながってゆくことを拒否する。田中のまなざしは、男にではなく、まず自分自身の内面の闇へと向かってゆく。

自分をよそにおいて、つまりあくまで奴隷頭としての己れを維持したまま、「リブってなんですか」と聞いてくる男に、「わかってもらおうと思うは乞食の心」とつぶやいて、己れの闇は己れの闇、その中をひた走る中で、姉妹たちよ、あたしたちはまず己れ自身と出会っていかねばならない。(70)

まず自分自身の本音を知り、生ま身の自分を発見し、矛盾するふたつの自分の間で取り乱し、そうやって〈ここにいる女〉と出会っていかねばならない。自己との出会い、それがリブの最初のステップである。

自己と出会った女は、次に、他の女たちへとつながってゆこうとする。「〈女から女たちへ〉の出会いにあたしは固執する」(71)。なぜかというと、いままで女は、男に向かって存在証明するように作り上げられてきた。そしてそれを内面化してしまっている。男に向かって媚びを売り、男に気に入られるために多くの女を敵とみなしてその「寝首を掻く」ことを繰り返してきた。そういう歴史性を女は深く背負っている。リブをはじめた田中の内部にさえ、男に気に入られたいと思ってしまう自分がいる。だから、男に向かって「出会い」を追求しようとしても、自分の中に深く巣くっているこの「媚びを売る」「寝首を掻く」女の歴史性がかならず首をもたげてきて、女を絶句させ、目標を失うだけである。

男との出会いを追求する中で、女との出会いを追求するのではダメなのだ。（中略）男とのかかわりの中で媚びない己れ、寝首を掻かない己れを追求しようとしても、空転以外の結果はでてこない。(72)

だとすれば、残された「出会い」の道は、男を経由しない、〈女から女たちへ〉の出会いの道しかないことになる。

女から女たちへの出会いとは、いわば「非抑圧者同士」の出会いでもある。非抑圧者同士が出会ってゆくことによって、非抑圧者同士を敵対させることによって成り立つ社会を打倒する可能性がでてくる。そしてそういう出会いの道筋は、今度は「沖縄人」「被爆者」「在日朝鮮人」「娼婦」「非差別部落民」たちと出会ってゆく道へと通じてゆくはずである。(73)

しかし、このように女から女たちへの出会いだけによって、この社会での女と男の関係性が変わってゆくとは、田中は考えていない。〈女から女たちへ〉の道が、〈男から男たちへ〉の道にならないかぎり、女と男の関係性は変容しないと田中は言う。女たちの運動が、男たちの運動を誘発して、両側から社会を変えてゆくことが必要だと言うのだ。

ただ、田中のこの点に関する見通しは、それほど明るくはない。

しかし、男が〈男から男たちへ〉と己れを求めていく日など来るのだろうか。面子を傷つけられた「痛み」以外の「痛み」をもちえる日が、あるのだろうか。(74)

田中のリブは、自己との出会いから出発し、女から女たちへとつながってゆき、そして最終的には男から男たちへの出会いを誘発することを目標とする。リブは、それを真正面から受けとめて自分自身を振り返る男たちが現われない限り、次のステップには進めないのである。この問題は、田中の思想を分析しているこの私自身へと突き刺さってくる問題なのである。田中は言う。「わかってもらおうと思うは乞食の心」だが、「リブってなんですか」と聞いたりして、聞く主体としての己れを問うことなく「わからせてもらいたいと思うも乞食の心」であると。(75)

男である私は、文献に向かって「わからせてもらいたい」と要求することはできない。できるのは、文献から発する「もう一つの声」に必死になって耳を澄まし、その訴えかけを自分の血肉・歴史性と交じり合わせることだけである。田中の言う抑圧者の歴史性を背負ったこの私が、けっして実感レベルでは把握できないところの女の声を精一杯聴くという営みからしか、男がフェミニズムに向かうということは出発できないのだ。女と男のあいだにある絶望的な深淵の前で立ちすくみながら、そして女がどこで「痛み」どこで「傷つくのか」について宿命的に鈍感であらざるを得ないという別種の痛みを背負いながら、そして具体的に身の回りの女たちに痛みを負わせ、傷つけながら、しかし彼女たちの声を全身で聴き取ろうとする道しか、男たちには残されていないのだ。

男たちは、田中が感じたのとは別種の絶望に陥っている。それは、田中の比喩を使えば、「光の中からは闇が見えない」という絶望だ。田中がいうように、たとえそれが虚構の光であったとしても、やはり光のなかからは闇は見えない。闇の中でなにがうごめき、痛んでいるのか、それが見えない。想像力をこらせば、すこしは闇に潜む人の輪郭ぐらいは感じとれるようになるけれど、それでもその人が感じている世界を実感レベルで捉えることはできない。闇の中にいる人は、光を浴びている人を一方的に見ることができる。光の中にいる人は、闇の中のどの方角から試すような視線が注がれているのか、知ることができない。女が宿命的に「闇の側に置かれている」という絶望とくらべればぜいたくな悩みだという批判があるかもしれないが、そもそも絶望に高低の差はあるのか。

田中は、心の内部の「闇」というものをたいへん重く見る思想家である。

あるがままの自分を見つめ、その本音の姿を見出したとき、その底には、けっして他人には窺い知ることのできない自分だけの闇が横たわっている。そして、人は他人の闇の重さというものを、けっして共有することはできない。他人の闇はわからない。これは、もちろん女と男の間でも言えることであるが、田中はもっときびしく、他人の闇は同性の間でも共有できないと考えている。では、人と人が、お互いの闇を共有できないのならば、われわれはいったいどうやって他人と深いところで出会い、つながってゆけるのか。われわれの本音の底でうごめいている闇が他人にわからないのならば、いったいどうして「出会い」が可能なのか。

この問いに対する田中の答えは、きわめて的確である。

田中は言う。闇の重さは共有できないが、共有できないということそれ自体を共有することはできる。そうやって、われわれはつながってゆける。

田中自身の表現を見てみよう。

> 己れの闇は己れの闇。共有しえない闇の重さの、共有しえないということを共有していくしかないものであれば、他人サマをうらやんでも、また、哀れみを強調してもせんないことではなかろうか。(76)

> しかし、出会っていくということは、なぐさめるのでも、抱きかかえるのでもなく、互いに共有しえない闇の、その共有しえないということの重さを共有していくことなのだ。(77)

私はあなたの闇の深さはわからないし、あなたもまた私の闇の深さはわからないであろう。しかしながら、お互いの闇が分断を余儀なくされているということは、わかり合えるはずだ。その分断されている私とあなたが、その分断の事実から苦しみを受け、絶望に苛まれるということがあったとして、その苦しみや絶望を私たちは共有することができるのではないか。このぎりぎりのポイントを共有することで、私たちは出会い、つながってゆけるのではないか。田中は言っていないが、闇があるからこそ、われわれは出会いを望み、そしてある場合には出会えるのではないだろうか。

しかし、やはり、共有できない闇の存在は重いはずだ。

とり乱しから出会いへと模索を続けてゆく田中のリブの最後に立ちはだかるのが、この「闇」の重さである。これは、われわれを存在論的に分断する、存在論的闇である。〈女から女たちへ〉と謳い上げた田中が、しかしけっして〈女から男たちへ〉と言えなかった理由のひとつは、この位置にあると思う。

田中は、マリアと道化の寓話を紹介している。

ある日道化は、マリアの銅像の前に来て、あたりに人影がないので、なんとなく像の前で道化をひとりで演じてしまう。お祈りをしに来たはずなのに、なぜそんなことをやり始めたのかわからない。やり終わってからどっと哀しみが押し寄せて、彼はマリアを仰ぎ見た。マリアの目から涙がこぼれ落ちた。そして彼が見上げているのを知って、その顔は微笑へと変わっていった。

田中は言う。

女と男というのは、道化とマリアを交互に演じるしかないのではあるまいか。読み終わってまず思ったのはそのことであった。いや女と女とだってそうなのだ。関係性を胎むといったところで、うたたねの肩に毛布一枚かけてやり、病気の枕元にミカンのひと袋も置いてあげる位のことしか、他人《ひと》サマにやってあげられないあたしたちではないか。(78)

道化はどこまで行っても道化、マリアはどこまで行ってもマリア。決してその存在が交わるわけではない。そういう深い絶望・諦念をもったものが希求する出会いとは、いったい何か。田中はそれを「祈り」の次元で考えようとしている。

マリアと道化の出会いは、祈りの中にしかなかった。あきらめようとしても、あきらめられるハズのない、出会いへの、その祈りの中にしかないのだった。(79)

田中は次のようにも言う。

一人で生れ、一人で死んでゆく個体としての人間であれば、それはどこまでいっても交わらない二本の線。(中略)関係性の中に、あたしたちの可能性があるというのも真理なら、他人サマに関われる範囲なんて極くわずかであるというのもまた真理。あんたが居ても居なくても、あたしの生き難さに変わりなし、しかしそれでもあんたに居て欲しいという、その想いを毛布一枚、ミカン一袋に託す時、それはもはや「祈り」だ。[80]

田中の「とり乱し―出会い」論は、本筋においては、とり乱しを通路としたつながりあいの運動や生き方を目指すものである。しかし、その運動によって、個人の内部の闇の次元まで共有できるとは考えていない。「闇」が主題として立ち現われるとき、それに答えることのできる装置は、もはや「祈り」しか残されていない。田中のリブの生命論がはらんでいる宗教性がもしあるとすれば、それはこの地点に芽生えるのだろう。

6　男のものの見方

さて、田中美津の生命思想を、主著『いのちの女たちへ』にそって検討してきた。田中の問題提起を、われわれがどのように受け継いでゆくべきかについて述べたいことはいろいろあるが、ここではもっとも大事だと思われる点を、簡単に書いておきたい。

田中は、男のものの見方や考え方は、「整理のための引き出しをあれこれたくさんもっていて、必要に応じてそのいくつかをあけてみる」というものであると言う。[81]しかし、「男のもつ、機能性に富んだたくさんの引き出しとは、物ごとを本音で、つまり痛みとのかかわりにおいてまさぐれない」ような、「たてまえばかりを詰め込んだ引き出し」にすぎない。さらに悪いことには、その整理された引き出しは、女を整理係にすることによって形作られてきたのである。いわば、「引き出しからハミ出してしまうみっともない部分は、一切合財女に押しつけ」ることで整理された引き出しなのだ。(82)

しかし本音で語るためには、「ひとつのものごとを取り出すのに、引き出し全部をひっくり返」すような、とり乱したやり方でないとだめだ。(83)本音はつねにとり乱しによって開かれるのであり、男の整理された引き出しはけっして本音には迫れない。整理された引き出しでは、出会いに至ることはできない。田中はこういう意味のことを書いている。

じゃあ、こうやって田中の発する声を耳を澄まして聴き、一般的には分かりづらいと言われる田中の生命思想を解きほぐして、ちょうど引き出しに整理するように分析して位置付けている私とは、いったい何者なのか。

「とり乱し」の重要性を切々と訴える本を、取り乱すことなく冷静に分析して整理するというこの行為はいったい何なのか。田中美津の思想のその骨格だけを取り出して、見通しのいい地図を作り、これが田中美津の生命思想ですと言って論文を書こうとするのは、田中美津とその「とり乱し―出会い」思想に対する裏切り行為ではないのだろうか。

女たちが痛みと呻きの中で蓄積してきたいのちの叫びを、外からさっとやってきてその一番おいしいところだけをかっさらって、自分の学問的業績の一部に都合よく利用しようという、男たちがいままで繰り返してきた詐欺行為と同じではないか。そういう整理をすることで、男の生き方が変わるわけでもなく、もちろん女の生き難さが改善されるわけでもなく、ただ男の学者の地位が上がり、女の叫びがそのために体よく利用されただけに終わるのではないか。男からのこういう接近に一瞬でも希望の光を見て、そのあげくに深い傷を負った女たちは、もう二度とこのような接触には乗るまいと思うだろう。

私は、それと同じことを、フェミニズム研究という名のもとに、ここでもう一度繰り返そうとしているだけなのではないだろうか。

この想いが私の脳裏から抜けることはない。私はこのような問いかけに対して、何も反論することができない。反論の余地はない。これは、男である私の心の奥深くにまで突き刺さった棘である。その棘は、フェミニズム研究を行なっているあいだじゅう、私の生ま身に刺さり続けてくる。私は痛い。この社会の中ではジェンダーの側面における痛みをほとんどもたないこの私であるが、女から発せられるフェミニズムの声を全身で聴こうとするとき、私ははじめて自分の存在の痛みを感じてしまう。

田中は、リブはみずからの痛みから出発すると言った。そして痛みに基づかない男のスタンスはけっして本音には届かないと言った。

でも、フェミニズム研究に立ち向かっているとき、私は痛い。その痛みは、いままで男たちが女のいのちの叫びに対して行なってきたすべての行為の堆積の歴史が、私に課してくる痛みなのだ。私の感じているこの痛みは、女が実感している痛みとは別物であると思う。「ジェンダー」に関する女と男の痛みのあり方は、対称的ではない。しかし、私が女からの叫びを聴こうとするときに感じるこの痛みこそ、男の私が「ジェンダー」の位相で体験することのできる唯一の、そして真実の痛みなのだ。

だから、フェミニズムに向かうときの、この「痛み」にどこまでも忠実であろうとすることではじめて、私は田中美津のリブと（痛みの内容をではなく）痛みの存在を共有でき、それと出会えるのだと思いたい。

この点をさらに考えてみたい。

男である私が、女とのあいだで感じるかもしれない痛みには、少なくとも三種類ある。

ひとつは、この社会の中で「男」として生きることそれ自体が私にもたらす痛みである。しかし、この種の痛みを私は強く感じることはない。女の場合、女としてこの社会の中で生きること自体が、痛みであると言われる。特に田中美津の場合はそうであった。この意味での強い痛みを私は感じていない。この意味では、この種の痛みは女性に特異的に発現する傾向性があると言えるかもしれない。

第二は、女がこの社会の中で生きることで痛みを感じているというその事実を知ったときに、男である私が感じる痛みである。女が、女として生きることの痛みを、男にも分かるように表現するときに、男としての私はその事態に対して強い痛みを覚えることがある。これは、男として女を加害してきたことを自覚したときの、加害者意識とつながっている。すなわち、いま生きているこの私が、身の回りにいる親しい女たちに、女としての生き難さを暴力的に強制しているという事実を、何かのきっかけで私が知らされたときに、私が感じる痛みというものがある。

第三は、いくら女の叫び声を耳を澄まして聞き、女の痛みを我が身で分かりたいと思っても、けっしてそれができないという事実が私に与える痛みである。女の痛みを分かろう、分かろうと思っても、男である以上けっしてそれができないという冷酷な事実が私にもたらす痛みである。フェミニズムの叫び声を聞いて、その実感を共有しようと近付いても、その声を上げる女たちからは永遠の距離をもって切り離されているという絶望的な事実が、私にもたらす痛みである。これはまさに、私が「男であり、男として人格形成してきた」がゆえに、私が宿命的に抱え込まなくてはならない痛みである。これは、この社会で私が男として存在していることそれ自体が、私にもたらす痛みである。この痛みの場合、第一次的な当事者は男である私であり、女はせいぜい私の痛みに同情することしかできない。

男性研究者の場合、たとえば「とり乱し」を説く田中の思想に近付くために、とり乱すことなく整然とそれを整理するという「男の歴史性」を背負った形の接近方法を取らざるを得ないという、裏切り感覚に近い痛みを背負ってしまう。とり乱しについて、整然と他人事のように語っているときに、私が感じる痛み、これもまたこの第三の痛みであろう。

ヘテロセクシャルの男である私が、ジェンダーの位相において、第一次的かつ主体的に感じる痛みは、第二と第三の痛みだけである。つまり、田中美津的に言えば、私はこの痛みにとことんつきあうことによってはじめて、「痛みから出発する」ことができるのである。そして、みずからの主体性をその地点に置いて、フェミニズムからの声と向かい合うとき、男である私とフェミニズムのあいだに出会いの可能性が開けてくるのではないだろうか。そして、このスタンスこそ、女たちの苦闘からうわずみのおいしいところだけをかすめとってゆくような関わり方ではない、男性研究者のフェミニズムへの真摯な関わり方を開くのではないだろうか。

男のこのスタンスは、しかしながら、険しい道である。なぜなら、いままで男からいろんなかたちで騙されてきたという自意識のある女たちからは、容易に信頼を得られないからである。まず、女からは不信の目で見られる。女に媚びを売っているんじゃないかと疑われる。こんどはなにをたくらんでいるのかと、腹を探られる。なにバカなこといってんだよと冷笑される。女の痛みは、あんたが感じると主張している痛みなんかとは比べものにならないんだよと断言される。そして最後にはきわめつけ、「男に女の何が分かると言うのさ」。そして黙殺。

男には女のことが分からないという事実が私に痛みをもたらすと言っているのに、それに対して「男に女の何が分かると言うのさ」と捨て台詞を吐かれるという事実の中に、女と男のあいだに積み重ねられてきた屈折した加害―被害の歴史性を見ることができる。しかし、たぶん私にできることは、女たちとしぶとく対話を続け、誤解があるとすればそれを修正してゆき、お互いに分かるところは分かる、分からないところは分からないという限界線を、はっきりと画定してゆくことだと思う。そしてそのうえで、お互いの主体性とその変容の可能性をさらけだしたままで、個人対個人の土俵の上で正面からやりとりを継続してゆくことだと思う。

とり乱しに関して言えば、とり乱しとはなにも女だけの特権ではない。男もまた自分の姿を直視するときに、はっきりととり乱してしまうのである。たとえば私は女が上げる声を耳を澄まして聴こうとする。フェミニズムの主張を理解し、それに正面から出会ってゆこうと考える。女のことは分からないという事実を踏まえながらも、それにもかかわらず女たちと出会ってゆきたいと思っている。しかしながら、私が背負っている男の歴史性を直視することを女たちから迫られ、この社会の中で男がいまだに堅持している権力性を教えられ、そうしていまここで生きている私の主体性を突き詰められ、「さあ、あんたはいまここでどうするの」と迫られたときに、私はおろおろととり乱さざるを得ない。なぜなら、私の中には、女たちの声を聴きそれと出会ってゆきたい自分があると同時に、いままでどおり身近な女たちに苦しみとつらさを押しつけて、男の権力性の上にあぐらをかいたまま、自分の快適さと欲望追求にいそしみたい自分とが同居しているからである。女たちに迫られたときに、私はこの二つの矛盾する自分のあいだでとり乱さざるを得ない。いままでもそうだったし、いまもなおそうである。

しかし、私は「男の権力性を解体するためにきみたちと一緒に戦おう」なんて嘘はぜったいに言わないし、「これからは安全な学者の仕事にいそしみます」と逃げることもぜったいにしない。私が取りえる道はたったひとつ。この現在のとり乱しのただ中で、そういう自分とどこまでもしつこくつきあい、ゆっくりと時間をかけて、今後のみずからの生の過程で自分なりの決着をつけてゆくこと。それしかない。こういう決意を私がいまいのちをかけて書けるということこそ、男である私が田中美津のリブとどこかで一瞬出会うことができた証だと、私は考えたいのだ。

7　田中美津との出会い

実は、ここまで（第1節から第6節まで）の文章は、いまから六年前の一九九五年に執筆され、同年に刊行されたものである（原題「現代女性運動の生命論」）。不必要な部分や稚拙な表現をカットしただけで、本章に採録した。

私が本書を書こうと思い立ったひとつの理由は、この原論文を広い読者のもとに届けようと考えたからである。原論文は、一研究所の紀要に掲載されただけであり、ほとんど人目に触れていない。田中美津の思想について本格的に論じた最初の論文であり、ある雑誌にはこの論文を題材とした座談会が著者の知らぬ間に掲載されたりしたが、それ以上に議論の輪が広がることはなかった。(84)

しかしながら、本を書き始めてからいままで数年間、この論文に手を入れることがまったくできなかったのだ。それは、なぜかというと、前節の末尾に私が書いた文章、「この現在のとり乱しのただ中で、そういう自分とどこまでもしつこくつきあい、ゆっくりと時間をかけて、今後のみずからの生の過程で自分なりの決着をつけてゆくこと。それしかない。こういう決意を私がいまいのちをかけて書けるということこそ、男である私が田中美津のリブとどこかで一瞬出会うことができた証だと、私は考えたいのだ」という文章に、私自身が追い詰められていたからである。「いのちをかけた決着」を、私がみずからに嘘偽りなく成し遂げることができるまで、私はこの論文に手を入れて本の一部として発表することはありえなかった。もし、そのような決着をなさずに、この論文を再発表したなら、それは、田中美津が批判するところの、引き出しを見事に整理してみせるだけの男のやり口と、まったく変わらないと思ったからである。

一九九五年にこの論文を執筆した直後に、私は、オウム真理教についての著書『宗教なき時代を生きるために』を書いた。私の決着への長い道のりは、そのあたりから始まっていたのだろうと、いまから振り返ってみて思う。その本で私は、自分のなかに潜むところの権力衝動を暴き出した。本の出版後、女からの声を耳を澄まして聴こうと言っていた私が、自分自身にいちばん近いところにいた女からの声をまったく聴かずに意図的に黙殺し、権威主義者として開き直っていたことを、実生活でついに認めざるを得なくなった。ほんとうは、そこにこそ問題があったのに、「そんなところには問題の本質はないのだ」と自分自身に思い込ませようとしてきたのだった。

決着への歩みを私が実人生で本気で踏み出すまでの、長いとり乱しの期間。その時間を虎視眈々と狙っていたのが、この論文であったことは間違いない。このような言い方でしか、ここには書けないが、私は実人生において、とり乱し、内面をえぐり取り、内面をえぐり取られ、アイデンティティが崩壊し、そして人生の転換点を渡った。私は、負債多き生、大切な人に傷ばかりを負わせ続けた取り返しのつかぬ自分の生を裁きつつ、しかしながらいま、とり乱しの中で自己肯定して歩むことができる。田中美津のリブから発せられた声は、私を蘇生させたのである。

田中美津に出会うとは、田中美津の書いたものを読んでいる自分自身に出会うことである。「田中美津を読んで感動しているこの私とはいったい何者か？」と、みずからに向かって問いかけ、自分の生はこのままで良いのかと自問してみることである。出会うとは、みずからを真の意味で振り返り、とり乱しを回避せずにみずからを変容させてゆくことなのだ。それが、田中美津から発せられるメッセージであり、私のこの文章から発せられているはずのメッセージである。

私の前節までの記述は、自分を守ったままでのきわめて中途半端なとり乱しであり、きつく言えば偽善にほかならないと思う。再読していて自己嫌悪でいっぱいになる。いまならこういうふうには書かない。だが、六年前はそれが私のリアリティだった。それを隠蔽するつもりはない。とくに、男が女とのあいだで感じるかもしれない三種類の痛みの第一番目、「この社会の中で「男」として生きることそれ自体が私にもたらす痛み」について、「この種の痛みを私は強く感じることはない」と断定しているが、その後のセクシュアリティをめぐる苦悩を経て、これがまったくの誤りであったことに気づいた。原論文を書いたときには、性的存在としての自己について、全然掘り下げられていなかった。「性」とは、単なる「性交」のことではなく、対人関係のなかで自分自身をどのような位置に置きながら相手と交わろうと欲望するのかということだ。そのことが自分自身のケースにおいて明らかになったとき、自分が「権力」と「暴力」にかかわりながらしか相手を欲望できないこと、そしてそれが相手だけではなく、自分自身をも深く傷つけていたことを、私ははじめて明瞭に知ったのだった。セクシュアリティの苦悩から目を背けるために、あるいはその痛みをさらに大きな刹那的な快楽で埋め合わせるために、私が女との関係において権力の側にしがみつき、女を甘言とおどしのシステムによって束縛し、共犯的支配構造を形成して甘い蜜を吸っていたのである。男による女性支配の根本構造のひとつが、ここにある。それに心底から気づかされたとき、最後まで手放したくなくてこの手に握りしめていた私の心の既得権益が崩壊した。それが私の転換点だった。前節の「この社会のなかではジェンダーの側面における痛みをほとんどもたないこの私である」という自分の文章を、いまでは恥ずかしさと嫌悪をもってしか読むことができない。ほんとうは、あんなに、ジェンダーとセクシュアリティの痛みに呻き、それゆえに権力の側に回っていた私が、なぜ、そのような「嘘」を書けたのか。田中美津のリブから大いなるものを受け取ろうとしていた私と、自分自身から目をそらしてとり乱しを回避しようとしていた私の、両方の姿がそこにはある。これについては、第五章でさらに考えることにする。

この六年間の自己変容のプロセスを経て、私はいま本書を世に送り出す。前節までの中途半端な私の姿も、まぎれもない私の生命学のプロセスの一部であり、それを経てこそ現在の私があるわけだから、そのまま読者の前にさらすことにした。私は田中美津を解釈したのではない。私は田中美津を受け止め、田中美津と出会えたのである。

8　田中美津の生命思想

田中美津は、生命倫理に対して重要な問いかけを行なっている。

まず第一に、脳死や中絶などの生命倫理の問いについて倫理学的検討を加えるその前に、検討を加えようとしている「この私」とはいったい何者なのかについて掘り下げることの重要性である。私は、なぜ、それらの問いを考えようとしているのか。それらを考えることに、どういう必然性があるのか。それらの問いは、私のいままでの人生にどのように関わっているのか、そしてこれからの私の人生にどのように関わっていくのか。あるいは、私はそれらの問いに自分を集中させることによって、本当ならば問わなくてはならない真の問いから逃げているのではないか。これらの問いを考えようとしている私は、いま自己肯定して生きているか。もし生きていないのならば、それはなぜなのか。これらの問いが気になった私の、こころの底に存在しているものは、何なのか。これらの問いを考えることで、私は何を得るのか。それはどのような意味で、私の人生を豊かにしていくのか。

脳死や中絶などについて考えていくときに、これらのことを絶えずみずからに問いかけていくことの重要性を、田中は示唆する。中絶の倫理性という「即自的な問い」への「一般的な解」を導こうとする知の営みを行ないながらも、それによって隠蔽されがちな、「その問いに向かっている「この私」はいったい何者なのか」という問題に絶えず自覚的であり続けること。私はどのような歴史性と必然性と権力性を背景にして、その問いに向かおうとしているのかに、絶えず自覚的であり続けること。そして、その問いに決着を付けることが自分の人生にとって必然的であるのならば、「一般的な解」の模索よりも、自分の実人生における問いの明確化とそれへの決着のほうを優先させること。たとえ「一般的な解」には到達しなくても、自分の実人生において何かの決着を付けることができれば、その決着によって新たに変容した自分の存在は、いままでとは違った種類のさざ波を人間関係の網の目に送り届けはじめるに違いない。そして、どこかで他人が同じような問題に直面したときに、そのさざ波が知らぬ間に伝わって、その人間を間接的にサポートする可能性が生まれてくる。このような出来事もまた、生命倫理の問題に対するひとつの「解」のあり方であると私は思う。

脳死からの臓器移植を推進する意見も私は理解できるし、それに反対する意見も私は理解できる。中絶を女性の権利として主張する意見も私は理解できるし、それを胎児殺しだとして非難する意見も私は理解できる。これらの問題は、ほとんどの人が、相反する両方の意見を我がものとして理解できるからこそ、難問となっているのである。単純で一面的でもいいから、どちらの立場で一刀両断してすっきりしたい、という誘惑に最後まで抵抗すること。これらの難問に直面したときにわれわれを襲う「とり乱し」の状況に、まずは耐えること。そして、自分のなかのとり乱しの内部へと深く入り、なぜ私がこんなにもとり乱しているのかを、私自身の人生と経験を断層検査しながら解明していくこと。

その結果、私の内部に格納され眠っていた「様々な私」に、私は出会うことになるだろう。口先とはまったく逆のことを考え、欲しているような自分に、私は出会うことになるだろう。胎児の生命は大切だと口では言いながら、実際には、妊娠した親しい女性に「すぐに堕せ」と言ってしまうような自分を発見するだろう。胎児の生命は大切だという本音と、自分の楽な生活のためには堕胎を選ぶ本音のあいだのとり乱しのなかにこそ、私の生命は存在している。「～すべし」という規範的な指令によってではなく、「とり乱しておろおろとしている姿」を凝視することによってお互いに学び合っていくような知性のあり方こそが大切なのだ。

生命倫理に対する田中美津の第二の問いかけは、自分が行なってきたことや、いま行なっていることを「悪」だと認め、そのうえで、その「悪」を行なわざるを得ない私をどうしてゆけばいいのか、というふうに考えていく思考法である。これは、自分が将来選び取っていくであろう行為が「倫理的に間違ったものではない」ということを、いかに論理的に正当化すればよいかというふうに考えていく英語圏の生命倫理学の思考法とはまったく対照的なものである。

英語圏の生命倫理学では、「胎児は〈ひと〉なのかどうか」と問いかける。もし〈ひと〉であるのなら、中絶は殺人であり、自分の生命が危ないとき以外は中絶を行なってはならない。逆に、もし〈ひと〉でないのなら、中絶にはなんの倫理的問題もない。あるいは、「女性の権利」対「胎児の生存権」の相克として問いを立てる。もし、「胎児の生存権」が上回っているのなら、女性は中絶を行なってはならない。逆に、もし「女性の権利」が上回っているのなら、女性は中絶を行なってもよい。

生命倫理学は、このような「二分法」によって、中絶を考えようとしてきた。

しかし、田中は、このような「二分法」で考えることを拒絶する。田中は、この「二分法」のあいだを縫ってゆく。

中絶は子どもを殺すことであるから、女は「殺人者」「罪人者」だ、と田中は言う。そして田中は「切り刻まれる胎児を凝視する」わけだから、ここにあるのは、みずからの「罪人」性を見据える視線だ。田中は「悪」ということばを用いていないが、ここであえてこれを「悪」と呼んでみたい。そのことによって、田中の思想に新たな光が投げかけられると思うからだ。(85)

田中は中絶が悪であることを認めたうえで、女にその悪を選択する自由を与えよと言う。そのうえで、女に中絶という悪を行なわしめるこの社会に、疑問を投げかける。「どうして、女が悪を行なわなくてはならないように、この社会はなっているのか。この社会の構造それ自体が、間違っているのではないか」と。そして、女が中絶という悪を選択しなくてもいいような、「産める社会、産みたい社会を！」と訴えるのである。つまり、田中は、「堕胎は倫理的に見て正当化できる」というふうには思考を進めないし、かと言ってその逆に、「堕胎は倫理的に見て間違っているから堕胎は行なってはならない」というふうにも考えないのである。

ここには、新鮮な着想のきらめきがある。私はこれを「悪からの遡及法」と呼びたい。このように把握することによって、田中の思想を「生命倫理学」と比較しながら掘り下げることができる。

すなわち、まず現在の自分自身が「悪」であることを率直に認め、その事実を引き受けるところから思索をスタートさせる。そのうえで、自分が悪を行なわざるを得ないのはいったいなぜなのかを考えてゆく。その原因は私自身の内面にあるのかもしれない。私自身の過去の経験にあるのかもしれない。あるいは私を取り囲む人間関係が私をそうさせているのかもしれないし、社会の構造それ自体が私にそれを強制しているのかもしれない。そのように、私が悪を行なわざるを得ない原因を、ひとつひとつ調べてゆき、自己と社会の変革を試みる。

これは「必要悪」という概念とは、まったく異なるものである。「必要悪」とは、悪の行為にあからさまに開き直ることだ。そこにあるのは、あられもない現状肯定であり、自己を変容させなければならないという課題意識はない。「悪からの遡及法」は、私の背負ったこの悪をなんとか解消していきたいという、切実な動機に支えられている。「この悪は、必要ではないはずなのだ」という思いが根底にある。

またこれは、「中絶は悪」だと説教する倫理学とも異なる。説教をする者は、みずからはその悪を実践しないと公言する。みずからは、その「悪」から距離をとって安全地帯にいる。ところが、「悪からの遡及法」で考える者は、みずから自覚的に、とり乱しをもってその悪を実践するのである。「悪」だと分かっていながら実践する者、実践せざるを得ない者、実践を余儀なくされている者、実践することを予想される者たちが、ここでの主役なのである。

この考え方は、いささかしんどいスタンスを要求する。なぜなら、私は最初に、「私は悪である」ということを認めないといけないからである。英語圏の生命倫理学では、女性たちは「中絶が間違った行ないではない」ということを必死になって正当化しようと試みる。そのような土壌のもとで形成されてきた生命倫理学にとって、「私が悪である」という地点からスタートする「倫理学」というものは、語義矛盾にさえ聞こえるであろう。

もうひとつ、このスタンスがしんどいのは、最終的にわれわれが悪を行なわなくてもよくなるまでのあいだ、たとえば社会構造が変化して、望まない中絶が必要なくなるまでのあいだ、われわれはみずからの「悪」を背負い続けなければならないという点だ。「悪」をみずから自覚的に背負いつつ、その「悪」が消えてなくなる日を目指して闘い続けることが、どのくらいしんどいことか。「私の選択は間違っていない」と論理を駆使して正当化するほうが、よほど楽なことであろう。だが、この「悪からの遡及法」を取ることによって、われわれがしばしば陥りがちな、「自分たちだけは断罪を免れていたいという悪しき自己正当化の罠」から、たえず距離をとり続けることができるのも事実なのである。

「悪からの遡及法」を拡大すれば、人間はすべて「悪」を抱えた存在だということになる。「悪」の自覚、すなわちみずからへの否定の自覚を抱えたまま、それでもなおよりよい社会と人生を作り上げるにはどうすればいいのかと考えるわけである。たとえば「戦争」を例に取ろう。自己正当化の倫理学とは、ナチと戦った戦争を「よい戦争」あるいは「悪ではない戦争」として正当化する倫理学である。これに対して、「悪からの遡及法」で考えれば、戦争は殺人を強行する点において例外なく「悪」であり、すべての国家や民族は戦争の「悪」から免れはしないと考えるであろう。どちらの考え方が「正しい」のかを、私はここで語るつもりはない。指摘したいのは、英語圏の生命倫理学の主流を形成したのが、前者の倫理学ではなかったかということだ。これに対して、田中美津の思考法は、あきらかに後者の路線で発想されている。

このように私がとらえた時点で、すでに田中のオリジナルな思索と行動からは、ずれてしまったにちがいない。だが、田中と出会うことによって生き方を学んだ私は、田中と深いところでつながりながらも、彼女とはまた異なった方角へと向かわなければならないのだ。私は私の曲がりくねった道を進む。

われわれひとりひとりが、それぞれの「悪」を背負っている。われわれは、「悪」を背負ったまま、いかにして未来へと自己肯定して立ち上がることができるのだろうか。「悪」を背負っていることそれ自体は、人生の失敗なのではない。「悪」を背負いながら、どこに向かって自分の生を突破させるのかによって人生は決まる。みずからが背負っているものを「悪」と感受するということは、「悪ではないもの」に対する感受性が、われわれに備わっていることを意味する。「悪」については、最終章でさらに考えたい。

「悪ではないもの」の内容を記述して「そのように行動せよ！」と指令する倫理学ではなく、「悪」を背負った者同士が、みずからの存在を自己肯定しつつ、どのようにして「悪ではないもの」をめざして歩んでいけるのかを、とり乱しと出会いのプロセスのなかで学び合い、伝達し合ってゆく営み。「闇」を隔てたそのような伝達ひとつひとつが、「生命学」の実践なのであり、私は本書を通して、そのことを何度も繰り返し語り続けようと思うのだ。

第五章　「暴力としての中絶」と男たち

1　中絶と自己決定権

人工妊娠中絶の倫理問題は、（1）胎児を堕胎すること一般をどう考えるのかという問題と、（2）〈胎児の障害を理由にして〉堕胎することをどう考えるのかという問題に、分けて考える必要がある。後者は、前者に含まれる問題ではあるのだが、独立した検討が必要である。本章では前者について考える。後者の問題は、次章で詳しく見ていくことにしたい。

最初に、私の政治的な立場を述べておきたい。私は、人工妊娠中絶は基本的には女性の自己決定権に含まれるべきだと考えている。その意味において、「産む産まないは女が決める」という中絶と再生産の自由の主張に賛同する。と同時に、女性には、自分自身の身体を管理する自己責任が要請されるし、男性には、女性が望まぬ出産や中絶を余儀なくされることのないような性行動を行なう責任が課せられると思う。それらを広く視野に入れた法制度の再定義が必要である。とくに、刑法堕胎罪の撤廃と、女性の権利に基づいた生殖法の立法が必要である。

女性の権利について言えば、女性には、胎児の中絶に関する最終的な〈決定や選択〉をする権利があると私は考える。それは、胎児を中絶する権利とは別物である。胎児を〈殺す権利〉は誰にもない。われわれにあるのは、「胎児を殺すか」あるいは「胎児を生かすか」という選択肢が与えられたときに、主体的にいずれかを〈選ぶ権利〉のみである。(1)

以上のことを確認したうえで、中絶についてさらに考えていきたい。

ウーマン・リブによる優生保護法改悪反対運動を調査していて感じたことのひとつは、女性の権利の主張は数限りなく出てくるのだが、逆に、殺される側の胎児の立場についての言及があまりにも少ないことであった。もしそのまま育てていけば、新生児として誕生して成長してゆくであろう胎児を、人工的に吸引して、あるいは掻爬して、あるいは切断して身体死に至らしめるという行為を、どういうふうに評価し、考えるのかということを、七〇年代の女性たちはさほど積極的には語ってこなかった。そこをいわば避けたままで、「中絶は女性の自己決定権に属する」という主張を繰り返してきたように見えるのである。

しかしながら、この点を批判するのは不毛である。自分のお腹に宿った赤ちゃんを、みずからの意思で、あるいは誰かに強制されて殺すという選択をした女性たちに、「赤ちゃんへの思い」がないわけがない。むしろ、あふれかえるような思いで一杯になっているからこそ、それを残酷な論争の土俵に乗せることを拒んできたのであろう。八〇年代に入って、中絶を行なった女性たちの体験や思索の出版が目立つようになった。彼女たちはその痛みの上に立って、産む産まないを選択する権利を主張したのである。(2)

これに対して、中絶反対派は、中絶のときに胎児は痛みを感じているとか、残酷だとか、生命の尊重に反するなどの主張を行なってきた。中絶反対派に言わせれば、人間は受精の瞬間から生命を与えられている以上、中絶という行為は、生命ある胎児への許しがたい冒涜なのであり、殺人罪に当たるのである。生長の家やキリスト教からの発言、保守派の知識人たちの発言は、中絶を女性のわがままと断じ、胎児の生命の尊重を訴えるものであった。(3)このような経緯によって、「胎児の生命」について語るのは中絶反対の保守派であるという図式ができあがってしまったのである。

しかし私は、このような図式を取り払って考えてみたい。

中絶の選択は女性の自己決定権に含まれる行為であるとしても、そもそも中絶とは胎児に何をすることなのかを、はっきりさせておかなければならないはずだ。それを冷静に考えることから、始めてみよう。

2 可能性の殺人

中絶というテーマは、「生命倫理学」の基本中の基本とみなされており、それに関する議論も半端な数ではない。胎児はいつから人格になるのか、胎児がもっている権利とはどのような権利か、ある存在者が権利を持つためにはどのような条件をみたさなければならないか、胎児を自己防衛の論理で殺害するのは正当かどうか、痛みを感じない時期の胎児に対しては道徳的配慮をしなくてもいいのか、胎児には利害関心があると言えるのか、あるのなら誰がそれを代弁すべきなのか、胎児には魂が吹き込まれているのか、あるいはコップと同じ存在なのか、等々。代表的な議論は種々の論文集に収められているので、ぜひ参照していただきたい(4)。胎児の発育とその諸段階における特徴、およびパーソン論＝脳中心主義による中絶論については、本書第二章で述べた。

私は、中絶という行為の本質をさらに探るために、ここに二つの論点を提出したい。それは、（1）中絶は「可能性の殺人」であるという点、（2）中絶は「暴力」であるという点の二つである。これらを再考することによって、中絶についての生命学的な考え方を深めることができる。

まず、「可能性の殺人」について検討する。生命倫理学では「潜在性potentiality」の問題と呼ばれるものである。伝統的な倫理学で言えば、可能態と現実態の議論にまで遡るものであろう。

胎児は、そのまま子宮のなかで生育させて、出産し、子育てをすれば、成長して様々な生を享受するという「可能性」をもった存在者である。だとすれば、中絶というのは、成長して様々な生を享受する人間になるという「可能性」を消去すること、すなわち「可能性の殺人」だということになる。

これを、以下の二点から検討してみよう。

まず第一に、胎児は、ガラスのコップと同じような存在者ではない。たしかにパーソン論が主張するように、胎児は、自分があれをしたいとか、これをしたくないという利害関心を持たないかもしれないし、自己意識や理性をもたないかもしれない。しかしながら、胎児は、そのまま育っていけば、成長して様々な生を享受する可能性をもった存在者である。ガラスのコップはいくら大事に育てても、成長しない。この点が決定的に違う。同じように、胎児は、母親の内臓とも異なる。たしかに胎児も、母親の内臓も、母親の身体に付属して生き続けている生命体ではある。しかしながら、いくら内臓を育てても、それが成長して劇的に変化することはない。内臓はいつまでたっても内臓のままである。胎児はそうではない。

胎児は、成長し得る人間であるのだが、しかしながら、当然、大人とは同じではない。母体外生存の可能性が生じるまでの胎児は、母親の身体に依存してはじめて生き続けることができる。そのような、生身の人間の肉体への直接的な寄生生活を、大人は行なってはいない。母体外生存が可能な時期に入ったとしても、胎児はまだ自分ひとりの力では食べ物をとることすらできない。

だから、胎児というのは、「成長して様々な生を享受する可能性をもった存在者」である。

ということは、胎児を破壊する人工妊娠中絶というのは、将来、成長して様々な生を享受するかもしれない、その可能性を破壊することである。さらに言えば、将来、成長して様々な生を享受する〈存在〉になるという可能性を抹消することである。人工妊娠中絶というのは、まず、この意味での〈存在〉の可能性の抹消である。

第二に、母親は、つわりや、胎動や、内部感覚によって、胎児のことを感じることができる。子宮にいる段階から、母親と胎児とのコミュニケーションは始まっているのである。しかし、妊娠初期では、母親以外の人間と胎児のコミュニケーションは、まだ本格的には始まっていない。もちろん、たとえば妊娠を知った父親が母親のお腹に耳を当てて、胎児の音を聞こうとするときには、父親と胎児とのコミュニケーションがはじまっていると言ってよいかもしれないが、一般的には、まだ胎児と母親以外の人間とのコミュニケーションは開始されていない。(母親の妊娠を家族や知り合いが認知したときに、それらの人々と胎児との関係が、間接的にはじまったと言うことはできそうである。)

しかし、それらを認めたうえで言えば、胎児が様々な他者とゆたかなコミュニケーションをできるようになるのは、生まれてきて、幼児になり、小学生になり、社会生活を営むようになってからであろう。そしてその人間は、他の人間と遊び、傷つけあいながら成長してゆく。

つまり、胎児というのは、私とそのような生身のコミュニケーションを営むことのできる人間へと育つ可能性をもった存在者なのだ。私と、様々な関係性をもつようになる可能性をもった存在者なのだ。別のことばで言えば、私と深くかかわり合って、お互いの内面性を変容させあうようなエロス的関係をもつ、そのような可能性をもった存在者である。

だから、人工妊娠中絶というのは、そのような関係性の可能性を抹消することである。私と、ゆたかな関係性を営むことができるかもしれない、その可能性を抹消することである。人工妊娠中絶というのは、この意味での〈関係性〉の可能性の抹消である。

このような、〈存在〉の可能性の抹消と、〈関係性〉の可能性の抹消を同時に導くという意味において、私は中絶を「可能性の殺人」と呼びたいのである。(5)

私は、この二種類の可能性の抹消という点を重く受け止めたい。

生命倫理学の議論のなかには、「可能性の抹消」というのは、「現実の抹消」とは違うのだから、倫理的に問題はないとする意見がある。たとえば、胎児は〈ひと〉へと成長する可能性をもっているだけであり、たとえ胎児を抹消したとしても、それは〈ひと〉そのものを抹消したことを意味せず、したがって倫理的に許されるとする意見がある。しかし、それは「可能性」というものの尊さを、あまりにも軽視した考え方ではないか(第二章参照)。

私は、中絶に関与した人間、すなわち妊娠した女性、妊娠させた男性、代理執行した医師たちは、「責め」(＝倫理的有罪性)を負っていると思う。それは、「可能性の殺人」に関与したことに対する「責め」、言い換えれば、そのまま育っていけば様々な生を享受していたであろう存在を抹消してしまったことに対する「責め」である。これは、われわれが人として引き受けてゆくべき、何ものかである。

3　暴力としての中絶

第二の論点は、中絶は「暴力」であるということだ。生命倫理学では、中絶が「殺人」なのかどうかをめぐって議論が繰り広げられてきた。その議論は、往々にして平行線をたどる。私は、議論の方向を少しずらして、中絶が「暴力」であるということは、それが殺人であるかないかにかかわらず言えるはずだと主張したい。

まず、人工妊娠中絶は、胎児に対する暴力である。胎児に致死的な障害があったりして、ほっておけば死産になる場合を除いては、胎児は自分の力で成長し出産に向かって生き続けようとしている。そのような、自分の力で生き続けようとしている胎児を、その生の勢いに逆らって、一方的に破壊してしまう行為こそが、中絶なのである。そのまま育てていけば、赤ちゃんとなって生まれ出てくるであろう存在者を、強制的に破壊してしまうこと。それが中絶である。人工妊娠中絶とは、「存在し続けよう」「成長しよう」としている生命体である胎児の生存を、一方的かつ強制的に破壊し抹消するという暴力である。(6)

仮に中絶の選択が女性の権利であるとしても、それは、「存在し続けよう」「成長しよう」としている生命体である胎児の生存を、一方的かつ強制的に破壊し抹消するという暴力を行使する「権利」なのである。

中絶を選択する権利とは、「暴力行使権」なのである。

中絶は殺人であるという非難に対して、中絶擁護派の一部は、胎児はまだ〈ひと〉になっていないのだから、胎児の〈殺人〉ということは理論上あり得ないと反論してきた。しかしながら、胎児への一方的かつ強制的な〈暴力〉がそこで行使されていること自体は、認めざるを得ないであろう。

中絶は殺人ではないから、ガラスのコップを壊すのと同じことだ、という論理に対して、中絶暴力論は反論する。ガラスのコップは、「存在し続けよう」「成長しよう」としている生命体ではない。だから、その比喩は誤っている。中絶とは、ガラスのコップを壊すこととは、まったく違った意味での、暴力行使なのである。

ここで、細かい注釈をしておく。

まず、中絶が暴力行使であるとして、その主体は誰なのかという点である。中絶という具体的な行為を行なうのは、実は、産科医である。女性（あるいはカップル）が自分で流産させる場合を除いては、産科医が暴力行使主体である。しかし、産科医は、自分の決断でそれをするのではない。産科医は、依頼者からの依頼を受けて、中絶という行為をいわば代理執行するのである。では、その依頼は誰がするのか。それはケースによって異なるだろうが、妊娠している女性、あるいはそのカップル、あるいは親族など第三者をふくめたグループなどであろう。そのなかに、中絶を決断した決定者がひとり、あるいは複数いるはずである。それは女性かもしれないし、いやがる女性を無理に説得した男性かもしれない。

いずれにせよ、中絶の決断主体が存在して、その決断主体からの依頼を受けて産科医がその暴力行使を代理執行するという一連のプロセス全体が、中絶という暴力行使の実像なのである。

中絶は胎児に対する暴力であるが、そもそも「妊娠」という事態が、胎児による母親への暴力であるという見方がある。これは一九九六年に開催された第七回「フォーラム90」の分科会「現代という時代の身体感覚――生命と関係性」の討論の際に、会場の女性が述べた意見である。同様の感覚は、J・トムソンが設定した「バイオリニストのケース」にも見られるものである。(7) 胎児は、肉体的にも母親の健康を痛めつける側面があるし、独身で生をエンジョイしようと思っていた女性にとっては、その夢をつぶす暴力であるとも言えるだろう。たしかに、胎児から母親に一方的に行使される暴力というものは存在し得る。

それはそのとおりなのだが、しかし、中絶という場面に絞ってみれば、中絶という行為が「母親から胎児への一方的暴力」であって、「胎児から母親への一方的暴力」ではないということは明白である。

さて、中絶の暴力性について議論するときには、そこにジェンダーの側面を含めて考えなければならない。なぜなら、中絶の暴力性があらわになる場面とその様相が、女性の場合と男性の場合とでまったく異なってくるからである。

では、中絶を受ける当の女性にとって、それはどのような暴力なのだろうか。

まずそれは、すき好んでするのではない暴力である。中絶を好きでする女性がいるだろうか。「悲しいけれど必要なこと」という言い回しは、そのあたりの機微を見事にとらえている。そして、自分自身の肉体と精神に長期的な傷を残すような暴力である。一般に、暴力というのは、ふるった当人にとっても重いものを残すのが普通であるが、中絶という暴力はとくにその側面が強く出る。たとえば、中絶のあとに、死んだ胎児に対して「私を許して」という思いがつのったり、殺人者としての負い目をかかえたり、あるいは子どもを産める身体をしている自分自身を自己否定してしまった苦しみに襲われたりする。肉体的にも、子宮などを傷つけると言われている。この意味では、女性が、女性自身にふるう暴力という面を強くもっている。

ただし、中絶というものを、女性自身にふるう暴力として第一に捉えるのは、誤っていると思う。中絶はなによりもまず、「胎児に対する暴力」なのであり、それと並行して、女性自身に対する暴力でもあるのだ。

では次に、中絶する女性の性的パートナーであった男性にとって、それはどのような暴力なのだろうか。男性が中絶に賛成したのなら、それはまず、男性による胎児への暴力である。中絶という手術を受ける当事者は女性であり、男性は自分の肉体をいじられるわけではない。だから男性にとっては、もっぱら、中絶手術を受ける女性との関係、そして中絶される胎児との関係において、暴力性があらわれてくる。

女性が男性に妊娠を告げたのだが、男性は女性に中絶を強要したというケースはたくさんある。その結果、女性がひとりで産むことを決意する場合もあるだろうが、男性に反対されてまで産みたくないということで中絶をしぶしぶ選択することのほうが多いのではないか。そんな場合、男性は、手術を受けるわけでもない自分の都合を最優先して、女性に中絶を強要するという暴力行使をしているのである。この場合、その暴力は、女性と胎児の両方に向かっている。

その逆のケースもある。妊娠が分かって男性は女性に産んでほしかったのだが、女性のほうがそれをいやがって中絶してしまった、ということが実際にある。女性の都合と言い分に、男性が引きずられた結果である。そんなときに、男性は、やはりトラウマをかかえてしまう。中絶という暴力行使を、自分の力によって食い止めることができなかったという悔いを抱えてしまったり、自分もその暴力の共犯者になってしまったという負い目を抱えたりすることがある。中絶をさせてしまった、あるいはされてしまったことに起因する男性の心的外傷については、いままでほとんど語られてこなかった。フェミニズムの目配りがここまで届かないのはしかたない。これは今後の男性学が真剣に取り組むべきテーマである。

さらに言えば、カップルの経済的事情や、親類縁者からの圧力（「そんな女に子どもを産ませるわけにはいかん」）などによって、中絶が選択されていくこともある。第三章で述べたように、戦後に優生保護法が制定されたときには、国の人口増加の抑制、一般家庭の経済事情、混血児の防止などの、国レベルでの政治的・経済的理由によって、中絶が叫ばれた。中国のように、国の一人っ子政策によって中絶が導かれていくこともある。このような場合、暴力の出所は、社会構造や経済構造であったり、あるいは国家意思であったりする。

こうやって考えてみると、中絶という暴力は、現存の国家経済体制を背景としたジェンダー間の非対称で錯綜した権力関係の合間を縫って、様々な通路を通って行使されることが分かる。そして、様々な権力関係のなかでの利害の押しつけあいを経て、結局のところいちばん力を持っていない胎児が暴力の最終的な餌食になる。胎児は、女性の子宮から引きはがされ、成長を止められる。その殺人が行なわれる現場は、女性の子宮の中である。女性の身体も同時に傷つけられる。男性の身体は無傷である。多くの男性にとって、中絶とは、他人の身体の内部で起きる何ものかにすぎない。多くの女性の心と、それよりもおそらく少ないであろう男性の心に、トラウマが刻まれる。こういう構図が見えてくる。中絶という行為は、胎児、女性、男性、社会を網の目のようにむすんだ「暴力行使のネットワーク」であるということが、中絶暴力論によって見えてくるのである。

中絶という、胎児に対する暴力の行使に関与した人間たちもまた、そのことについての「責め」を負っている。そのまま成長していけば様々な生を享受していたであろう存在に対して、強制的にその成長をストップさせて破壊するという暴力を振るったことについての「責め」を負っているのだ。(8)

（これに関連する論点として、とくに一二週以降の後期中絶では、胎児は自発動を行ない痛みを感じる存在になっているわけであるから、中絶とはそのような胎児に耐えがたい痛みを経験させる残酷な暴力であるという意見がある。もしその時期の胎児がほんとうに耐えがたい痛みを感じているのならば、たしかに無視してすますことはできないだろう。中絶を行なうとすれば、あらかじめ薬物によって胎児の痛覚あるいは意識を奪ったうえで胎児を殺すという、一種の「安楽死」に切り換える必要なる。）

があるかもしれない。そうなった場合、胎児は痛みを感じるから中絶は禁止すべきだ、とは言えなくなる。）

4　「責め」を引き受けること

以上に述べたように、中絶に関与した人間は、「可能性の殺人」「中絶という暴力」を行使したことに対する「責め」を負っていると考えざるを得ない。これは、中絶が合法であろうが違法であろうが、あるいは女であろうが男であろうが、そんなことには関係なくそれらの人々が負っているものである。(9)「責め」を負っている人間は、その「責め」をみずからに引き受け、それに応答してゆく義務があるはずだ。

ところで、沼崎一郎は、一九九七年に発表された注目すべき論考「〈孕ませる性〉の自己責任」において、次のように述べている。そもそも「暴力」ということを主題化するのならば、男性が「妊娠と出産に対する周到な配慮と準備なしに膣内射精を行なう」ことは、望まない妊娠の危険を女性に突きつけるという意味で、れっきとした「性暴力」である。胎児の中絶は、そもそも、そのような性暴力の結果、生じてしまう。だから、生命倫理学は、胎児の中絶の倫理性を云々する前に、男性による膣内射精の倫理性をこそ正面から議論しなければならないはずである、と。(10) 沼崎は、私の論考に言及して、「胎児に対する暴力としての中絶の暴力性だけを強調して、女性に対する暴力としての膣内射精の暴力性に無反省だ」と批判している。[11]

沼崎の批判はたしかに正しい。なぜ胎児への暴力としての中絶がなされるのかと言えば、女性が望まぬ妊娠をしたからである。それも、男性が「周到な配慮と準備」なしに膣内射精したからそうなったというケースが、圧倒的に多いであろう。だとすれば、「膣内射精という暴力」→「女性の再生産の自由の侵害」→「胎児への暴力」という、暴力の連鎖が生じていることになる。中絶が胎児に対する暴力であることは間違いないが、そこだけを真空地帯に切り取って議論してもダメだということだ。胎児への暴力が起きてしまうのには、それなりの「前史」がある。具体的な男と女の関係の歴史性をたんねんに繙いて、はじめて理解されることがあるのだ。

沼崎は、男性には女性を「〈孕ませた責任〉ではなく〈孕ませない〉責任がある」と主張する。[12]現代社会で中絶を選択するとき、射精した男性よりも、妊娠した女性のほうが、はるかに大きな負担と苦しみを背負うことになりがちである。したがって、男性は、まず第一に、自分の精子によって女性に望まぬ妊娠をさせない責任があるのであり、第二に、もし女性が中絶を選択したときには、胎児に対して「可能性の殺人」「中絶という暴力」を行使した共同責任をみずからの身に引き受けなければならないと、私は思う。（沼崎が指摘しているように、これに加えて、男性が女性に対して〈孕ませた責任〉を取らざるを得ないケースも多いにちがいない。）

以上のことを確認したうえで、話を再び中絶という出来事に戻したい。

中絶に関与した人間は、「可能性の殺人」「中絶という暴力」を行使したことに対する「責め」を負っている。「責め」を負っている人間は、その「責め」をみずからに引き受け、それに応答してゆく義務があるはずだ。しかし、そのことは、関与した人間たちを指さして「お前は殺人者だ」と絶えず詰問することではない。まず、中絶を選択した多くの女性たちは、他人から言われなくても、すでに充分、みずからの選択を「責め」ているはずである。その自責の念があまりに深いおかげで、体調を崩したり、フラッシュバックがあったり、不眠症になったりすることがある。死んだ赤ちゃんのことを、何度も夢で見てうなされることがある。水子供養の広告を見ると心が痛んで、つい目をそむけてしまう。現代社会において、中絶を選択した多くの女性たちは、「可能性の殺人」「中絶という暴力」を行使したことに対する「責め」への応答を、これ以上要求されてはならない。胎児を殺したことに対する負債があることには変わりないが、多くの女性たちはすでに充分にそれを支払っているのである(13)。

中絶の「責め」を引き受け、それに応答する義務があるのは、むしろ、中絶に関与した男たちである。とくに、女性は産みたいと言っていたのに、自分の都合でそれを拒否し、女性に中絶することを実質的に強制した男たちである。彼らは、自分たちのしたことがどのくらい相手の女性を傷つけたかを真剣に考えただろうか。そして、みずからの言動が、具体的な胎児への暴力に直結したことを、ほんとうに分かっているだろうか。

もちろん、彼らのなかにも、中絶の後に、それらの問題に直面して悩む者がいる。それがトラウマとなって、長期間いつまでも苦しむ者もいる。一九九七年に大阪市で開かれたメンズ・リブ大会「男のフェスティバル・大阪」の分科会において、中絶のトラウマに悩む男たちを囲むクローズドのコンシャスネス・レイジング（共感的な雰囲気の中で自分の思いの丈を吐露し、お互いの心をささえあうこと）が行なわれ、これらの苦しみの体験の生々しい報告がなされた(14)。彼らは、そうすることによって、「責め」を引き受け、それに応答しようとしたのである。他の場所で私が個人的に話を聞いた男性は、付き合っている女性が妊娠したときに、子どもができることをとてもよろこんだが、女性が男性の希望に反して中絶を選択してしまい、大きなトラウマを抱え込んでいた。その男性にとってみれば、自分が待ち望んでいた赤ちゃんを、好きな女性が殺してしまったことになる。その結果、男性は、その女性と愛情関係をもつことができなくなり、酒浸りとなった。このほかにも、様々なトラウマに苦しむ男性がいることを無視してはならない。

しかしながら、自分が胎児への暴力をふるった実質的な主体であるということを真剣に考えもせず、中絶のことを頭から消し去り、以前と同じような無責任な性交を続けている男性が大多数なのではないだろうか。胎児の将来の可能性を暴力的に抹消するという行為に加担しておきながら、自分自身はぬくぬくと生き延びていることの意味を、掘り下げて考えようともしない男性が大多数ではないだろうか。これらの男性たちは、「可能性の殺人」「中絶という暴力」をふるったことの「責め」を引き受けてそれに応答することから、逃走しているのだ。自分の目をふさいで逃走している彼らのような男性たちにこそ、「責め」を引き受けてそれに応答し続ける義務があるのではないかと、われわれは訴えていくべきなのである。

さらに言えば、そのような男性を放置したまま、中絶した女性のみを声高に非難する男がいるが、彼らもまた無責任な男性たちを免罪するのに力を貸しているという点において、批判されなければならない。たとえば、胎児を殺す母親を「鬼」だと示唆しておきながら、男性の責任についてはまったく触れないエッセイを書く渡部昇一のような男性たちである(15)。

では、まだ中絶という選択を経験したことのない男性は、この「責め」からまぬがれているのだろうか。そんなことはない。考えてみてほしい。もし、あなたが男性であり、付き合っている女性が妊娠したとする。しかし、あなたはまだ子どもが欲しくない。あるいは、その女性とのあいだには、子どもが欲しくない。こんなとき、あなたはどのような選択をするだろうか。自分に正直になって考えてみてほしい。「堕してほしい」とけっして言わない自信のある人が、どのくらいいるのか。そのような自信のない男性たちは、中絶に対して「潜在的な責め」を負っているのである。だからこれは、まだそのような事態が生じていないであろう男性たちの問題でもあるのだ。

では、「責め」を引き受けてそれに応答する義務とは、いったい何を意味するのか。それは法的な意味での制裁ではない。母体保護法にのっとった中絶であれば、犯罪性は消滅するからだ。その義務は、もっと別の次元で果たされるべきである。

男性に課せられるところの、「責め」を引き受けてそれに応答する義務とは、まず第一に、みずからがふるった（あるいはふるうかもしれない）「可能性の殺人」「中絶という暴力」のことを、自分を棚上げにせずに考え続けていくことであると私は思う。ひとりの胎児の将来の可能性を暴力的に奪ったこの私とはいったい何者なのかを、考え続けること。そして、〈私が暴力的に抹消したところの将来の親子の関係の可能性〉について、想像力の限りを使って考え続けること。まず、胎児が切り刻まれていったことを考える。まだ動いている手足がばらばらになり、一瞬にして死体となる。もしその赤ちゃんを中絶しなかったら、いまごろどんな少年（あるいは少女）になっていたのだろうか。はいはいが上手で、すぐに歩き始めた男の子。小学校に入ったその子は、お父さんになった私と、キャッチボールをしていたのかな。サンタさんからもらったゲームで、一緒にたのしく遊んだのかな。プロレスごっこをして、私が尻餅をつき「強くなった、強くなった」とよろこんで子どもの頭を撫でていたのかな。夏の涼しい夕方、親に反抗して、家の外に飛び出していった子どものことを心配しながら、私はドアの音に耳を澄ませていたのかもしれない。最初のガールフレンドを自宅に連れてきて、ばったりと私と出会ったときの彼の気まずそうな顔。そして……。そう、これらすべての可能性を一方的に、暴力的に奪った私が何者であるのかを、男たちは考え続けなければならないのだ。暴力をふるったその手で、世界に向かって何を償えるのかを、考え続けなければならないのだ。それこそが、「責め」を引き受けてそれに応答する義務を果たすことなのである。男性は、自分の身体を直接通してそれらのことを了解できにくいのだから、そのかわりに頭を使って、想像力をフル回転させて、みずからが行なった中絶の意味を考え続けるのだ。

とりあえずは観念的になってもいい。自分が暴力を振るったということの意味を考え続けることが重要なのだ。私の暴力について考え、人間関係を伝って流れてゆく「暴力の連鎖」について考えること。われわれが、どのくらいの暴力と殺戮の連鎖のうえで生きているのかを考えること。この生命世界が、どのくらいの暴力と殺戮を内包しながら回転しているのかを考えること(16)。その暴力と殺戮のネットワークの一結節点に、自分の生が埋め込まれている、ということを想像すること。そのことによって、自分のふるった暴力がけっして正当化されないということをも考えること。暴力とは何か。生命とは何か。生きてゆくとは、どういうことか。抜きがたく染みついた暴力を、それでもなお脱しながら自己変容して生きてゆくにはどうすればいいのか。それらのことを、男たちよ、いま考えてほしい。

そして第二に、それを、みずからの行動に反映させなければならない。大切な女性たちと、自分自身のために、みずからの性行動のパターンを変えてゆくことだ。このような意見を一笑に付す男たちや、理解したような顔をしながら実際にはまったく行動には反映させない男たちを、その気にさせるような工夫を考えなければならない。この点に関しては、女性運動と男性運動が手を結べるのではないかと思う。

もちろん、男たちのなかには、自分が関与した中絶のことを悩み、そのことを考えるのがつらくて思考停止している者もいるだろう。彼らに対しては過度な自責を迫るのではなく、むしろ同じ「責め」を(潜在的に)かかえた同罪者として、苦しみを分かち合うスタンスで関わってゆくべきだ。

暴力的に殺されていった胎児たちの声は、男たちの思索と自省と自己変容行為のなかで受け止められる可能性がある。そのときはじめて、男たちはみずからが背負った「責め」を自己肯定できるようになるだろう。自己肯定できた男たちは、生き方を変える。そのとき、みずからの存在の可能性を暴力的に抹消された胎児たちの声が、男たちの人生という通路を伝って、生命倫理のさざ波となり、社会へと伝達されていくことであろう。生命学とは、みずからに与えられた生を、存在を許されなかった者たちの分まで生き切ることなのである。

リブ新宿センターでウーマン・リブを実践し、その後、阻止連の中心メンバーとなった米津知子は、中絶について次のように書いている。

中絶するかしないかは女が決めることです。そして、決めるということは、中絶とは、やはり人間となる一つの萌芽を中途で絶つことだという自覚を女自身引き受けながら生きていこうという意味を持つと私は考えています。

（中略）

しんどいけれど、その引き受け方、負い方が大事なんじゃないだろうか。政治と結んだ宗教の威しのままに自分を責めるのではなく、ただ「権利を行使しただけだ」と言って終わりにするのでもなく（国家や法律に対してはそれだけ言えば十分ですが）、なぜ中絶を選んだか、社会的背景、男との関係、中絶によって何を捨て何を得ようとしているのか、を考えて後の生き方にそれを反映させること――(17)。

深い自省から生まれたこのようなことばを、男たちもまた、自分たちの生ま身を経由して発することができるはずだ。それこそが、胎児への暴力を償い、「責め」を引き受けて、それに応答していくことではないだろうか。(18)

とくに、胎児への暴力を行使した男たちが考えるべきは、自分自身からどうしようもなく発せられてしまう「暴力」の本質はいったい何なのかということだ。それは、欲望をもった人間が、他の生命に対して不可避的に行使してしまうもののように見えるが、それをそのまま肯定してよいのかどうかということだ。自分自身が実際に行使してしまったところの、胎児に対する「暴力」を見据えながら、人間にとって「暴力」とは何か、人間はみずからの「暴力」をいったいどうしていけばいいかを、男たちはけっして開き直ることなく考えていかねばならない。「暴力」は、とくに男にとって避けて通れない問題である。男たちは「暴力」についてみずからの身体を通して考え続けていかざるを得ない罰を受けているのだ。女からの声を受け止めて、男としてそれに応答していくこと。それが、「男たちの生命倫理」である。そして「男たちの生命倫理」は、みずからの根本に巣くう「暴力」について考え、それと格闘し、それが生み出す問題をどのように解決してゆけばよいのかを真剣に模索するところからスタートするべきである。生命倫理への生命学的アプローチは、「暴力との対決」をもって開始される。われわれは、生命倫理の扉を、この方角に向かって開いていく必要がある。

これらの男性たちがなすべき第二のことがら、いやそれは男性一般がなすべきことがらでもあるのだが、それは、自分と女性の性的な関係性を根本から見直すこと、そして望まぬ妊娠と中絶を余儀なくされる女性がこれ以上増えないように、社会を男性の側から変革していくことである。女性に向かって「中絶するな」と説教するのではなく、望まぬ妊娠を導くかもしれないような男性の無責任な性行動を再考するように、同性に向かって働きかけることである(19)。

男性が、女性との関係をこれ以上寒々としたものにしないためにも、男性が立ち上がって身近な女性との関係性を再考し、社会を変革していかねばならない。男性が本気で関与しないかぎり、右に述べたような社会変革は達成できない。リブ新宿センターが主張したような「産みたい社会、産める社会」を築いてゆく義務は、女性たちにあるのではなく、男性たちにこそあるのだ(20)。

5　「男たちの生命倫理」の提唱

男性が生命倫理に取り組むときに、まず最初になすべきことは、中絶についての文献を読破することでもなく、生殖技術についての倫理問題を整理することでもない。まずなすべきは、みずからのセクシュアリティを解剖し、自分がいままで営んできた性関係がどのような問題をはらんでいたのか、そしてこれからどのような性関係を営んでいくつもりなのかについて掘り下げて考え、みずからの性行動へと反映させてゆくことである。

そもそも中絶という状況が生じるのは、それ以前に避妊の失敗があるからだ。避妊の失敗の原因には、性交時の技術的な問題もあるだろうが、それと同じくらい、付き合っている女性との関係性の問題があるはずだ。そして、彼女との関係性の問題は、ほかならぬ男性自身のセクシュアリティの問題と密接に関連している場合がある。男たちの生命倫理の核心部分には、みずからのセックスの問いなおし作業が位置しているのだ。男性学においては、この問題はすでに活発な研究対象になっている。しかしながら、生命倫理学の領域では、これまでまったく無視されてきたと言っても過言ではない。この生命倫理の空白地帯を、いまわれわれは埋めなければならないのだ。(以下、異性関係を例にとって話を進めるが、同性愛・クイアなどの性関係をけっして無視しているわけではない。)

たとえば避妊について考えてみよう。

避妊にかんする男性の意識が、女性の意識と決定的に違うところがある。それは、セックスする相手との関係性に応じて、避妊の徹底度が激変してしまうということだ。自分が大切にしている女性の場合は慎重に避妊をするだろうが、そうでない女性の場合は避妊すらしないことも多いはずだ。

私が大学生のときに、いわゆるプレイボーイの友人がいた。彼は、女性を次々とナンパしていたのだが、あるときに、前日の成果を私にしゃべってくれた。そのときに、彼の言った次のことばは、いまだに鮮明に覚えている。彼は、新宿で高校生をナンパしてそのままレンタルルーム(ラブホテルのような部屋)に行った。彼女は遊んでいる感じの子で、彼はセックスを楽しんだ。彼は私に、「その子の中に思いきり射精してきたよ」とうれしそうに私に語ったのだった。

彼のそのことばはとても印象的だった。なぜなら、彼には長くつきあっているガールフレンドがいて、ガールフレンドとのセックスではきちんと避妊をしていたからだ。ガールフレンドのことを好きでたまらないとか、こういうセックスをしているということなどを、よく聞かされていた。彼女とはいずれ結婚して、家庭をもちたいと言っていた。

大切な関係の女性とはきちんと避妊をするが、セックスだけの一夜限りの女性のときは避妊にまったく神経を払わない。そういう意識構造が、彼にはあったし、私をも含めた多くの男性たちのなかにもまたあるのではないだろうか。

つまり、男性にとっての避妊とは、男と女の関係性のあり方を反映するものなのである。風俗に行ったり、アジア地域で買春をする男性たちは、コンドームをつけたがらないことがあるという話を聞く。それは、その男性たちが、それらの女性を快楽のための道具としか見ていないためである。どうせセックスしたらそれで関係は切れてしまうのだし、万一妊娠しても、中絶すればいい、というような意識があるのではないだろうか。たぶん、男性が買春する動機のひとつは、「無責任にセックスできる」からだと私は思う。相手の満足のことなど考えず、相手を道具のように扱って自分の快楽のことだけに集中し、妊娠の可能性などどうでもいい。そういう無責任なセックスをしてみたいという思いこそが、男性を買春に、とくに他人事で済む海外での買春に走らせるのではないだろうか。

買春やナンパの場合は避妊をせずに、女性の膣の中に無責任な射精をしたいという男性たちの意識構造を、「男たちの生命倫理」はまず解明しなければならない。（ＨＩＶ検査を義務づけている風俗の場合、膣内射精による男性への感染のリスクは減少するから、エイズ時代においてもこの意識構造は保持されるであろう。）膣内射精については、前述の沼崎論文も指摘している。これは男性のセクシユアリティの闇を解明するために、どうしても必要な作業である。インターネットに、中出し（＝膣内射精）の投稿を専門に扱う人気サイトが一時期開設されていた。そこに投稿された男性たちの体験談を読むと、やはり買春やナンパなどの無責任なセックスにおいて、中出しをしたときの快感と優越感が繰り返し語られていた。中出しの快感とは、単にペニスに即物的な快感があるというだけのことを意味するのではなく、精子を女性の膣に送り込むという体験が男の精神にもたらす何かの優越感や達成感と関連したものであるはずだ。買春やナンパでの中出しは、相手の女性とこの先深い関係を持つことがないであろうという状況認識のもとでなされている。相手の女性が男性の職場や家庭を知っている場合には、相対的に無責任さは減少し、避妊する確率も増加するのではないかと思われる。

ここで問われなければならないことのひとつは、多くの男性のセクシュアリティのなかに存在するところの、「見知らぬ女性と無責任なセックスをしたい」という欲望についてである。その欲望の構造を解明し、それを解体する方法を案出する必要がある。なぜなら、その欲望を追求することは、ある一群の女性たちを構造的に傷つけることになるからである。巨大な風俗産業もまた、男性のこのようなセクシュアリティにささえられて成立している。机上のセックスワーク肯定論は、現実の風俗産業の現場での出来事をとらえ切れていない。男性の自分勝手なセクシュアリティと、当初は自己選択によって従事した女性とのあいだの、必ずしも豊かではないセックスを、金銭を媒介として取り持つ風俗という巨大産業。「男たちの生命倫理」は、風俗産業とは何かを解明すること、そして風俗産業をどのように社会のなかで扱ってゆけばよいかを考えてゆくことを、第二の重要な課題とするべきである。現実問題として、男性の半数以上は、何らかの風俗産業の客になった経験をもつ当事者のはずである。中絶が女性にとっての当事者の問いであるのと似たような意味で、風俗産業は男性にとっての当事者の問いであるはずなのだ。ここに、男性たちが一致団結して目を背けてきた生命倫理の巨大空白地帯が存在する。

「男たちの生命倫理」が問うべき第三の重要課題は、自分自身にとって「真に満たされるセックス」とはいったい何なのかを、正面から解明することだろう。それが解明されないかぎり、「真に満たされる異性関係」は何かという問いにも答えられないからだ。男性たちにとって、これはかなり難しい作業になると思われる。男性たちは、セックスについての猥談は饒舌に語ってきた。だが、その半面、自分の人生や実存にとってセックスが何を意味するのかという問題をまじめに語る場を、男性はほとんどもってこなかったのではないだろうか。男性向けメディアの性情報には、いかにして「いい女とたくさんヤルか」という話題が溢れている。しかしながら、「いい女とたくさんヤル」ことが、自分自身にとっての「真に満たされるセックス」と言えるのかという根本問題については、それらの性情報は何も語らない。男性たちは、「真に満たされるセックス」とは何かについて目隠しをされたまま、「いい女とたくさんヤル」ことへと煽動され、先を走っているかもしれない仲間たちの様子をうかがいながら、自分でも訳の分からぬままレールの上を走らされているのだ。

男たちが問うべきなのは、「真に満たされるセックス」とはどういうものであるのかについて、自分なりのイメージをもっているのかということだ。「いい女とたくさんヤル」ことがそうなのか、風俗に行って好みの女で「抜いてくる」ことがそうなのか。そして、自分にとって「真に満たされるセックス」というものと、社会に存在する性道徳との関係についても考えを深めるべきだ。自分にとって「真に満たされるセックス」が、性道徳と一致するとは限らない。かといって、性道徳に反しているから「真に満たされるセックス」だとも限らない。さらに、セックスの相手を傷つけたり悲しませたりするセックスと、「真に満たされるセックス」の関係についても考えてみるべきだ。相手の意に反したセックスを強要することによって、自分が強い刺激を受け、強烈な気持ちよさを感じることがあるかもしれない。だが、それが、自分自身にとって「真に満たされるセックス」と言えるのかどうか。

これらの問いに、ひとつの答えが出るはずはない。だが、一度正面から考えてみることが必要だ。そして、自分にとって「真に満たされるセックス」とはどういうものであるのかを、イメージしてみる。そのイメージのなかにこそ、生身の自分自身が願望している異性関係が映し出されているはずだ。そしてそこに現われた願望を冷静に再吟味するところから、「男たちの生命倫理」は開始される。

もちろん、〈真に満たされる〉セックスがどこかに実体として存在するという考え方それ自体が幻想であるから、この問いの立て方がそもそも間違っているという批判がすぐになされるであろう。しかし私は思うのだが、それはこの問題を自分自身のこととして考えたくないがために提出された目隠し構造なのではないかという疑いがある。自分にとって「真に満たされるセックス」とは何なのかについて考えを深めてみることが、「男たちの生命倫理」を模索するための重要な手がかりとなるという思想は、それほど間違ったものではないと私は思う。また、男女の権力関係を度外視したままで「男にとってだけの満たされるセックス」についていくら考えてみたところで、性差別の状況は何ひとつ変わらないという批判もあるだろう。だが、その批判はあまりにも先走りすぎている。男性が本気で「真に満たされるセックス」について考えはじめたとき、そこには必然的に性関係と権力性の問題が露呈してくるはずだからである。

「真に満たされるセックス」について考えるときに、男性ならば一度、自問自答してみてほしいのだが、あなたはセックスを「ほんとうに気持ちよいもの」だと感じているか？　あなたが射精するとき、あなたはほんとうにめくるめくような快感を感じているか。「セックスのあと男は悲しい」という成句があるが、射精したあと、あなたは幸福な満足感に包まれているのか。セックスのあとで、「セックスしてほんとうによかった」とあなたは思えているか。そうやって考えてみると、セックスがほんとうに気持ちよいかどうかは、あなたが誰と、どういう歴史性と関係性のもとでセックスしたかという事実に、大きく左右されることに気づくはずである。そしてそれと同時に、いままで自分が経験してきたセックスにおいて、「ほんとうに気持ちよい」セックスというものは、きわめて少なかった、あるいはほとんど存在しなかったということに気づくかもしれない。そこにあったのは、セックスを欲求するひりひりするような焦燥感と、射精後のどこか白けた空虚感のみであったということかもしれない。そして、男たちは、これを繰り返し繰り返し追い求めるように、メディアによって煽動されているだけのことなのかもしれない。もしそうだとしたら、この社会のなかで、多くの男たちは実は「不感症」なのではないか、と疑ってみる必要がある。セックスにおける「男の不感症」という問題は、まさに性の巨大空白地帯だ。男性は射精すればオーガズムに達するという神話が共有されている現代社会において、「射精をしても実は不感症」という事実が存在することは闇に隠されたままであると言ってよい。そのような神話によって、女性たちは、男が射精するたびにとてつもない快感を得ていると誤解している。「男の不感症」の問題こそ、男性のセクシュアリティの病理の核心部分であると私は思う。たとえば、そこから、男性の女性憎悪というものが発しているのかもしれないし、男性のレイプ衝動もまた、そこに根源があるのかもしれない。

多くの男たちは、おそらく、「男の不感症」という事実を、認めたがらないであろう。なぜなら、それは考えるだに恐ろしい事態であり、それを認めるやいなや、男としてのアイデンティティがもろくも崩れ去ってしまう危険性に直面するからだ。

もっとも、「男の不感症」ということばは、なかなか射精しない「遅漏」や、あるいは性交してもペニスにまったく快感を感じない症状のことを指して用いられているようだ。だが、私がこのことばで意味しているのは、まったく異なった次元のことである。(21)

現代社会を生きる多くの男たちの現状は、次のようなものではないか。

性交中や射精時には、たしかに気持ちよさはあるのだが、それはけっして「頭が真っ白になる」ようなものでもないし、「心の底からよろこびがあふれる」ようなものでもない。射精をするたびに、自分が感じているものが、ペニスの中を精液がズルズルと通り過ぎて痙攣する局部的な快感でしかなく、「心が満たされるような充足感」などどこにも存在しないことを、強制的に再確認させられ続ける。射精のあとは、それまでの興奮とは打って変わって、一種の虚脱感に襲われる。その場を離れ、食事やゲームで、気を紛らわせたくなる。セックスのことは、頭から追い払いたくなる。しかしながら、日々の射精衝動はおさまることがない。射精衝動は、先の射精後の経験をみごとに忘れさせる。その射精衝動を満足させる（抜く）ために、ふたたび性交を試みようとする。これの繰り返しだ。

したがって、男たちのセクシュアリティの基本にあるのは、繰り返される「充足感からの疎外」の体験である。「男の不感症」とは、セックスにおいて「心が満たされるような充足感」を味わうことができないという症状である。

このような疎外の感情を植え付けられた男たちは、「性交において女は、男たちが伺い知ることのできないような、うらやましいくらいの快感や充足感を経験するらしい」という思い込みを、女性に対して貼り付けるのである。この思い込みは、男性向けのポルノグラフィーにおいて、しつこいくらい繰り返し描写される。セックスにおいて女性は、はじめは嫌がっていても、やがて男のペニスによってめくるめくような快感に襲われ、何を失ってもかまわないほどのエクスタシー＝充足感に至るというのである。このような女性観を、男たちは思春期から刷り込まれる。男たちは、その思い込みから容易には抜け出せない。その結果、男は、女性に対する二重の見方をするようになる。ひとつは、性的快感の面において男は女にけっしてかなわないという「劣等感」であり、もうひとつは、女は性的快感にのみ生きる非理知的生き物であるという「女性蔑視」である。

セックスが「充足感からの絶えざる疎外」体験であるという事実、そして男は不感症であるという事実から、意図的に目をそらし、隠蔽してゆく精神構造が、男のセクシュアリティの根本にある。そして、その隠蔽工作のために量産されるのがポルノグラフィーだ。そして、男たちは、暴力による女性の征服、あるいは共犯的支配による女性のコントロールを絶えず続行することによって、みずからの不感症を隠蔽し続けてゆくという戦略を採用する。この共犯関係は、別の理由によって女性たちからもサポートされる。

こうやって考えてみると、女性に中絶を強要する一部の男性は、自分のエゴによってそうしているのと同時に、感じる女性たちへの罰として中絶を強要しているのではないかとさえ思えてくる。「感じる女たちへの罰、感じることへのみせしめ」としての中絶の強要。口では、うわべだけの「生命の尊重」を持ち出して、中絶した女性たちをさらに効果的に打ちのめす。

もちろん、自分の場合は「ほんとうに気持ちのよいセックスをしている」と答える男性も、いることだろう。では、それは具体的にどのような気持ちよさなのかを、誰にでも分かることばで描写してみるのがいい。ペニス表皮に与えられる刺激や、精液がペニスをくぐり抜ける感触は、どのくらいの気持ちよさなのか。セックスは射精だけではないというのなら、では、そのほかに具体的にどのようなすばらしい気持ちよさがあるのか。それらをことばにしてみたあとで、それが、あなたの考える「心が満たされるような充足感」と同一なのかどうかを、じっくり吟味してみることだ。あなたは、誰に対しても「俺は一人前だ」という存在証明をする必要はないから、自分に正直になって、自問自答してみてほしい。そして、セックスに対するあなたの感覚が、身近な女性との関係のなかに、ひょっとしたら反映しているのではないかというふうに考えを進めてみてはどうか。さらに、あなたが直面している様々な人間関係の問題の根っこのひとつが、このあたりにあるのではないかと疑ってみる。このような作業を、自分に誠実に行なうところから、男たちの生命倫理は開始されるはずである。私自身は、この作業を遂行し、前述したようにアイデンティティが崩れ、その結果としてセクシュアリティも変容した。しかしながら、自分の中でまったく変化しない部分もある。そこに、ある根深い問題群が眠っていることが、しだいに分かってきた。その点の追求はこれからも続ける。

「男の不感症」という地点から、「無責任なセックス」を経て、「女性への中絶の強要」へと結びついていくような、一本の細い線が存在する。そして、その線を伝って「暴力」が連鎖してゆき、その先端で、もっとも力の弱い胎児が犠牲になるという構図がある。ここまで視野を広げてはじめて、いままで見えなかった生命倫理の問題の輪郭がぼんやりと浮かび上がってくる。「男たちの生命倫理」は、生命学へと直結している。「真に満たされるセックス」をめぐっては、すでに女性たちが様々な次元において語ってきた。「真に満たされるセックス」という観念のもつ抑圧性についても、十分に語られてきた。彼女たちの多様で錯綜した声に耳を澄ましながら、男たちも歩みを開始しなければならない。現在の多くの男性のセクシュアリティは、無惨で即物的なリアリティにささえられているように見えるし、彼らはそれに開き直っているように見えるが、そこに可能性が残されていないわけではない。

「男の不感症」から目をそらすように訓練されている現代の男性たちのなかには、「心が満たされるような充足感」のあるセックスという考え方を一笑に付する者もいるであろう。男にとってのセックスとは、「衝動」と「狩猟」と「興奮」と「排泄」なのであり、仮に「心が満たされるような充足感」があったとしても、それは好きな女と一体になれたという精神的な感情がもたらしたものだから、肉体的なセックスとは別次元の出来事なのだと言うであろう。さらには、「心が満たされるような充足感」のあるセックスなどという、どこにもない幻想を振りかざすこのような議論こそが、抑圧的に男を追いつめるものであり、彼らを傷つけるか、あるいは逆に彼らを不毛なセックスの追求へとかりたててゆくのではないか、と言うかもしれない。

あるいは、単なる猥談の次元に引きずり降ろして、問題を無化する男もいるだろう。「男の不感症」などと騒ぐような男とは決してセックスをしたくないと、面識もない女性から言われる危険すらある（私はこう言われたことがある）。ペニスへの即物的な快感不足のことと勘違いして、バイアグラを薦める者もいるかもしれない。

しかしながら、議論を巻き起こすために、私はあえて「男の不感症」を問題提起する。男たちが、自分のプライドや、ポルノグラフィーの洗脳から解き放たれて、みずからの多様なリアリティを語り出すことができるようになるまで、これを続けなければならない。

第四の重要課題は、すでに前節で述べたように、人間に内在している「暴力性」について、男の立場から思索を深めることである。その際には、男性のセクシュアリティと暴力性についても解明するべきである。男性のレイプ衝動については、フェミニズムの視点からの研究が蓄積されている。レイプの問題を避けて通るわけにはいかない。私見では、「男の不感症」こそが、男性のレイプ衝動の真の原因のひとつである。従来のレイプ研究において必ずしも明確にされていないこの論点を、さらに考えてゆく必要がある。

「男たちの生命倫理」は、みずからのセクシュアリティを問いなおすことから始まる、という私の主張にとまどった読者もいるにちがいない。しかし、暴力としての中絶というテーマをまっすぐに追求してゆけば、その議論は必然的にここにまで至るのである。今後、集中して研究を深める必要がある。

第六章　障害者と「内なる優生思想」

1　優生思想とは何か

一九七〇年代と八〇年代の二度にわたる優生保護法改正に失敗した政府は、九六年に、今度は一転して優生保護法から「優生」部分を削除した。これによって、優生保護法は、母体保護法へと改正された。

しかし、これによって、日本社会から優生学が消え去ったわけではない。むしろ優生学は、より巧妙な形をとって、われわれの社会と心の中に侵入しはじめている。われわれが、街の病院で出生前診断を受けやすくなったことがその背景にはある。優生学が、国家からの強制という形ではなく、われわれ

われわれ一人一人の個人的な自己選択を通して、実行されるような時代になったのだ。そしてわれわれの内面にある「内なる優生思想」というものが、生命倫理の最大の問題のひとつとしてクローズアップされるようになったのである。

出生前診断によって胎児に障害があることが分かったときに、胎児の障害を理由にして人工妊娠中絶を行なうことを、「選別的中絶（選択的中絶）selective abortion」と呼ぶ。これは、典型的な、人間の生命の選別作業である。受精卵診断もまた、生命の選別作業である。受精卵診断は、障害のある受精卵を体外で廃棄するだけであり、人工妊娠中絶はともなわないが、選別的中絶と同じ倫理的問題をはらんでいる可能性がある。

ここで、「優生思想」を定義しておこう。優生思想とは、生まれてきてほしい人間の生命と、そうでないものとを区別し、生まれてきてほしくない人間の生命は人工的に生まれないようにしてもかまわないとする考え方のことである。これは、優生思想のもっとも中核的な定義である。[1] 本章では、まず、この「中核的な優生思想」について考える。後述するように、「中核的な優生思想」には、（1）先天的障害者が障害児を産まないようにするための断種（不妊手術）の思想と、（2）障害を持った胎児や受精卵を出生前診断して選別的に廃棄する思想が含まれる。優生思想はとらえどころのない概念なので、まずはその核心部分に範囲を限定して掘り下げたほうがいい。そのあとで、拡張された優生思想についても検討をする。優生学という社会運動の背景には、この優生思想がある。優生思想が、われわれ一人一人の心の内面に存在しているという点を強調するときに、「内なる優生思想」という

表現が用いられる。(2)

「内なる優生思想」の問題をいちはやく提起したのは、一九七〇年代初頭に本格的な活動を開始した、脳性マヒ者協会「青い芝の会」神奈川県連合会である。彼らは重度の身体障害者でありながら、街の中で自立生活を始めた。この自立生活運動は、世界的に見ても注目に値するものである。(3)彼らは、「障害者はいないほうがいい」と考えている社会に対して、先鋭的な問題提起を行ない続けた。その過程で、一九七二年の優生保護法改正案に遭遇する。彼らは、胎児の障害を理由に中絶をしてよいとする「胎児条項」の導入に、障害者の立場から反対を表明した。それと同時に、同じく優生保護法改正に反対していたウーマン・リブの女性たちによる「女性に中絶の権利を与えよ」という主張に対してもまた、批判の声をあげていったのである。

一九七二年前後に起きた、ウーマン・リブと「青い芝の会」の衝突という事件こそ、日本の生命倫理のその後の議論の深まりの方向性を決定づけたと言える。欧米諸国が、中絶の自由化に向かって突き進んでいるまさにその同時期に、日本では、「女性の権利は〈胎児の障害を理由にして〉中絶する権利を含むのかどうか」という生命倫理の難問に、女性と障害者が正面から取り組まなければならなくなったのである。「青い芝の会」は、〈胎児の障害を理由にして〉中絶する権利は誰にもないと主張し、中絶の自由を訴える女性たちは深い内省に追い込まれた。第三章で紹介した、田中美津の文章や、リブ新宿センターのスローガンなども、その内省を経て生まれたものだった。

すでに述べたように、日本の生命倫理のパラダイムは、ウーマン・リブと「青い芝の会」が衝突した一九七二年前後に、一気に形成されたと私は考えている。日本の生命倫理が、女性と障害者という「社会的マイノリティ」によって開始されたことの意義は大きい。日本では、女性と障害者が創出したパラダイムに、エリート男性と専門家が八〇年代になってから参入したのである。

以上のことをさらに詳しく知るために、まず「青い芝の会」がどのような主張を行なったのかを見なくてはならない。

2 「青い芝の会」と「健全者幻想」

「青い芝の会」は、一九五七年、東京で脳性マヒ者の親睦団体として発足。一九六五年、神奈川県連合会が立ち上がり、機関誌『あゆみ』(4)を発行し、会員の親睦に努めてきた。その後、大仏空が主催するマハラバ村から帰ってきて自立生活を始めた横塚晃一、横田弘、小山正義らが「青い芝の会」神奈川県連合会に加入する。その直後の一九七〇年から、神奈川県連合会は、社会のなかに根強く残る障害者差別の思想に、果敢な闘いを挑みはじめるのである。

彼らがまず問題にしたのは、社会に蔓延しているところの、(1)「障害者は不幸な存在である」という意識と、(2)「障害者はこの社会に存在しない方がいい」という意識であった。

まず、障害者は不幸な存在であるという意識が、どのくらい強かったのかを見てみたい。一九六〇年代後半から七〇年代にかけて、北海道、青森県、福島県、福井県などの自治体で「不幸な子どもを生まないための運動」が推進された。(5) そのなかでも、その運動をもっとも重点的に行なったのは兵庫県である。兵庫県は、一九六六年、金井元彦知事の指示によって「不幸な子の生まれない対策室」を設置し、「不幸な子どもの生まれない施策」を開始した。これは、結婚、妊娠、出産、子育ての一連のプロセスに行政が系統的に介入し、「不幸な子ども」がなるべく生まれてこないように監視する政策である。具体的には、近親結婚を避けること、出生前診断を受けること、性の価値観を守ることなどが目標とされた。

対策室は、遺伝性精神病の子ども、妊娠中絶された子ども、胎児期に各種の障害をもった子ども、脳性マヒの子ども、フェニルケトン尿症による精神薄弱児などを、「不幸な子ども」であると定義した。(6) そのうえで、「こうした不幸を背負った子どもを、一人でも新たにつくらない」ことを強調する。

対策室は、重症をかかえ必死に闘う子どもたちに声援を送りながらも、「明らかに、生まれてきてよかった、と思えない重症が、胎児の段階で予測される場合、その不幸を、苦しみを新たに生み出すことが、はたして、人間を生かすことになるのだろうか」と問いかける。(7) 不幸な子どもを生まないためには、「おとな自身が健康を保持し、もし健康を阻害するような条件があれば排除するしかない」。その目標は、「心身障害者の発生予防(8)」である。

ここにあるのは、障害をもって生まれることは「不幸に決まっている」という価値観の押しつけだ。そのような「不幸な子ども」を生まないようにするために、障害をもった胎児を羊水検査によって発見して、中絶しようというのである。それを自治体の政策として打ち出すことができたという事実は、当時の社会に、その価値観を受け容れる素地が広くあったことを意味している。当時の学界では、障害児を減らして民族の質を引き上げる「日本民族改造論」が、権威ある医師たちによって主張され(9)、庶民の読む雑誌でも「不幸な異常児」を生まないようにする義務が説かれていた(10)。

障害をもって生まれることは不幸であるという意識は、当時の多くの人々のなかにあったし、現在でもそれは変わっていない。しかし、障害をもって現に生きている障害者から見れば、このような一方的な決めつけは納得できないものであった。障害をもって生きることが「幸せ」なのか「不幸」なのかを、他人が判断できるはずはないからだ。「青い芝の会」は、七二年のビラで、このように書いている。

私達「障害者」も生きています。いや、生きたいのです。
事実、数多くの仲間達は苦しい生活の中を懸命に生きぬいています。
そして、その生き方の「幸」「不幸」は、およそ他人の言及すべき性質のものではない筈です(11)。

それなのに、障害をもって生まれてくるのは不幸だと人々が一方的に決めつけてくるのはなぜなのか。それは、人々の心の中に、「障害者はこの社会に存在しない方がいい」という意識が存在しているからだ、と「青い芝の会」は考えるのである(12)。

そのことを露骨に示すできごとが、一九七〇年に横浜市で起きた。母親が脳性マヒの子どもを殺したのである。この事件が報道されたあと、母親に同情が集まり、地元や障害児の親の団体から減刑嘆願運動が始まった。殺された脳性マヒの障害児に同情が集まるのではなく、殺した母親に同情が集まったことに、「青い芝の会」の障害者たちは恐怖を感じた。このままでは、いつ自分たちが殺されるかわからないという危機感(13)をいだいたのである。新聞は、これを「悲劇」として書き立てるが、これは「「健全者」にとっての悲劇なのであって、この場合一番大切なはずの本人（障害者）の存在はすっぽり抜け落ちている(14)」と「青い芝の会」の障害者たちは考えたのである。

これは、障害をもった人間を殺しても、さほど重い罪に問わなくてもよいと、健全者たちが考えているからにほかならない。では、なぜ健全者たちはそう考えるのか。その理由は、健全者たちが、「障害者はこの社会に存在しないほうがいい」と思っているからである。障害者なんか、いないほうがいいと思っているからである（「本来、あってはならない存在」としての障害者(15)）。

横田弘は、次のように説明する。まず、障害をもった子どもが生まれることは、自分の子どもは健全者であるはずだという親の願望と期待を裏切ることになる。それは、親がもっている自己像を崩壊させることを意味する。社会にとってみれば、生産活動のできない障害者は単なる足手まといであり、社会的価値がない存在である。さらには、「異物」「異形」のものを産んだことへの言いようのない恐れと恥ずかしさが、人々にある。これらの意識が、障害者差別の背景にあると言う(16)。

このように、障害者なんかいないほうがいいと心の中で思い、障害者を社会から排除したうえで、自分たちだけで楽な生活を送ろうとすることを、「青い芝の会」は、「健全者のエゴイズム」と呼び、

「心のうちなる疎外―差別意識」と呼んだ。われわれの社会の基本は、健全者によって作り上げられており、健全者のエゴイズムはまったく反省されることがない。

健全者のエゴイズムは、一般の健常者の心の中にあるだけではない。それは、障害児の世話をしている親の心の中にも存在する。親は、障害児の世話という重い荷物を背中からおろして安心したい、心の平安がほしいと思っている。これこそが、健全者のエゴイズムである。さらに悪いことには、親は、「障害児が死んでしまえば自分が楽になる」という思いを、「障害児が死んでしまうことが障害児にとって幸せになる」とごまかしていくのだ(17)。

障害者は、社会に広く蔓延している「健全者のエゴイズム」と闘わなければならない。それと同時に、そのようなエゴイズムにまみれた親からの「解放」が必要なのである。彼らが自立生活を始めたひとつの理由は、親から解放されることだった(18)。

「青い芝の会」は、社会に向かって訴える。なぜあなたたちは、障害者を不幸だと決めつけるのか。障害者は生まれてこなかった方が幸せだと言うのか。障害者はこの社会に存在しない方がいいと考えるのか。一人一人の心の内にある、これらのエゴイズム・差別意識を、自らの力で解決していくことこそが必要なのではないのか、と。自立生活を試みながら、そのような問題提起を絶えず行ない、社会と戦っていくことが、「青い芝の会」の目標であった。

横田弘は、一九七〇年の『あゆみ』一一号において、四箇条からなる行動宣言「われらかく行動する」を発表した。これは、日本の障害者運動にとって画期的な文書であり、世界的に見ても意義深いものなので、全文をここに採録する。文中のＣＰ者とは、脳性マヒ者のことである。

一、　われらは自らがＣＰ者である事を自覚する
われらは、現代社会にあって「本来あってはならない存在」とされつつある自らの位置を認識し、そこに一切の運動の原点をおかなければならないと信じ、且、行動する。

一、　われらは強烈な自己主張を行なう
われらがＣＰ者である事を自覚したとき、そこに起るのは自らを守ろうとする意志である。われらは強烈な自己主張こそそれを成しうる唯一の路であると信じ、且、行動する。

一、　われらは愛と正義を否定する
われらは愛と正義の持つエゴイズムを鋭く告発し、それを否定する事によって生じる人間凝視に伴う相互理解こそ真の福祉であると信じ、且、行動する。

一、　われらは問題解決の路を選ばない
われらは安易に問題の解決を図ろうとすることがいかに危険な妥協への出発点であるか、身をもって知ってきた。われらは、次々と問題提起を行なうことのみ我等の行いうる運動であると信じ、且、行動する。(19)

この行動宣言に秘められた彼らの「哲学」は、その後の障害者運動に決定的な影響を与えたばかり

でなく、二年後に立ち上がる日本の生命倫理の運動に対しても、はかりしれないインパクトを与えたのである。

横田は、『障害者殺しの思想』のなかで、この行動宣言について解説を加えている。それを参照しながら、順番に宣言の意味を見てみよう。

まず、「自らがCP者である事を自覚する」ことが宣言される。脳性マヒ者は、人類社会はじまって以来つねに、「本来、あってはならない存在」とみなされてきた。「社会は、障害者を、本来あってはならない存在だとみなしている」というこの厳然たる事実を自覚し、その地点から一歩も離れずに運動を開始しなければならない。もし、その自覚を忘れて、自分の存在を健全者に認めてもらおうと思ったが最後、障害者は自己否定へとまっしぐらに落ちていってしまうのだ。

次に、「強烈な自己主張を行なう」。脳性マヒ者は、健全者から介護してもらわなければ、生きていけない。だから、健全者に、障害者を理解してもらうことが、障害者福祉の正しい姿だと思い込んでいる。しかしそうやって健全者にすり寄ることは、健全者が規定しているところの「障害者」像を認めることであり、自分は存在していてはいけないのだと自分に言い聞かせ、完全な自己否定にまでみずからを追い込んでいくことにつながる。だから、「社会は、障害者を、本来あってはならない存在だとみなしている」というこの厳然たる事実を直視しながらも、ほんとうは「障害者はこのままの姿でここに存在していてもいいのだ」ということを、障害者自身が声をふりしぼって訴えていかなければならないのだ。健全者に分かってもらおうとするのではなく、逆に、自らの現実を「哀しみの涙」

「絶望の叫び[20]」でもって高らかに詩いあげる自己主張こそが、大事なのだ。それは時として「障害者エゴイズム」となるであろうが、それが「健全者エゴイズム」と闘争する、そのただなかにおいてこそ、障害者の自己解放はあり得るのではないか。横田は、この「闘争」という漢字を「ふれあい」と読ませている。深い思索である。

第三に、「愛と正義を否定する」。まず「愛」についてだが、親の子に対する「愛」の背後には、子どもを親自身の都合に合わせようとする「エゴ」「自己執着」がある。親の「愛」という名のもとにどれだけの「障害者」が抹殺されてきたことか。横田は言う。「今こそ、私たちは「愛」を否定し去らなければならない。「愛」の本質に潜むエゴを見据えなければならない。そして、所詮自己執着から逃れ得ない人間の哀しみを確認し、その時点からの叫びをあげなければならないのだ[21]」。ここで言われている「叫び」は、宣言にある「人間凝視」と表裏一体のものであろう。愛を否定し、自己執着の事実を凝視するところから生まれる、叫びと、相互理解。これを横田は、真の福祉だと言っている。

正義については、正義とは絶対多数者の論理であるとする。「「正義」によって疎外され、抑圧される「障害者」である私たちが何故「正義」を肯定しなければならないのだろうか[22]」。だから障害者は、断固として正義を否定しなければならない。

最後に、「問題解決の路を選ばない」。なぜなら、健全者を相手にした問題解決を模索することは、結局のところ、健全者の側にすり寄った妥協に陥ってしまうからである。障害者がすべきことは、「次から次へと」問題提起を起こし続けていくこと以外にない。実際、「青い芝の会」は、府中療育センター闘争、優生保護法改悪反対運動、バス闘争、差別記事闘争など、社会に対して過激なまでの問題提起行動を行なっていくのである。

横田は、このようなことを述べたあと、「寝たきりで食事から排泄まで人手を煩わさなければならない人たちを人類の中にどう位置づけるか、という作業」が必要であると書いている。(23) 彼らの文明批判は、この位置に定位している。

七〇年の行動宣言の根底にある思想は、障害者を見る基準を、健全者の側から障害者自身の側へと移すことである。健全者にすり寄ったり、理解してもらおうとするのではなく、自分自身のことを強烈に自己主張して、健全者のパラダイムと対等に闘争することである。そうして、自分自身を、自己否定の状態から解放し、いまのありのままの姿で自己肯定することなのだ。(24)

この点は重要なので、横塚晃一の『母よ！殺すな』を参照しながら、さらに詳しく見てみたい。障害者は、健全者によって、「本来、あってはならない存在」とみなされてきた。だから障害者は、健全者の言うことに従い、健全者の側の基準にあわせて生きなければならない。健全者のために作られた建物の中を行き来できるように身体訓練をすることが、リハビリテーションと呼ばれてきた。それは、曲がった脚や腕に物理的な力を加えて無理やり伸ばすような、痛みに満ちたものであった。

そのような状況のなかで、健全者から介護を受け、健全者から「本来、あってはならない存在」という視線を浴びせ続けられてきた障害者たちは、いつしか、自分自身のことを「あってはならない存在」だと思うようになっていく。私は生まれてきてはいけなかったはずなのに、いま、こうして生かしてもらっている、という意識になってくる。横塚は、「障害者は今まで自分の存在を否定し続け、そうすることが美徳とされてきました[25]」と言う。

しかし、その結果どうなったかと言えば、障害者は施設へと閉じこめられ、街を自由に行き来することもできなくなり、障害をもった子どもは親によって殺され、殺した親には減刑嘆願署名が集まるという状況になったのである。

この悪循環を断つには、どうすればいいか。

そのためには、「脳性マヒ」といういまの状態をありのままに肯定し、このままの状態で生きていていいのだ、健全な状態へと無理に治療されなくてもいいのだということを、自己と社会に向かって宣言する必要がある。横塚は、「私はもっともっと皆が自分の障害の上になんでもあぐらをかき、ふんぞり返るべきだと思います[26]」と言う。そして、脳性マヒという「ありのままの存在――社会性のない、非能率的な存在――を堂々と主張すること[27]」が必要だと主張する。そうすることによって、はじめて、障害者の側から眺めた世界の有様が、ありありと見えてくるのである。それは、たとえば、次のような見方である。

我々障害者は、一束かつげなくても落穂を拾うだけ、あるいは田の水加減をみているだけでもよしとすべきであり、更にいうならば寝たっきりの重症者がオムツを変えて貰う時、腰をうかせようと一生懸命やることがその人にとって即ち重労働としてみられるべきなのです。このような

ことが、社会的に労働としてみとめられなければならないし、そのような社会構造をめざすべきだと思います。(28)

横塚は、さらに別の箇所で、「ウンコをとって貰う（とらせてやる）のも一つの社会参加といえるのではないだろうか」(29)と書いている。これは極論のように聞こえる。しかし、障害者を一個の人間として社会に迎え入れるとは、まさに「ウンコをとらせてやるのも社会参加」と障害者が堂々と言えるような環境をととのえ、みんなが納得してその援助を実践することであるはずだ。横田弘も、労働とは単に「骨の折れる仕事」のことではなく、むしろ「社会参加」のことだとしたうえで、「自己の生命を強烈に燃焼させうる場に参加する」ことこそが重症児にとっての労働であり、社会参加だと述べている。(30)脳性マヒ者自身から発せられる自己主張とは、たとえばこのような形をとるのであり、それは健全者にとって、みずからの世界観を根底からくつがえすかもしれない極論として現われるのである。（この極論を聞いたときに、「一人前に働けもしないで何を偉そうなことを言うか」とあなたが少しでも思ったとしたら、それこそが、あなたの内面にあるところの、「生産性のある人間のみが生きるに値する」という優生思想なのである。）

もう一度、確認しよう。「青い芝の会」の原点にあるのは、「今の、ありのままの私が存在していていいのだ」という自己肯定の思想である。そのうえで、「障害者は存在しないほうがいい」と考えている社会に向かって、絶えず問題提起と自己主張を行なっていく。これが、横田弘、横塚晃一、小山正義らが確立した「青い芝の会」の基本姿勢である。

ところが、そのような自己主張をする障害者の前に立ちはだかる、巨大な壁がある。それは、障害者自身の心の内側に潜む「健全者幻想」である。「青い芝の会」は、この内なる「健全者幻想」を徹底的に凝視した。まさにこの点が、彼らの思索を独自のものとしていったのである。

「青い芝の会」の障害者たちは、障害者の存在をあってはならないものとみなす健全者を批判する。しかし、健全者を批判している「青い芝の会」の障害者自身の心の中に、実は、「自分も健全者だったらよかったのに」「少しでも健全者に近づけたらいいのに」という思いが潜んでいるのだ。横塚は、障害者の心の中に、「健全者は正しくよいものであり、障害者の存在は間違いなのだからたとえ一歩でも健全者に近づきたい」[31]という意識構造があると述べる。「青い芝の会」は、障害者みずからの心の中に潜む、これらの考え方のことを、「健全者幻想」と呼んだ。このような「健全者幻想」を振り払わないかぎり、本当の自己主張はできないと考えた。そして、障害者は健全者と闘うと同時に、みずからの内側に潜む「健全者幻想」ともまた闘わなくてはならないと考えたのである[32]。

「健全者幻想」とは、障害者として生きるよりも、健全者として生きるほうがよいに決まっているとする考え方のことである。これは、障害者は不幸になるとか、障害者は存在しない方がいいという、社会の支配的な価値観（健全者のエゴイズム）を支えている強力なイデオロギーである。ところが、「青い芝の会」が発見したのは、そのような「健全者幻想」が健全者の側にあるだけではなく、ほかならぬ障害者自身の心の中にもあるという事実であった。この地点において、彼らは、健全者たちを仮想敵にして、彼らを叩きつぶせばいいとする闘いの欺瞞に気づいてしまったのだ。闘うべき敵は、目の前の相手だけではない。闘おうとする自分自身の内部にも、敵は潜んでいる。だから、障害者解放運動は、自己との闘いを不可避的に含まざるを得ない。このきわめて「生命学的」な状況[33]から目を逸らさなかったのが、「青い芝の会」の知性の深さだ。そこから目を逸らさなかったがゆえに、彼らは、後にウーマン・リブの女性たちと、深い次元でのやりとりをすることができ、彼女たちに大きなインパクトを与え得たのであろう。(実際、自己否定から自己肯定へ、健全者幻想との闘い、自己凝視を経て出会いへという彼らの思索は、第四章で見た田中美津の思索とほとんど重なっている。田中の場合は、健全者幻想のかわりに、男への幻想がある。たとえば、横塚晃一が書いた、「人間とはエゴイスティックなもの、罪深いものだと思います。この自分自身のエゴを罪と認めることによって、次に「では自分自身として何をなすべきか」ということが出てくる筈です。お互いの連帯感というものはそこから出てくるのではないでしょうか[34]」という文章は、田中美津の文章とほとんど同じ思考回路を通っている。「青い芝の会」と田中美津の思想的な親近性は、もっと注目されてよい。)

この健全者幻想の問題は、障害者が子どもを産もうとするときに、きびしい形をとって現われる。なぜなら、自分の障害を自己肯定して、健全者を批判していた障害者であっても、自分の子どもが生まれるときになると、「この子は障害なく生まれてきてほしい」と願ってしまうことがあるからだ。闘う障害者自身の心の中に「健全者幻想」が存在するとは、まさにこのことを指している。

横塚晃一は言う。障害者のカップルから健全な子どもが生まれたとき、親は、我が子に期待をかけ、自分たちのなし得なかった夢を託しがちである。しかし、我が子が「健全者」だから期待をかけるというのは、裏返して言えば、健全者ではない自分たちの存在を否定することにほかならないのではないか、と。(35)

横田弘が紹介する、Yさんという女性障害者の発言もまた、深刻である。Yさんは脳性マヒであり、同病の夫と子どもを二人もうけた。そのYさんは、母親として、「健やかな子ども」を望んだという。しかし、「健やかな子ども」を自分が望んだということは、すなわち脳性マヒである「自分自身を否定する」ことであり、「CPの仲間全体を否定すること」になる。それで「非常にジレンマに陥る」とYさんは語る。(36)

Yさんは、障害者が健全な子どもを産むことは、個人としてはうれしいと語っている。とくに「社会に子どもが出て行かれる」ということがうれしいと言う。横田も、Yさんの発言に含まれている重大な意味を認知したうえで、障害者が「健全な子供」を産む喜びというものはあると指摘する。(37)

ここに、「健全者幻想」の難問が口を開けているのだ。

障害者が、「自分の子どもは障害なく生まれてきてほしい」と思ってしまうとき、それは「健全者幻想」として批判されねばならないのだろうか。それとも、自然な親心として認めるべきなのだろうか。だが、もし認めてしまったら、その自然な親心によって胎児を選別することをも、認めることになってしまうのではないか。

あるいは、「自分の子どもは障害なく生まれてきてほしい」と望むことは、障害者である自分やパートナーを否定することになり、ひいては、仲間の障害者全体を否定することにつながるのだろうか。玉井真理子は、ダウン症の長男を産んだあと、次男を妊娠したのだが、胎児である次男の出生前診断を受けることはダウン症の長男の存在を否定することになると考え、診断を受けなかったという(38)。このような考え方を、どう評価すればよいのだろうか。

「障害者が健全な子どもを望むことは、障害者の自己否定につながるのか」という論点に、われわれは直面している。これは、障害者が自己否定することなく、健全な子どもを望むことができるのか、という問題でもある。これは、後の節で提出するさらに大きな枠組みのなかで、考えねばならない論点である。

3　障害者と女性はなぜ対立したか

このような運動を進めていた「青い芝の会」にとって、一九七二年に国会に提出された優生保護法改正案は、まさに障害者の存在を抹殺する法案に見えた。とくに、胎児の障害を理由に中絶してもかまわないとする「胎児条項」の導入は、「障害者はこの社会に存在しない方がいい」という思想を、露骨に表現したものであった。

「青い芝の会」は、すぐさま、この改正案に対する反対運動を始めた。ビラを作って街頭で配布し、映画上映会などで討論会を開き、厚生省を訪れて課長に面会を申し入れ、抗議した。

『あゆみ』一六号（一九七二年九月）には、「聞け‼地底の住人の叫びを！」という文章が冒頭に掲げられている。そのなかに、次の文章がある。

今、国家権力の手で企だてられようとしている優生保護法改正案は「不良な子孫」の名の下に障害者を胎内から抹殺し去ろうとする行為であり、現在生存している我々ＣＰ者の存在をも否定しようとする論理に通じることは明白である。[39]

「障害を理由にして胎児を中絶することは、いま生きている障害者の存在を否定することにつながる」という「青い芝の会」の考え方が、ここに明瞭にあらわれている。横田弘は、この点に関して、次のように書いている。「障害児を胎内から殺すことは、私たち、現に生存している障害者の存在根拠をものの見事にくずしていく結果を産むのである。この法案が成立した時、それは、すべての健全者が、社会が、権力が、私に向かって「死ね」と言うことなのである」[40]。彼らが実際に皮膚感覚で「否定のまなざし」を受け取っていたことが、よく分かる。

『あゆみ』の同じ号には、一九七二年に「青い芝の会」が作成した優生保護法改正反対のビラ「「障害者」は殺されるのが当然か‼　優生保護法改正案に反対する」が収録されている。これは、多くの人たちの手に渡り、当時のウーマン・リブの女性たちにも手渡されて衝撃を与えたものである。その抜粋を紹介したい[41]。

（前略）

一昨年五月、横浜で起きた障害児殺しを追及していった我々が見たものは、障害者（児）の存在を認めようとしない、障害者が産れる事を「悪」とする「親」の姿でした。

現在の困難な状況下にあって障害者（児）を守り、育てていく事の大変さは身をもって判ります。しかし、ただそれだけで我々の存在を「悪」と考え抹殺していく、しかもそれが「障害者にとって幸せ」なんだと断言してはばからない「親」に代表される「健全者」のエゴイズムこそ、実は国家権力、或いは大資本勢力の策動を助挙する以外の何物でもない事を指摘しなければなりません。

（中略）

私達「障害者」も生きています。いや、生きたいのです。

事実、数多くの仲間達は苦しい生活の中を懸命に生きぬいています。

そして、その生き方の「幸」「不幸」は、およそ他人の言及すべき性質のものではない筈です。まして「不良な子孫」と言う名で胎内から抹殺し、しかもそれに「障害者の幸せ」なる大義名文《ママ》を付ける健全者のエゴイズムは断じて許せないのです。

市民のみなさん、学生、労働者のみなさん。

私達は「障害児」を胎内から抹殺し、「障害者」の存在を根本から否定する思想の上に成立つ

「優生保護法改正案」に断固反対します。(42)（後略）

ここには、当時の「青い芝の会」の主張が凝縮されている。障害者の存在が「悪」とされていること、それが親や国家や大資本に代表される「健全者のエゴイズム」であること、障害者の幸・不幸は他人が決めるものではないこと、障害者の幸せの名のもとに障害者を殺してはならないこと、障害を理由に中絶することは障害者の存在の否定につながること、これらの主張がぎっしりと詰まっている。

「青い芝の会」は、当時、優生保護法改悪反対運動に加わっていたウーマン・リブの団体や、新左翼系の団体と合流し、政府を相手に闘いを挑んだ。だが、まさにこのとき、「青い芝の会」は、産む産まないは女が決めると主張していたウーマン・リブと、対立することになる。一九七二年の日本の生命倫理のパラダイムの誕生と同時に、中絶をめぐる障害者と女性の対立という、日本の生命倫理史上最大の難問のひとつが登場したのである。

リブの女性たちは、「産む産まないは女の自由」と訴えた。ところが、その自由のなかには、経済的に苦しいから産まないことを選択するという自由だけではなく、胎児に障害があることが分かったときに障害を理由にして中絶する自由も論理的に含まれる。多くの親たちが、五体満足な子どもを欲しがっている現実のなかで、中絶の自由を訴えれば、そのなかに選別的中絶の自由もまた含まれてしまうことは明らかであった。

「青い芝の会」は、この点に危機感をつのらせた。女性たちが、「胎児の障害を理由にして中絶する自由」を結果的に含むような自由を主張しているのだとすれば、それは「障害者はこの社会に存在しない方がいい」とする健全者のエゴイズムそのものであり、「青い芝の会」としてはけっして許すわけにはいかない。「青い芝の会」は、リブの女性たちに対して、女性自身の中にある「健全者のエゴイズム」をどう考えるのかと、するどく迫ったのである。大阪「青い芝の会」の長谷川良夫は、当時を振り返って、「女性の中絶する自由を全面的に認めてしまうことは、障害児者そのものの存在を、過去未来にわたり否定することになってしまう。障害胎児の命を保護するためには、中絶全般にも強烈な問題提起を行なわなければならない」と考えたと述べている[43]。

「女性の中絶の自由（権利）のなかには、胎児の障害を理由にして中絶する自由（権利）までも含まれているのか」という問いかけは、リブの女性たちに重くのしかかった。

一九七三年四月二二日に「青い芝の会」神奈川県連合会が主催した「優生保護法改悪反対集会」には、「青い芝の会」をはじめとする障害者団体にくわえて、リブ新宿センターなどのウーマン・リブのグループや、反体制闘争をしていた諸団体が集結し、反対のアピールを行なった。

そのなかでも、七二年に「青い芝の会」から批判を受けた女性団体の「川崎婦人会議」は、きびしい自己批判の発言を行なっている。

　私達はまず自らが優生イデオロギーに侵され、障害者を差別抑圧して来た事をまずもって自己批判しなければならないと思います。（中略）

能率の論理に侵され早いものを美徳として来た私達、五体満足な子供を生みたいと思って来た私達、私達はまず自らの内なる優生イデオロギーと対決する事から始めなければならないと思います。（中略）

川崎駅頭でまいたビラは「青い芝」から、「健全者として今迄障害者を差別抑圧して来た自己を反省する視点に欠けている」と指摘されたのでした。（中略）そしてこの優生保護法を今迄存続する事を許して来たばかりではなく、女性が生きて行く為に必要であるかの様に考えて来た私達の健全者としての差別意識こそ変革して行かなければならないことに気がついたのでした。（中略）帝国主義がこの様に、健全者の障害者に対する差別意識を利用しようとしているこの時、私達健全者は何よりもまず、差別者としての自らを糾弾し変革する所から始めなければならないと思っています。(44)

障害児だったら中絶したいと考える「健全者のエゴイズム」を問い直せと、「青い芝の会」から迫られた川崎婦人会議の女性たちは、それを正面から受け止め、みずからの内部に潜んでいる「内なる優生イデオロギー」を自己批判し、それと対決し、自分自身を変革することを誓っている。そのうえで、「女性を子産み子育ての道具にする事を通じて家族制度を支え、天皇制を支える役割を女性に担そうとしている」国家に、闘いを挑もうとする。(45) これは、ウーマン・リブによる、もっとも真摯な受け止めのケースのひとつだったと言えるだろう。(46)

ウーマン・リブの拠点であったリブ新宿センターからは、米津知子が発言している。米津は下肢障害者でもある。米津は、自分が子供のころから、いかにして健全者のなかに紛れ込んで、健全者の女らしく振る舞おうと努力していたかを語り、まさに自分のその姿勢のなかにこそ障害者抹殺の思想と同じものが混入していたと述べる。そして、次のように言う。

確かに殺される側の障害者とそして殺す側の女と言うのはこの世の中で対立させられていると思うし、殺された者は自分に直接手を下した者に対して持って行く怒りは、私はそれは充分わかります。(中略)

だけれどもやはり殺された者と、そして殺させられてしまった者の怨みと言うのは、そうさせてしまった権力に対しての怒りの矢を向けると言う事でしかやはりつながって行けないものだろうし、(中略)女が殺したのだと言うところで女が糾弾されると言うのは、一面では正当だけれども、でもやっぱり何故女に障害児殺しをさせたのだと言うところで権力に対する怨みとして怒りとしてそれを向けて行って欲しいと言う気がします。私はそうして行きたいと思っています。(47)

米津は、障害者と女性は、実は、権力によって「対立させられている」のだと考える。障害児が「殺された」のだったら、殺した女性は「殺させられてしまった」のであり、障害者と女性は互いに対立するのではなく、われわれをそうさせてしまった権力に対してともに闘っていくべきではないかと訴えている。障害者と女性の対立というのは、権力によって仕掛けられた図式であり、表面上の対立を超えて両者は共闘できるという考え方が、ここにあらわれている[48]。

一九七三年六月三〇日・七月一日に、リブの女性たちは、「産める社会を！産みたい社会を！優生保護法改悪を阻止する全国集会」を開催した。このときに配られたビラは第三章で紹介したが、リブ新宿センターが中心となったスローガン「産める社会を！産みたい社会を！」が前面に押し出された集会となった。このスローガンが出てきた背景には、さきほど述べた「青い芝の会」からの問題提起を、女性たちが受け止めようとしたことがある。つまり、胎児が障害児であろうとなかろうと、女性たちが産めるような、産みたいような社会を作り上げていかねばならないと主張したのである。この路線で、リブは、障害者と共闘しようとしたのだ[49]。

リブ新宿センターは、一九七三年七月一〇日発行の『リブニュース』において、「堕胎の権利と「障害者」の解放は敵対しない」という見出しのもと、「産み育てる権利（＝堕胎の権利）の獲得とは、たとえ子供が「障害児」であっても、産みたければ産める社会的条件の獲得を根底にしたものでなければならないということだ。つまり、女が産む／産まぬの選択を真に主体化していくための権利の獲得は、本来、「障害者」解放と敵対するものでは決してない[50]」と書いている。運動論としては、この七三年七月の時点で、ひとつの方向性が示されたと言える。すなわち、女性と障害者は権力によって対立させられているのであるから、われわれは、われわれをそのような対立に追い込もうとする権力に対して、共に闘わなければならないという「女性と障害者の共闘パラダイム」が成立したのである。

これは、後の女性障害者たちの運動へと引き継がれていくことになる。だが、内なる優生思想と中絶の問題に、論理的な解決は与えられていない。このような状況のまま、議論は八〇年代以降へと持ち越されていくのである。

本章および第三章で詳しく見たように、一九七二年から七四年にかけて、ウーマン・リブの女性たちと、「青い芝の会」の障害者たちは、優生保護法改正に対して反対運動を繰り広げた。障害を理由にして中絶ができるようにするための「胎児条項」の導入についても、両者はともに反対した。女性の中絶の自由についての対立はあったものの、運動面では共闘したのである。

ここで、胎児が障害をもっていた場合の「選別的中絶」の合法化に対して、どのような理由でウーマン・リブと障害者が反対したのかを、まとめておきたい。というのも、当時の日本ではすでに中絶が認められていた。だとすると、中絶一般を肯定しておきながら、どうして選別的中絶にだけ反対するのかが、分かりづらいとされるからである。また、ナチの優生学とは異なって、障害をもった成人を殺すわけではなく、中絶可能とされている範囲の胎児を殺すわけだから、どうしてそれが悪いのかが分かりづらいとされるからである。(51) 以下の反対理由は、「優生思想」がなぜ悪いのかに対する彼らの答えにもなっている。

反対理由は、大きく三つに分けられる。

第一は、それが「障害者抹殺の思想」だからである。障害を理由にして胎児を中絶してよいと法律の条文に書くことは、障害者はこの世に生まれてこなくてもよいということを法のレベルで宣言することであり、「青い芝の会」のことばを使えば、「本来、あってはならない存在」だとあからさまに認めることになる。それは、健全者が、いま生きている障害者に対して「生まれてこなかったほうがよかったのに」という視線を浴びせ、そういう意識で接することを、裏側から補強することになる。その結果、「この子は生まれてこなかったほうがよかった」と言って親が障害児を殺したり、「お前らが生きているから社会によけいな負担が増えるのだ」という反感を障害者が受けるという事態が、さらに悪化するであろう。障害者に浴びせられる視線については、『あゆみ』のなかで、「青い芝の会」の障害者が、「だから、なるべく生まれて来ない方がいいんだと……。（中略）我々はずっと生まれてからそういう風に白い目で視られて来た訳だよ」[52]と語っている。障害者に浴びせられる「視線と無意識の態度」の問題は重要である。彼らが反対する理由は、（1）いま生きている障害者に直接の危害や差別がさらに加えられ、生活条件がさらに悪化するようになるからであり、（2）健全者からの間接的な「視線と無意識の態度」によって障害者たちの存在が心理的レベルで否定され、彼らを無力化するからである。この「無力化」こそ、七〇年代に彼らがもっとも主張したかったことだ。「無力化」が、ときとして人間を死にまで追いやってしまうほど深刻なダメージを与えるということは、最近の心的外傷研究によって明確になってきた。それは人間を自己否定へと追い込み、人間が自分の力で生きてゆこうとする意欲を、システマティックに奪ってゆく。「青い芝の会」は、この危険性を繰り返し訴えていたのである。生命倫理の文脈で「無力化」の危険性に注目したその先見性は、注目に値する。

第二の反対理由は、きちんと働いてものを生み出す「生産性」のない人間たちを、社会の重荷として切り捨てていくことになるからである。先天的な障害者だけではなく、後天的な障害者、高齢者、虚弱者など、生産性の乏しい弱者を次々と差別し、施設に隔離し、「お前たちは存在しないほうがいい」という「視線と無意識の態度」で彼らを追い込んでいくような社会が到来するからである。横塚晃一は、たとえ脳性マヒ者が社会からいなくなったとしても、優生思想の染み渡った社会は「本来、あってはならない存在」を次々と見つけてきて、彼らを順番に胎児の段階で抹殺し、そのような抹殺の運動は「この世に人間がたった一人になるまで続く」だろうという意味のことを述べている[53]。つまり、いったん「生まれてきてほしくない人間」というものを社会が認めてしまえば、「誰かを生まれてきてほしくない」と決めつけていく運動は、当初狙っていた人々の範囲を超えて自動的に拡大していき、最後には、あらゆる弱者の存在を否定するような社会になるというわけだ。その運動を押し進める力こそが、われわれすべての内にある「健全者のエゴイズム」である。そして差別していた健全者もまた、いずれその運動の餌食となっていく。

第三の反対理由は、胎児条項が立法化されることによって、女の身体が、「健康で生産性があり国家に貢献する子ども」を次々と生み出すような「子産み機械」とされてしまうからである（理由3a）。そして国家は、女の身体を通して「弱者への差別意識」を植え付ける。つまり、弱者である障害胎児を女の手によって抹殺させ、その行為を通じて人々のなかに「弱者への差別意識」を浸透させようとしている（理由3b）。もちろん表面上は、中絶するのもしないのも女の自由な自己決定にゆだねられるという形をとっている。しかしながら、障害児を産んだときにまったく困難なく育てることができる環境が保障されていないかぎり、女は自由な自己決定など実質的にはできない。だがそんな理想的な環境は到来していない。自由な自己決定にまかされているといいながら、実際には、女の選択肢はせばめられ、選別的中絶を行なう方向へとバイアスをかけられてしまうのである。こうやって、「自己決定の名のもとに」女は選別的中絶を選ぶように誘導されていく（理由３c）。それだけではない。障害胎児抹殺が糾弾されたときや、障害児への社会福祉が問われたときに、国家は、「女が自己決定したのだから」という理由で、その責任を女に押しつける。さらには「障害を理由にして」胎児を殺してしまったことの罪責感や負い目までをも、女にだけ押しつけるのである（理由３d）。こうやって、すべてのしわ寄せが、結局、女に押しつけられる構造になっているのだ。

これら三点が、ウーマン・リブの女性たちと「青い芝の会」の障害者たちが、一九七二年から七四年にかけて、選択的中絶と優生思想に反対して闘ったときの反対理由である。中絶が禁止されていた欧米では、この時期に、女性たちによる中絶の自由を求める運動が最高潮に達しようとしていた。中絶できる自由を女性に与えよというのが、彼らの運動目標であった。まさにその同じ時期に、日本では、すでに獲得していた中絶の自由は守りながらも、優生思想に基づいた中絶を「胎児条項」という形で合法化することへの反対運動が、女性と障害者の共闘によって進められていったのである。そして、女性と障害者の対立と共闘の中から、日本の生命倫理の思索と運動が、明瞭な姿をもって立ち上がってきたのであった。その生命倫理の基本事項として、「優生思想には問題がある。それは克服されねばならない」という合意事項が成立した。だが、その合意事項は、その後の圧倒的な生命科学技術の進展の前で、途方もない難問をかかえたまま立ちすくむことになる。

4　「内なる優生思想」は克服できるのか

一九八二年から八三年にかけての、第二次優生保護法改悪反対運動においても、女性と障害者たちは、七〇年代初頭と同じ反対理由で、改正派と闘った。ところが、一九七〇年年代末から、生命科学技術と生殖医療技術が新展開を迎える。一九七八年にイギリスで体外受精—胚移植による子どもが誕生する。と同時に、出生前診断の臨床応用が進み、胎児診断をした後の中絶を多くの女性たちが自分の意志によって行なうことができるようになった。胎児診断を受ける動機も、遺伝的な理由だけではなく、高齢出産によるダウン症の子どもの防止という理由が多くなってきた。

八〇年代を境に、問題を取り巻く状況が大きく変わりはじめた。それまでは、優生思想を広めたい国家が、自由な個人の選択を奪いにきたという言説が支配的であった。ところが、この頃から、一般市民が自発的に胎児診断を受診し、胎児に障害があった場合は中絶するという選択を行なうことそれ自体が問題なのではないか、という問いかけが始まるのである。いわゆる「自発的優生学」に対する問題意識の芽生えである。

斎藤千代は、一九八三年に発表した「見えない〈道〉」という画期的なエッセイにおいて、一九三

○年代以降の日本の優生法の立法の歴史を丹念に調べ、優生保護法成立の背景を明らかにした。彼女は、そこに、日本民族を優秀にしたいという為政者たちの願望と、精神病者や遺伝病者の数を減らしたいという医師・厚生省のもくろみを見る。しかし同時に、彼女は、そのような国家からの管理欲望を補完するような形で、われわれ国民のなかにも、同じような優生思想が潜んでいることを発見せざるを得なかった。

斎藤は言う。

「優生保護法の源流をたずねる旅の途中で、何度もくじけそうになった」と、私は最初に申しましたが、それは、調べれば調べるほど根強い、私たちの内側の〈優生〉思想に、いやでもつきあわなければならなかったからです。今日、GNP世界二位となった日本の高度成長も、まさしくこの意識があったからこそ可能だったと言えそうです。明治以来の「追いつけ追い越せ」意識を可能にするものとして、多くの日本人がとびついた〈優生学〉に、複雑な思いを抱かずにはいられません。(54)

私たちの内側の優生思想という難問に、斎藤は直面する。国家だけを仮想敵として糾弾していればよかった時代は、過ぎ去りつつあるのだ。敵は、われわれ自身の内面にもあるという事実を、どうすればいいのか。

小沢牧子は一九八七年の論文で、次のように言う。胎児に障害があったら中絶するのが当然という意識を、国家は、当事者に「自発的に」もたせるように仕掛けてくる。だから、女性たちはそれに対して闘わねばならない。

しかし実は、ことはそれほど単純ではない。なぜならば、産む性自体のなかに優生思想が侵入してくるという可能性を否定することができないからである。つまり、権力が「産め」「産むな」を選別する以前に、産む性自身がそれを先取りし、権力の意図を自らの意志として行使しようとする可能性を否定しえないのである。「内なる優生思想」と呼ばれているものがそれである。(55)

このようにして、一九七二年から七三年に登場した「内なる優生イデオロギー」の問いかけは、八〇年代に入って、さらにいっそう深刻な問題として関係者に受け止められていった。(56)すなわち、国家がわれわれに押しつけてくる優生思想だけが問題なのではなく、われわれ一人一人の内側にあってそれをサポートするような自発的な優生思想もまた問題だということである。というよりも、むしろ、この「内なる優生思想」こそが、いちばん手強い敵なのではないかということなのだ。なぜなら、それは、優生思想を強制してくる国家や政府それ自体の存在を、われわれの側から支えているものでもあるからだ。これについては、後にくわしく検討したい。

次に、女性と障害者の対立であるが、運動面においてはその後も共闘関係が続いた。八二年の反対運動のときにも、障害者から以前と同じような問題提起はあったが、話し合いによって解決された。その大きな理由は、障害をもった「女性障害者」たちが声を上げ、再生産についての女性の権利を主張することは、かならずしも障害者差別にはあたらないと主張したからである。というのも、女性の障害者たちは、「女性」と「障害者」両方の当事者であり、両者の言い分をもっともよく分かる位置にいた。彼女たちは、孕んだ胎児に障害があった場合、その対立をまっさきに抱え込まなくてはならない存在だったからである。

DPI（障害者インターナショナル）女性障害者ネットワークは、運動の中心的な役割を果たした。彼女たちが、一九九五年から九六年の第三次優生保護法改正劇のときに、厚生大臣に提出した「優生保護法、刑法堕胎罪の撤廃を求める要望書」には、八〇年代以降の女性障害者たちの主張が簡潔にまとめられている。

彼女たちは、要望書の中で、いままで女性と障害者のあいだに「長い間悲しい対立」があったと述べる。そのあとで次のように言う。

> しかしそのような対立を越えて、現在私たちは、女性が妊娠を継続するか否かを決定するのは女性の基本的人権のひとつであるという共通認識に至っています。また障害の有無によって生命が価値づけられるものではない、したがって女のからだを通して生命の質を管理することは許さない、という共通認識にも至っています。（中略）

行政の福祉政策の不備による情報とサポート体制のなさが、女性と障害者の対立をつくりあげてきたのです。社会福祉が充実し、差別のない社会が実現すれば、障害の有無は妊娠を継続するか否かの判断基準にはならないと、私たちは考えています。[57]

中絶は女性の基本的人権であるということ。障害の有無によって生命を価値づける優生思想は許されないこと。この二点において、障害者と女性は共通認識に立っていると言う。それを裏付けるかのように、七〇年代以降男性障害者主導で動いてきた「青い芝の会」もまた、一九九六年に出された「「優生保護法」完全撤廃を求める要望書」のなかで、次のように述べている。

私たちは、そのためには女性の性と生殖の管理に対しても反対するものであり、「優生保護法」が出生の質の管理をするものであり、刑法「堕胎罪」が量の管理であることから、障害者差別と女性差別を同時に解放しなければなりません。[58]

このように、「女性の中絶の権利を守ること」および「優生思想に反対すること」という二点において、一九七三年以降、障害者運動と女性運動は共闘してきたと言えるだろう。しかしながら、「女性の中絶の権利の中には、障害を理由とした中絶の権利が含まれるのではないか」という「青い芝の会」からの当初の問いかけに、理論的な解決が与えられていないことは、確認しておく必要がある。

ＤＰＩ女性障害者ネットワークの文章をていねいに読み解いていくと、その問いかけへの答えが、巧妙に避けられていることに気づく。彼女たちが主張するのは、「中絶が女性の基本的人権であること」「障害の有無によって生命が価値づけられるものではないこと」の二点である。では、胎児の障害を理由にして中絶する女性が実際にたくさんいるのだが（法律上は経済的理由となる）、彼女たちの中絶の権利は、基本的人権として保障されるのだろうか、それともされないのだろうか。

彼女たちは、この問いに正面から答えない。そのかわり、「社会福祉が充実し、差別のない社会が実現すれば」、女性たちは中絶するときに障害を理由として考えたりはしなくなるだろう、と答えるのである。要するに、そういう理想社会が到来すれば、女性たちは選別的中絶を選ばないだろうということだ。利光恵子も明言する。社会体制が整い、「女個人がそれほど頑張らなくても、障害児と共に生きて行ける社会であれば、障害児を産むことも躊躇なく選択できるに違いない」、と。(59)

誤解なきように弁明しておくが、私は、現状に即した運動論としては、これでいいと思う。障害児を躊躇なく産むことのできるような社会が来たら、どんなにかすばらしいだろう。本書もまた、実は、その可能性を探る試みのひとつなのである。それに間違いはない。

しかしながら、ＤＰＩ女性障害者ネットワークのこの回答では、当初の問いに正面から答えたことにはならないと言っているのである。

もう少し考えてみたい。「社会福祉が充実した、差別のない社会」は、そんなに簡単には訪れないであろう。だから、そのような理想社会が訪れるまでのあいだ、女性たちの何割かは、障害を事実上の理由にした胎児の中絶を、最終的に自己決定せざるをえないはずだ。そして、女性運動としては、彼女たちの選択を「女性の権利」行使として支持せざるをえないはずである。だとすれば、その時点で、「女性の中絶の権利の中には、障害を事実上の理由とした中絶の権利が含まれる」ことを追認したことになる。

では、そのような理想社会が訪れたあとは、どうなるのだろうか。その社会では、たしかに、障害児を育てることと、健全児を育てることのあいだに、差異がないような社会となる。だとすれば、障害をもった子どもを育てるのがたいへんだから中絶したいと考える女性は、ゼロになるかもしれない。だが、他の理由で障害児を中絶したいと考える女性までもゼロになるのだろうか。たとえば、○○障害のある子どもなんて、自分の子どもとして認めたくないという「親子のアイデンティティ」を理由にした中絶は、いくら社会福祉が充実し、差別のない社会が到来しても、絶滅しないはずだ。そのようなことを考える親にとって問題なのは、子育ての負担ではない。問題なのは、そんな子どもが私とつながりをもった子どもとして誕生するという不条理に耐えられないということなのである。それに耐えられないがゆえに、中絶を選ぶわけである。そして、この「親子のアイデンティティ」を崩されたくないという意識は、実は、選択的中絶を選択するときの心の深層部分にあるのではないかと私は考えている。たとえば、お手伝いさんを何十人も雇える裕福な人間は世界中にたくさんいるが、彼らの子どもが障害児であると分かったとき、彼らは全員、障害児をよろこんで産むだろうか。この話題については、拙論「無痛文明論」においてくわしく検討したので、参照していただきたい。(60)

横田弘も、同様の点を指摘している。彼によれば、親は、自分の過去と未来とを同時に子の中に見る。「己れの飽くなき願望と期待を子の可能性の中に見出そう」とする。そのとき、子は未来と己れとを繋ぐ「虹の橋」となる。しかし、障害児が生まれるということは、親と子をつなぐこの「虹の橋」が崩壊することを意味する。それは「己れの崩壊」であり、己れが信じてきたもの一切の崩壊である。(61)だから、そのような「己れの崩壊」を防ぐために、中絶を選択するケースがあり得るのである。横田がここで言わんとしていることが、私の言う「親子のアイデンティティ」と、その崩壊だ。

女性障害者の青海恵子も、この点に関しては、慎重な姿勢を示している。彼女は、まず、いまの社会が、障害児を産めるような社会に変わらねばならないと主張する。「だが、社会の条件が整えば、障害児だとわかっても安心して産めるものだろうか?」と問うのである。これに対して、彼女は答える。

どれほど制度的に社会福祉が充実しても、ここまでくれば大丈夫という規準はどこにもない。さらに、人々の意識のひだに優生思想がしみついているかぎり、そして、福祉というものが、強い立場にある者が弱い立場にある者を助けてやっているんだという思いあがりが残っているかぎり、障害（児）者は常に劣った存在であり、障害をもつことは恥ずべきことであり続けるだろう。(62)

青海は、いくら社会福祉が充実し、差別のない社会になったとしても、われわれの心の内面に「内なる優生思想」が存在しているかぎり、選別的中絶はなくならないと考えている。
以上のことを考慮すれば、社会福祉が充実した、差別のない社会においても、障害を事実上の理由にして中絶を最終的に自己決定する女性は存在するであろうと考えざるを得ない。その場合、その女性をサポートしようとするならば、「選別的中絶は女性の権利に含まれる」と主張せざるを得なくなると思われるのである。

私が注意をうながしたいのは、女性と障害者の対立という問題は、われわれが考えるよりもはるかに根深いものを含んでいるということだ。福本英子も、この対立について、共闘の関係を作る努力はされてきたが、いまだに女の自己決定権の問題は「乗りこえられていない」と述べている[(63)]。これは、生命倫理に対する生命学的アプローチが、正面から取り組んでいくべき大テーマである。たとえば、障害児をもったときにアイデンティティが崩壊するとすれば、それはなぜなのかについて熟考していく必要がある[(64)]。あるいは、社会福祉が充実した、差別のない社会が到来すれば、胎児が障害をもっているくらいでアイデンティティが崩壊するような人間はいなくなる、という可能性があるかもしれない。障害児を育てる環境整備がなされ、人手の問題が解決し、さらに人々のアイデンティティもまた大きく変容するようになった社会こそが、真に差別のない社会であると言えるかもしれない。たしかに、そのような超理想社会では、選別的中絶を選ぶ人は皆無になる可能性がある。だが、この推論にまちがいはないのか。われわれは、社会福祉の充実とアイデンティティ構造の変容の関係について、慎重かつ厳密に考えていかねばならない。以上の問題をそれ自体としてきちんと詰めておかないかぎり、障害児を躊躇なく選択できる社会への道も見つからないはずだからだ。

5　予防福祉論と障害者共生論

胎児の障害を理由とした中絶については、二つの考え方が正面衝突していることが分かる。ひとつは、一九七二年から「青い芝の会」とウーマン・リブによって主張されている考え方で、胎児の障害を理由とした中絶は「優生思想」のあらわれであるから、そのような中絶がなくなるような社会に変えていかなければならないというものである。これに対して、もうひとつの考え方は、障害をもった子どもはなるべく生まれてこないようにしつつ、それでも生まれてきた障害者に対しては手厚い社会福祉を行なえばいいというものである。これもまた、一九六〇年代末から、「不幸な子供の生まれない施策」や優生保護法改正論者たちによって主張されてきたものだ。

後者については、「青い芝の会」が一九七三年に厚生省に抗議に行ったとき、精神衛生課長がそのものずばりを発言している。

課長　「つまり病気を持っていてそしてですね、その病気がどうしても治らない、治らない場合にはどうしても治す方法を見つけなければいけないだろう。こういう風な人が生まれない様にする、生まれた人については全力をあげてこれを治す治療方法を考える。治す。その前には生まれない様にする、言う事、この二つの事だろうと思います」。
横田　「はい」。
課長　「生まれて来た方については全力をあげて治療し、リハビリテーションへ行く、しかしその前の段階では出来るだけ医学的にこれを予防する方法を八方考える。これは医学の問題です。こういう風な……」。(65)

まずは障害児が生まれてこないように予防し、生まれてきたら保護する。まさにリハビリテーションの視点からの発想である。この「近代的」な考え方は、現代社会においては、とても受け容れられやすいものであろう。玉井真理子は、これを「ダブルスタンダード」と呼んでいる。(66)これに対して、「青い芝の会」やウーマン・リブのような「平等主義」寄りの考え方は、理想的すぎるとして、現代社会ではなかなか受け容れられにくいのではないかと思われる。

この二つの考え方は、一九七〇年代から八〇年代の生命倫理の議論をへて、それぞれさらに洗練されたものとなった。まず、中絶それ自体は、最終的には「女性の自己決定権」として認められるべきだという考え方が一般的になった。予防や「胎児条項」を主張する側も、中絶についての「女性の自己決定権」を認めるようになってきた。次に、障害をもった胎児を中絶するかどうかは、国が強制するべきことではなく、個人の選択にまかせるべきことであるという考え方が、当然のこととみなされるようになった。予防や「胎児条項」を主張する側も、強制的な言い方（たとえば七二年の「日本民族改造論」）は控えるようになり、リベラルな表現をするようになった。
その結果、次にまとめるような、二種類のソフィスティケートされた立場が、いまわれわれの目の前に置かれているのである。

A「予防福祉論」
障害を理由に中絶するかどうかは、あくまで個人の自発的な選択にゆだねる。出生前診断や選択的中絶を受けたい人には、そのためのサービスを提供する。選択的中絶を受ける前と後にカウンセリングを行ない、女性の心のケアをサポートする。その結果として、生まれてくる障害児の数が減ることを期待する。産む選択をする者に対しては、障害児を産み育てることをサポートする。生まれてきた障害児については、社会福祉サービスを行ない、彼らへの差別が起きないような制度を整える。

B「障害者共生論」
胎児の障害を考慮した中絶を女性が行なっても、罪に問われるべきではない。しかし、女性が選別的中絶をしてしまうのは、この社会が、障害児を産み育てることをサポートしていないからである。もし社会福祉が行き渡り、障害者への差別がなくなり、障害児を産み育てることに特別の負担を感じなくてもよくなれば、女性は選別的中絶を事実上選択しないであろう。だから、いま必要なのは、選別的中絶を選ばなくてもよいような社会へと変えていくことである。生まれてくる障害児の数は減る必要はない。障害者も含めた、多様な人間が共生する社会が望ましい。

いま、われわれは、この二つの考え方のあいだで、どのような道を選択すればいいのかという岐路に立たされている。この二つに関する論点を網羅することは不可能なので、主要なものにかぎって、以下考えていきたい。

まずA「予防福祉論」について。

一九九〇年代に入って、いわゆる「自発的優生学 voluntary eugenics」の可能性が語られるようになった。従来の優生学は、国家が国民の生殖に強制的に介入してくることを意味していた。しかし、選択的中絶や遺伝子治療などを、個人の自発的な意志によって選んでいくことが可能になってきた。自由主義社会のなかで、多くの個人が、生まれてくる子どもの生命の選別を「自発的に」行なってゆけばどうなるのか。社会全体としては、強制的な「優生学」を行なったときと同じような結果になるのではないか。これらの問題提起は、現代社会と生命科学の関係の本質を鋭くえぐっている。(67)

予防福祉論は、このような「自発的優生学」を肯定する。生命の選択を行ないたい個人はそれを行ない、行ないたくない個人はそれを強制されない。その結果として、社会全体で障害児の出生予防と障害者福祉が進んでいけばいいとするのである。さらに、国家によって強制された優生学は認めるべきではないが、個人が自分自身の判断によって行使する「優生思想」的な行為を禁止することはできないとする。つまり、個人が心の中にもつ「内なる優生思想」は、人間の当然の欲望として認めていいのではないかと考えるのである。

これに対しては、一九七〇年代の「青い芝の会」とウーマン・リブによる反論が、ほとんどそのまま当てはまると考えられる（第3節参照）。

すなわち、第一に、「障害者は存在しないほうがいい」という意識が社会に広がることになり、いま生きている障害者に直接の危害や差別がさらに加えられ、生活条件がさらに悪化するようになる。そして、健全者からの間接的な「視線と無意識の態度」によって障害者たちの存在が心理的レベルで否定され、彼らを無力化する。第二に、障害者だけではなく、生産性のない弱者を追い詰め、差別していくことになり、彼らもまた無力化される。弱者の枠も拡大していく。第三に、女が健康な子どもを産むための子産み機械とされ、女の身体を通して弱者への差別意識を浸透させられ、障害児を産み育てる環境が整っていない現状では、「自己決定の名のもとに」選択的中絶へと女は誘導され、罪責感までをも背負わされる。

したがって、いくら個人の自発的な選択にもとづいたものであっても、それをサポートすることは、障害者や女性を差別し、いっそう生きにくくさせることでしかないという反論である。

これに対して、予防福祉論は次のように再反論するだろう。

障害者や女性からの反論は、「障害児を選択的中絶することが、必然的に、いま生きている障害者への態度へと反映する」という前提に立っている。障害児を中絶するような人は、いま生きている障害者をも差別するだろう、というわけである。しかし、その前提は、ほんとうに正しいのか。障害児の出生予防と、いま生きている障害者への福祉とを、きっちりと分割して考え、行動することは可能ではないのか。それこそが「生命倫理」ではないのか。

女性の抱える問題について言えば、障害児がもし生まれたときに、負担なく産み育てることのできるような社会をめざすのは、われわれも同じである。そのうえで、選択的中絶を行なう選択肢をも用意しておきたいのである、と。

これに対して、女性や障害者たちは、言うかもしれない。人間は、「内なる優生思想」と、社会での行動様式を、きっちりと分離できるほど賢くはない。たとえば、家の中で妻を女中のように使っている男は、会社に行っても必然的にセクハラを繰り返す。私的領域における女の搾取がなくならないかぎり、公領域における性差別もなくならない。優生思想もまたこれと同じなのだ、と。

たしかに、この地点にひとつの大問題が存在している。これを、どう考えていけばいいのだろうか。

では、Ｂ「障害者共生論」について。

これは、一九七〇年代に成立した日本の生命倫理の基本思想を引き継ぐものである。優生思想は、いかなる形をとるものであれ克服すべきものであり、われわれは障害者や弱者にやさしい社会を作り上げていくべきであるとする。とくに「内なる優生思想」は、われわれが絶えず闘っていくべき敵である。

これに対しては、次のような反論があるだろう。

たしかに、現状では、障害児を産み育てるためのサポートシステムが完備してはいない。それは、今後の努力によって、達成させねばならない。そのことは認める。しかし、女性やカップルが、「こんな現状では、障害のある子どもは産めないから中絶する」と言ったときに、それを禁止する権利が誰にあるのか。彼らが自発的に出生前診断を受診し、必要な場合は中絶を行なうことを、禁止する権利が誰にあるのか。女性やカップルが、「どんな子どもを生むのかを選択する権利」を主張したときに、それを否定できるのか。

もし仮に、障害児を産み育てることに、まったく特別な負担がないような社会が到来したとする。そのときはじめて、青海恵子の言うように、「産む選択と産まない選択」は等価になる。[68] だが、そのような社会が来たときに、女性やカップルが「私たちは個人的な趣味として五体満足な子が欲しい」と主張したとしたら、どうするのか。そして、それがその社会のマジョリティの反応だったら、どうするのか。

さらに、障害児の出生を減らさないというのなら、障害児を産み育てるための費用をいったい誰が負担するのか。中途障害者や高齢障害者が激増するであろう今後の高齢社会において、先天的な障害者までをも税金でカバーすることは大きな負担となるだろう。障害児はなるべく生まれないようにしたうえで、いま生きている障害者の福祉に予算と人手を回すことこそが、倫理的なのではないのか。フェミニズムは中絶一般について、まだ生まれていない胎児よりも、いま生きている女性のほうを優先するべきだと主張してきた。それと同じ考え方を、障害胎児と障害者についても適用するべきではないのか、と。

実際、アメリカのカリフォルニア州では、胎児の障害を推定するトリプルマーカーテストについて、妊婦全員に説明することが義務づけられている。その根拠のひとつとして経済問題がある。また、アメリカでは、障害があると分かったうえで中絶しなかった場合には、政府も民間団体も医療費の支払いを拒否できるようになった。このようなシビアな現実が、世界中に広がる可能性がある。(69)

これらに対して、障害者共生論は再反論するだろう。

女性や障害者は、選別的中絶を自己決定すると言うが、それは、ほかの選択肢が用意されていないから、仕方なく中絶を選んでいるだけのことである。仕方なく選ばされていることを、あたかも「自己決定」であるかのように表現するのはおかしい。もし、ほんとうに、障害児を中絶する権利を自発的に主張する女性やカップルがいたならば、われわれは、彼らに対して、「あなたたちの行為の一つ一つが、いま生きている障害者や弱者への差別にどのくらい加担することになるのかを、考えてみてほしい」と問いかけていくだろう。

経済的問題については、たしかにそれは負担を増大させることにつながるだろうが、大きな負担をみんなで等しく分かち持つような社会こそが、真の福祉社会ではないのか。自分だけが楽をしようとするのではなく、世話や介護を分かち持つような「ささえあい」の社会へと、われわれは変わっていかなければならない。社会格差を認める政策はまちがっている、と主張することができる。

このような主張に対して、予防福祉論から、さらなる疑問が出されるかもしれない。以上のような応酬は、ある特定の論点のまわりを巡っているように思われる。ここで、私がこだわりたいのは次の二点である。

(1) 障害を理由に中絶することと、いま生きている障害者を差別することは、ほんとうにひとりの人間の中で切り離せるのかという問題。

(2) 胎児に障害がある場合は産みたくないという女性あるいはカップルを、「内なる優生思想」の持ち主だとして糾弾することができるのかという問題。

まず最初の問いに対しては、森村進が、「論理的には、重い障害を持った子の出生を避ける方がよいという判断と、現実に障害を持って産まれてきた人々への尊重と配慮は両立するものである」と述べている。(70) しかし、論理的には両立するものが、現実社会においてもまた両立するとはかぎらない。この問題に関しては人間論的に考えなければならない。

第二の問いに関しては、立岩真也が、『私的所有論』において、生まれる子どもは障害者ではないほうがいいという親の「趣味」は、ほんとうに「良い趣味なのか」と問うていくことができると述べている。そして、「生まれてくる生命の選択をしない」という選択があるということ、その選択のもとで充実して生きている人々がいるという事実を、それらの人々に投げかけていくべきだと示唆している。(71) この方向性はあり得ると私も思う。これら二つの問いについて、次節でさらに考えてみたい。

6　選択的中絶のほんとうの問題点とは

議論を進める前に、「優生思想」についてもう一度考えておく。

私は「中核的な優生思想」を次のように定義した。「優生思想とは、生まれてきてほしい人間の生命と、そうでないものとを区別し、生まれてきてほしくない人間の生命は人工的に生まれないようにしてもかまわないとする考え方のことである」。この文章は、前半と後半に分かれている。前半は、望ましい生命とそうでないものとを区別すること、すなわち「生命の線引き」である。後半は、生まれてきてほしくない生命を誕生させないことである。したがって、中核的な優生思想とは、「生命の線引き」と「生まれてきてほしくない生命を誕生させないという考え方」を合体させる思想のことなのである。

ところで、「優生思想」は悪くないとする反論がある。われわれは病気になったり障害を持ったりするときに、治療やリハビリによってそれを治そうとする。このような医療行為を、優生思想だと言って批判できないはずだ。だとしたら、選択的中絶もまた優生思想だと言って批判できないはずである、と。たとえば、ピーター・シンガーは、〈われわれが「重度の障害のある子どもを持たないように努める」とき、われわれは生命に上下の区別を付けているのだ〉という意見に反論して、そのような区別は必要かつ適切なものだと述べる。なぜなら、「そう論じなければ、足を折っても治すべきではないということになってしまう」からだ。[72] このように、シンガーは、選択的中絶や不妊手術と、折れた足の治療を同次元でとらえている。

この反論が成立しないことを確認するために、人間の生命の質を配慮する四つの異なった立場を整理してみたい。

（1）まず最初は、「自分自身」の身体の治療についてである。自分の身体が事故などによって障害を受けたり、足が折れたり、あるいは病気になったりしたときに、治療やリハビリによって、元の健康な状態に戻そうとするケースである。病気にならないように、感染予防をしたり、健康の自己管理をすることも含まれるであろう。角膜の手術や成長ホルモン投与などによって、自分の身体能力を増強することも、含まれる。美容整形もここに入る。

これは、この「自分自身」の生命の質が悪化しないように、あるいは改善されるように配慮することである。現代社会では、このような試みは、他人に被害を及ぼしたり、公共の秩序を破壊したり、他人の犠牲を要求したりしないかぎり許されるし、非難されないのが普通である。（将来、自己改造の程度が激しくなったときに、大きな倫理問題となるであろう。）

（2）第二は、妊婦の胎内にいる、「自分とは異なった存在」の生命の質を操作することである。たとえば、お腹のなかの子どもが病気や障害にかからないように、女性が自分の身体を自己管理することがある。胎児の病気予防のために、妊婦が酒やタバコをやめたり、薬を飲むのをやめたり、ストレスのたまる仕事をやめたりする。これは、自分自身の治療や自分のための自己管理をするのではなく、妊婦の胎内にいる、「自分とは異なった存在」の生命の質が悪化しないように配慮することである。これについては、現代社会ではほとんど非難されることはないであろう。

さらに積極的な胎児の生命の質の操作として、胎児治療があげられる。お腹のなかにいる自分の子どもが病気になったときにそれを治療したり、胎児の病気や奇形を治療することを指す。胎児治療はまだほとんど開発されていないが、いずれ近い将来には続々と可能になるだろう。さらにヒトゲノム計画と遺伝子治療技術の進展によって、胎児の遺伝子を親の望むように改造する医療の可能性が、語られている。子どもの目の色を希望のものに変えたり、頭をよくしたりする増進的医療についても、自由主義の社会では認められるべきだとする意見が生命倫理学者から出されている（後述）。

（3）第三は、障害児が生まれる危険性があるから、あえて子どもを作らないという行為である。たとえば、高齢出産ではダウン症の子どもが生まれる可能性が高いと言われている。高齢の女性やカップルが、ダウン症の子どもが生まれるのはいやだからという理由で、性交渉を控えたり、避妊を徹底したり、不妊手術をすることがある。不妊手術については、経済的理由にすれば事実上どんな場合でも可能となる。これは、障害をもった子どもをこの世に出現させないという選択だ。すなわち、障害をもった胎児の「存在出現拒否」である。これは、障害をもつ胎児が出現する〈その前〉に、手を打っておこうということだ。

一九世紀終わりから二〇世紀半ばにかけて猛威をふるった優生学も、このタイプである。すなわち、精神障害者などが「劣悪」な子どもを次々と産んだら、民族の質が低下する。それを防ぐために、彼らが断種（不妊手術）をすることを許可して、子どもを産ませないようにしようとしたのである。障害児が生まれる可能性が高いから、不妊手術をして、子どもを産めなくさせるのだ。

（4）第四が、胎児の障害を理由にして中絶する行為である。これは、いったん女性の子宮の中に存在をはじめてしまった胎児を、あとから破壊することだ。受精卵診断によって、障害をもった受精卵を廃棄する場合も、ここに入る。ここでは、障害をもった胎児の「存在抹消」がなされる。この点が、右の二つと決定的に異なる。（2）の場合は、胎児の病気や奇形を治療したり予防したりするだけであって、当の胎児は生存を続ける。（3）の場合は、胎児がそもそも出現しないようにあらかじめ手が打たれる。（4）の場合は、いったん生存をはじめた胎児の存在が、強制的に中断させられてしまう。

この「存在抹消」というファクターが付け加わっている点において、この四番目のケースはまさに独特の重い意味をもってしまうのだ[73]。もし親が出生前診断を受けていたら私は存在していなかっただろうと語る障害者がいるが、その不安は、この「存在抹消」に対する割り切れなさの表現なのである。

この四つのカテゴリーを、表のようにまとめてみたい。

生命の質の配慮の分類	本質	背景にある思想
1　自分の身体の治療／健康や能力の増進	自己改造	健康増進思想
2　胎児や受精卵の治療／健康や能力の増進	胎児の生命操作	拡張された優生思想（＝新優生学）
3　障害のある胎児や受精卵を作らない	胎児の存在出現拒否	中核的な意味での優生思想（＝旧優生学）
4　障害のある胎児や受精卵を中絶・廃棄する	胎児の存在抹消	中核的な意味での優生思想（＝旧優生学）

最初に述べたような「優生思想は悪くない」という反論は、この四つの次元を混同した暴論である。シンガーの議論も、折れた足の治療という（1）の次元と、（4）あるいは（3）の次元を混同している。

本章では、（3）と（4）を「中核的な意味での優生思想」と定義した。われわれは、まずこの古典的な優生思想について、詳しく検討してみなければならない。これに対して（2）は、いわば「拡張された優生思想」である。生まれてくる子どもの生命の質を低下させるのを防いだり、遺伝子操作によって増進したりするからである。ただし「拡張された優生思想」の中心部に、胎児の存在抹消があるわけではない。それを結果的に引き起こすかもしれないことは考慮されていても、存在抹消が前提となるわけではない。「拡張された優生思想」の中に、胎児の存在出現拒否があるかどうかについては、生命操作によって胎児の性質が変えられてしまうのだから、それがあるとも考えられる。微妙な点である。（1）については、それを「優生思想」ということばで呼ぶべきではない。そこにあるのは、自分自身に適用された「健康増進思想 healthism」であろう。これらの概念を、きちんと分離しておかねばならない。なお、（2）を中心とした優生学は「新優生学」と呼ばれている。これに対して、（3）（4）を中心とした優生学のことをここでは「旧優生学」と呼んでおくことにしたい。

次に、議論の対立の次元についても整理しておく必要がある。日本の選択的中絶の議論において、法的な論点となってきたのは、「胎児条項」を法律に組み込むか否かという一点である。予防福祉論に立つ者の多くは胎児条項を組み入れたいと主張してきた。これに対して、障害者共生論に立つ者は胎児条項に反対してきた。ただし、胎児条項に反対する者も、障害を事実上の理由として中絶することを法的に禁止すべきだとは言っていない。障害が本当の理由だとしても、それを別の理由、たとえば経済的理由だということにして中絶する道は残しておくと言うのである。したがって、女性にとっては、胎児条項があろうがなかろうが、事実上どちらでも障害胎児の中絶をすることができる。すなわち、法的な次元において争われているのは、いわば「胎児条項」というものの「象徴的意味」なのである。それが法律の条文として明記されることによって、「障害児は生まれてこないほうがよい」という偏見が、より補強されてしまう、ということを反対者たちは拒んでいるのだ。法律には、社会規範の宣言という機能がある以上、この「象徴的意味」の問題を軽視することはできない。

もうひとつの次元が、倫理的な次元である。そこでは、法律で禁止されていないことであっても、それをあからさまに肯定していいのか、道義上糾弾すべきではないのか、ということが論点となり得る。以下の議論の多くは、この倫理的な次元のものである。それは、事の善悪、正邪にとどまらず、限界を背負ったわれわれがどのように生きればいいのかという「生き方」の問題までもが問われるような次元なのである。この意味では、単なる倫理を超えて、生命学にまで踏み込む次元だとも言えるだろう。

さて、これらのことを前提として、まず第四のカテゴリーである「選択的中絶」について詳しく考えてみたい。なぜなら、ここに、優生思想の主要な論点が集約されているからである。とくに、女性やカップルが自発的に決定した選択的中絶を、われわれが肯定していいのかどうかについて考えたい。そのあとで、第三と第二のカテゴリーについて考える（第10節以降）。

選択的中絶に関しては、すでに述べたような、きわめて多くの論点が錯綜している。前節で述べた二つの論点に議論を集中させよう。

（1）障害を理由に中絶することと、いま生きている障害者を差別することは、ほんとうにひとりの人間の中で切り離せるのかという問題。

（2）胎児に障害がある場合は産みたくないという女性あるいはカップルを、「内なる優生思想」の持ち主だとして糾弾することができるのかという問題。

回り道になるかもしれないが、まず、次のことに注目したい。それは、選択的中絶に賛同する者も、反対する者も、「障害児を特別の苦労なく産み育てることのできるように、環境を整備するべきである」という点では一致しているということである。この点に関しては、両者ともに異論はない。

だとすれば、将来訪れると期待される、障害児を特別の苦労なく産み育てることのできる環境が整備された社会において、選択的中絶はどう倫理的に評価されるべきか、ということを考えてみることが有益である。なぜなら、現状での選択的中絶を肯定する意見の中には、「今の社会状況があまりにもひどいから選択的中絶はやむを得ないが、選択的中絶それ自体にはそもそも問題がある」という考え方と、「状況の如何に関わらず選択的中絶に問題はない」という考え方が混ざっていると思われるからだ。この二つを分離することが重要である。

では、その問いに、どう答えるか。

私は、そのような社会が到来したとしても、やはり選択的中絶には本質的な問題があると思う。なぜなら、そのような社会においてもまた、選択的中絶は、（1）現に生きている弱者を無力化することにつながるし、（2）何の条件も付けられずに存在する安心とよろこびを、系統的に奪い去っていくことになるからである。

順番に説明したい。まず、選択的中絶が広く行なわれるような社会では、われわれが不可避的に発してしまう否定的な「視線と無意識の態度」によって、現に生きている障害者などの弱者の生きにくさが増大し、その結果、彼らは自己肯定して生きるための気力を失い、無力化させられる。

というのも、そのような社会では、出生前診断を受けて胎児の生命の質を検査し、障害を持っていることが判明したら中絶するということを、われわれの多くが自覚的に選択するわけである。ということは、ダウン症や二分脊椎症などの障害をもった子どもは生まれてきてほしくないと、われわれ自身が考えていることになる。そのような社会において、現に生活している障害者たちを、われわれは一体どのような視線で眺めるのであろうか。

人間論的に考えた場合、「障害をもった子どもは生まれてきてほしくない」という理由で選択的中絶を選択する人が、現に生活している障害者を見たときに、「こんな障害をもって生まれてこなければよかったのに」と思わないわけはない。その人の心の中の考えは、目の前の障害者に対する否定的な「視線や無意識の態度」となって表に現われてくる。表面的な配慮ある言葉遣いとは裏腹の、その人の心の中の本音を、敏感な障害者たちは察知する。障害者たちは、自分たちが「生まれてこないほうがよかったのに」とみなされていることを、何度も繰り返し思い知ることになる。そうやって、彼らは、自己肯定して生きるための気力を徐々に失い、無力化させられていくのである。もちろん、現在でも、障害者たちはわれわれの視線によっていやというほど無力化させられている。出生前診断と選択的中絶がいまよりも一般化する社会では、その度合いがさらに進行する。

「障害を理由に中絶することと、いま生きている障害者を差別することは、ほんとうにひとりの人間の中で切り離せるのか」という問題については、私は切り離せないと考える。内面の思想と、外面にあらわれる「視線や無意識の態度」を切り離すのは不可能である。たとえ論理的には可能であっても、実際の日常生活においてそれを切り離すのは不可能だ。人間の内面は、外面へと滲み出るとするのが、人間論的な洞察である。そして、この非言語的な次元から発せられるメッセージが、弱者を深いところで傷つけ、無力化する。

そのような社会では、「自分の子どもに障害がある場合は中絶しよう」とか「障害者は生まれてこないほうがよい」と思っている人々に、障害者たちが介護されたり、サービスを受けたりする機会が増えるのだ。自分は他人の世話になって生きてもいいのだろうかと気にしながらも、自己肯定して生きていこうとしている障害者たちに、介護者たちの否定的な視線と無意識の態度が、どのくらいの屈辱感を与えるのか想像してみてほしい。これは、現時点においてもすでに生じている事態である。

社会環境がいくら改善されようとも、選択的中絶は、この問題を本質的にはらんでいる。自己肯定して生きていく気力が削がれ、無力化されるのは、なにも障害者に限ったことではない。「きみのような人は生まれないほうがよかったのに」という視線と無意識の態度にさらされるターゲットは、いくらでも拡大し得る。その社会においてお荷物だとみなされたり、異様だとみなされる人間なら、だれでも餌食となり得るだろう。その基準は定まっておらず、恣意的に決められる。まさに、明日は我が身なのである。

さて、第二に、選択的中絶が広く行なわれるような社会では、何の条件も付けられずに存在する安心とよろこびが、系統的に奪い去られていく。

たとえば先天性障害者がよく表明する意見に次のようなものがある。「もし、自分の親が、現在のような進んだ出生前診断を受けていたならば、私はこの世に生まれてこなかったであろう」。つまり、自分は親によって「要らない」と判断され、中絶されていただろうということだ。あるいは「もし自分の先天的障害がもっと重いものであったならば、私はこの世に生まれてこなかったであろう」。こういう考えが先天的障害の子どものこころに浮かんだときに、その子どもは親とのあいだに信頼関係を結べるであろうか。自分の親は、自分を産んだことを後悔しているのではないか。自分の障害がもっとひどかったなら、親は私を殺すことを選択していたのではないか。そういう疑念が湧いてきたとき、子どもは親に対する信頼を失い、親からの愛情というものを疑うかもしれない。そして、この自分の存在が無条件に許されたのではなく、〈ある条件のもとではじめて〉自分の存在が許されたのだという感覚を抱くようになるだろう。そのような感覚を抱いた子どもは、果たして、みずからの存在や生を肯定することができるだろうか。

これは、なにも先天的障害児にのみ当てはまることではない。

たとえば、すべての妊婦が出生前診断を受けるような社会が到来したとしよう。そういう社会では、生まれてきたすべての子どもは、「親がこの自分の生命の質を吟味してOKを出したから自分は存在を許されているのだ」という感覚、すなわち「自分の生命にかんする、ある価値判断がクリアーされたから、自分の存在は許されたのだ」という根本感覚を抱いたまま生きなくてはならなくなる。この根本感覚は、一方において「自分は選ばれた人間なのだ」という選民的優越感をもたらすかもしれないが、他方において「自分の存在は無条件に祝福されたわけではないのだ」という存在不安をもたらす危険性をはらんでいる。

つまり、選択的中絶や、受精卵診断と廃棄のような技術が常識となった社会において、すべての子どもたちは、みずからの存在が無条件に許され、祝福されたわけではないという根本的な意識を抱きながら生きなければならなくなる。これは、「自分の存在は人々によって無条件に許され、祝福されたのだ」という自己肯定感覚を得ることのできないまま成人する人間が、社会にあふれることを意味している。私はこれを、「愛の確信」の喪失の危機と捉え、選択的中絶がはらむ最大の問題だと述べたことがある（「無痛文明論（2）」(74)）。

ここでは、さらに別の語り方をしよう。

選択的中絶の第二の問題点は、「私は無条件に存在を許されたのだ」という安心感やよろこびを、系統的に社会から奪い去っていくことにある。われわれが選択的中絶を選び取ったり、あるいはそれを将来の現実的な選択肢として考えながら生きているとき、われわれは、「無条件に存在を許されたのだ」という安心感やよろこびを人々から奪い取っていく営みに、いまここで加担しているのである。

その安心感とは、人間がこの社会で生きていくための基盤となるものであり、人間の存在を基盤で支えているところの、世界と社会に対する信頼のようなものである。ひとことで言えば、「たとえ知的に劣っていようが、醜かろうが、障害があろうが、私の〈存在〉だけは平等に世界に迎え入れられたはずだし、たとえ成功しようと、失敗しようと、よぼよぼの老人になろうと、私の〈存在〉だけは平等に世界に迎え入れられ続けていると確信できる」という安心感である。もちろん醜ければ、外見を重視する人からは好かれないかもしれないが、しかしけっして自分の〈存在〉が否定されたり消去されたりすることはない、という安心感である。私がどんな人間であったにせよ、「生まれてこなかったほうがよかったのに」とか、「いなくなっちゃえばいいのに」という視線で見られることはないし、そういう態度で扱われないという安心感だ。これは、人がこの社会で正気を保っていられるための生の基盤だ。私はこれを「根源的な安心感」と呼びたい。この「根源的な安心感」の上に立ってはじめて、人は社会の中で自己実現へと歩んでいけるのだ。

選択的中絶とは、この「根源的な安心感」を、その根底から浸食しようとする思想と行動である。「人は、そもそも何かの条件をクリアーしたからこそ、存在を許されたのだし、何かの条件をクリアーしているから、いま存在を許されているのだ」という感覚を社会にさらに蔓延させ、人は無条件に存在していてもいいのだという感覚を背後から破壊してゆく。いわゆる「無条件の承認」「無条件の肯定」というものを、社会から駆逐してゆく。この点が、選択的中絶が本質的にはらんでいる最大の問題なのである。生命倫理学において、この点が強調されることは少なかった。私は、この点を重ねて強調したい。選択的中絶だけがこの「根源的な安心感」を浸食するわけではないし、このような事態がいま突然始まったわけでもない。「根源的な安心感」を奪われた人間は、昔からいた。人間の歴史は、この問題との格闘の歴史である。私が強調したいのは、選択的中絶という思想と行動の核心部分に、まさにこの問題点が潜んでいるということ、そして、選択的中絶の推進は、根源的な安心感を喪失した人間の数をさらに増大させることにつながるということである。

少なくとも以上の二点において、選択的中絶は、本質的な問題をかかえていると言うことができる。障害児を産み育てることに特別な負担がないような社会で、女性あるいはカップルが自発的に選び取った選択的中絶であったとしても、これら二つの問題点からは逃げられないのである。

7　女性には障害胎児を殺す権利があるのか

では、選択的中絶は禁止すべきなのだろうか。

すでに述べたように、七〇年代以降の「青い芝の会」の障害者とフェミニズムは、「胎児条項」を法律の条文に載せることには、徹底して反対してきた。それは、「胎児条項」という条文のもつ「象徴的意味」をめぐる戦いであった。したがって、彼らは、選択的中絶は〈法律の条文の次元においては〉禁止すべきだと主張してきたことになる。

では、実際問題としてはどうかと言えば、胎児に障害があった場合に、女性が他の理由（たとえば経済的理由による母体の健康への被害）によって中絶することが可能である。だが、そういうやり方の是非について、フェミニズムはさほど多くを語らなかった。「青い芝の会」は、いかなる理由にせよ、障害のある胎児を中絶することには難色を示した。この点に関しては、両者に意見の不一致が見られる。政治的な次元での共闘の陰に隠されて、この問題は突き詰めて考えられなかったと言える。

いずれにせよ、法律の条文では選択的中絶は禁止しておきながら、実際にはいくらでも障害を理由とした中絶ができるわけであり、典型的なダブルスタンダードではないかという疑問がわいてくる。この点を、どう考えればいいのだろうか。

少しアングルを変えて、まず、以前に出てきた論点、すなわち、女性あるいはカップルが胎児の障害を理由にして中絶する「権利」を主張したときに、われわれはどう対応すればいいかという問題について考えてみる。彼らが、国家や、親戚などからの圧力なしに、その主張をしてきたときに、それを禁止する根拠があるだろうか。もちろん、合法中絶期間内である。彼らは、必要なカウンセリングや、障害児を育てることについての情報提供も受けているとする。もちろん、本人が気づかないうちに、周りからの圧力はかならずかかっているという切り返しは可能だろう。しかし、その反論にも関わらず、彼らが再度、それでもかまわないから中絶したいと主張するとき、どうすればいいのか。

結論から言えば、私は次のように考えたい。

まず、法律の次元では、「障害が理由である」ことを明言して（＝書類に理由として書いて）中絶を行なうことは禁止する。つまり「胎児条項」は採用しない。しかしながら、「障害が理由である」ことを明言しない場合、その中絶を禁止することはできないことにする。これは、現行法の扱いと同じである。すなわち、「障害が理由である」ことを明言しない場合、彼らには中絶の「権利」があるということだ。誰もそれを止めることはできない。

次に、倫理の次元では、胎児に障害があることを実質的な理由として中絶を行なうことは、先に述べたような「現に生きている障害者が自己肯定して生きるための気力を削ぎ、無力化させる」こと、および「無条件に存在を許されたのだという安心感を人々から消し去る」ことに加担する以上、大きな問題があるということを彼らに訴えかけていくべきである。これは、同じ決定をしかねないわれわれ自身に対する訴えかけでもある。

私が以上のように考える理由は、次の通りである。選択的中絶に本質的な問題点があることは、すでに示した。だから、それはできるかぎり避けるべきである。しかしながら、同時に、個人がよく考えたうえで自己決定したことは、それが社会秩序と公共の福祉に反しないかぎり、法的に禁止するべきではない。私はこの意味での個人主義を擁護したい。たとえそれが立岩の言うような「よい趣味」ではない選択であったとしても、法的にそれを禁止するべきではない。

しかしながら、「胎児条項」を法律に書くとき、社会秩序と公共の福祉が、危なくなる。なぜなら、法律の条文には社会規範の宣言という機能があり、「胎児条項」を文章化することは、現に生きている障害者のあからさまな差別につながりかねないからである。「胎児条項」を書くか書かないかというのは、弱者の側から見たときには、みずからへの重大な危害にも結びつくような、きわめて重い意味をもっているのだ。「障害が理由である」ことを法律上明言して中絶をすることは、社会秩序と公共の福祉を損なう危険性に満ちている。したがって、そのような権利は認められない。

倫理の次元の問題としては、第6節で示した論点（2）と関連する。それは、胎児に障害がある場合は産みたくないという女性あるいはカップルを、「内なる優生思想」の持ち主だとして糾弾することができるのかという論点である。いま述べた私の考え方によれば、われわれは選択的中絶という行為に問題があることを、彼らに訴えかけていくべきであることになる。論点（2）においては、「糾弾」ということばを使った。そのことばには、自分を棚上げにして相手の責任を追及する響きがある。それは、私の言いたいこととは異なる。

私は、人間はすべて同罪だというところから出発したい。彼らだけではなく、われわれの心の中にも、「障害を理由にして」中絶をしてしまう自分が存在していることを認めるべきである。たとえそれが、現に生きている障害者を無力化する結果となるのは分かっていても、選択的中絶を選んでしまう自分がいる。その事実を、謙虚に認めるところからスタートするべきではないのだろうか。

それを認めたうえで、しかしながら、そこに開き直るのではなく、「障害を事実上の理由にした中絶」という選択肢を取らなくても済むような方法がないのかどうか、模索していくことが必要なのではないだろうか。薄っぺらな正義感によって自分をだまして選択的中絶を拒否するのではなく、「自分で心底納得したうえで選択的中絶を選ばない」という可能性をあらゆる角度から地道にさぐることこそが、生命学の方法であると私は思う。

選択的中絶を選んだ彼らに、その問題点を訴えかけていくのは、彼らを糾弾するためではなく、同じ罪を背負ったわれわれが、どのようにすれば「自分で心底納得したうえで選択的中絶を選ばない」可能性を開いていけるのかを、ともに探求するためである。

この問題については、A「予防福祉論」と、B「障害者共生論」の二つのアプローチがあることを以前に述べた。私の考え方は、基本的にはB「障害者共生論」の側に立つものである。そのうえで、選択的中絶を選ばなくてもよいような道筋を探そうとする。生命倫理に対する生命学的アプローチの基本線は、この障害者共生論に据えられるべきである。そのうえで、社会の支配的価値観である予防福祉論を、繰り返し揺さぶりにゆくのだ。玉井真理子は、女性団体と女性障害者団体の目指すものが、選択的中絶の禁止ではなく、女性たちに多様な情報と生き方を提示したうえで、「偶然子どもに障害があることがわかったが産んで育ててみようか、と思う女性を増やしていきたい、障害の有無で子どもを選ぶ女性を減らしていきたい」ということであり、その結果、誰も選択的中絶を選ばなくなることだとしている。(75) 私の考え方も、彼らとほぼ同じ路線にある。

では、多くの人々が選択的中絶を選ばないような社会とは、どのようなものなのだろうか。そこでは、出生前診断と選択的中絶の技術はいくらでも存在するのだが、それにもかかわらず、人々は出生前診断を受けない。障害をもった子どもが生まれるのを避けることができるのに、人々は「自分の子どもに障害があっても、なくても、どちらでもいい」と考えて、当然のように診断を受けない。生まれてきた子どもは、授かりものとして受け容れて育てる。と同時に、出生前診断を受けて選択的中絶をする人がいたとしても、それを糾弾しない。障害児を育てるための人手と費用は、みんなで共同負担する。

これは、けっして実現しそうにない理想像である。われわれのエゴイズムや差別意識は、これらの理想像を語る者をあざわらい、それを偽善と呼び、理想を語る声をもみ消そうとするだろう。われわれ一人一人の内側にある、エゴイズムや差別意識は、けっしてなくなりはしない。赤ちゃんが生まれたときに、五体満足なのを確認して、思わず安堵してしまう気持ちを、心の中にもっていない人間がどのくらいいるであろうか。この差別意識は、この社会の底辺にいつまでも存在し続ける人間精神の基調低音である。

そのことを徹底的に理解し、みずからもまた抜きがたいエゴイズムと差別意識を抱えていることを直視したうえで、それでもなおそこに開き直ろうとせず、理想像へとほんの少しでも近づこうと知的な試みを行ない、実際に生きることこそが、「学問」の営みであると私は考えている。そして、その営みは、みずからが心底納得したうえで地道に進んでいくものでなくてはならない。

われわれが目指すべきものは、いったい何なのか。選択的中絶に関して言えば、生まれてくる子どもに障害があっても、障害がなくても、どちらでもいいと、心底思えるようになることである。そして、私が出生前診断を選択しないことによって、困難と苦しみが私を襲うのならば、私はその困難と苦しみを黙って引き受け、それらと闘い、それらと対話するなかから、みずからの人間性を変容させていこうと心底思えるようになることである。これをきっかけとして、いままで見たことのない世界に向かって、みずからのエゴイズムと差別意識と悪とを開いていこうと心底思えるようになることである。いままで自分勝手に思い描いてきた人生の勝者の幻想から、自分自身を解放するチャンスにすることである。「内なる優生思想」を克服するとは、このように思える自分になっていくことではないだろうか。障害者からの声を受け止めるとは、エゴイズムと差別意識と悪にまみれた私が、この方向に向かって少しずつ生き始めることを、いまここで決意することではないだろうか。大橋由香子は、「内なる優生思想への自己批判と決意性で乗り越えられるのは強い人間だけ」と語るが、決意する者をまわりから支えるネットワークを醸成し、その人間たちがひとりぼっちにならないような態勢をととのえることができれば、ずいぶん状況は変わってくるはずだ。(76)

これが、障害者に出会って、私が学んだことである。

私がこのように言ったとき、「あなたがそうするのは勝手だが、それを他人にまで押しつけないでほしい」と反発する人がいる。「私は子どもが障害者だったら堂々と選択的中絶をする。それは、私の権利だ。一方的に批判するな」と反論する。そのような声に対して、私は答えたい。私は、あなたに何も強制しない。私は個人主義を擁護する。あなたは、あなたの信念に基づいて、あなたの人生を生きるだけである。そして私は、あなただけを悪人呼ばわりすることはしない。悪を抱えているのは、あなたも私も含めた、すべての人間であるからだ。そのうえで、私は、選択的中絶を堂々とすると言ったあなたに対して、「ではその行為は本質的に悪いものを何も含んでいないのか、もしあなたが障害者だったらどう感じるのか」というふうに、絶えず問いを発していくだろう。私は何も強制せず、ただ、問いを発し続けるだろう。そうやって、私は、この社会の支配的価値観を担った人々を、世界の一隅から、執拗に揺さぶり続けていくのである。

ここまで思索を続けてきてはじめて、「女性の中絶の権利は、胎児の障害を理由とした中絶の権利をも含むのか」という難問に答えを出すことができる。まず、「胎児の障害を理由にする」ことを明言して中絶を行なう権利は、法的に禁止されるべきである。したがって、女性にはそもそものような権利は存在しない。次に、胎児の障害が実質的な理由であるにもかかわらず、「胎児の障害を理由にする」ことを明言せずに中絶を行なう権利は、法的に禁止されるべきではない。したがって、「女性の中絶の権利は、胎児の障害が実質的な理由であるにもかかわらず、「胎児の障害を理由にする」ことを明言せずに中絶を行なう権利を、含んでいる」のである。障害児を産み育てる環境が整っていない社会であれ、整った社会であれ、この言明は成立する。障害者と女性の政治的共闘の陰で結論を引き延ばされていたこの問題に対して、私は、このような決着を付けたい。法は、女性たちに、その権利を保障しなければならない。それを保障したうえで、その権利を行使しなくても済むような道筋を知恵を出し合って探るべきなのである。

第2節の最後で保留しておいた問題、すなわち、「障害者が健全な子どもを望むことは、障害者の自己否定につながるのか」という問いに対しても、ここで答えを出すことができる。健全者であれ、障害者であれ、健全な子どもを望んで選択的中絶を行なうならば、「障害者は生まれてこないほうがいい」という優生思想を行使したことになる。したがって、障害者が選択的中絶を行なうことは、障害者の自己否定であり、同じ障害をもった仲間の存在否定である。そして胎児に障害があったときに、彼らが「胎児の障害を理由にする」ことを明言せずに中絶を行なうのだとしたら、彼らがそのような形の「自己否定をする権利」を、われわれは保障しなければならない。そのうえで、そのような自己否定を行使しなくても済むような道筋を探っていくべきなのである。(77)

これらのことを了解したうえで、次の事例を見てほしい。障害者のなかには、選択的中絶に賛成する人も多い。たとえば、ある座談会で、顔面上腕肩胛型筋ジストロフィーの四十七歳の男性は、次のように語っている。

　私も胎児診断については総論賛成です。患者さんのDさんやCさんがいわれた、生まなければ自己否定につながるということですが、私はそれでもしかたがないではないかという気持ちをもっています。
　というのは、障害者として生まれてきても自分は幸せだ、これでいいんだという考え方をする人ばかりではないからです。障害者として生まれてくれば、いろいろな面でつらい気持ち、悲しい気持ち、そういうものをずっともって生きていくわけです。（中略）そういう観点からみますと、障害者であることがわかっていれば、その障害の程度がどんなものか、何歳になってどれくらいの程度になるかということにもよりますが、できれば世には出さないほうがいいのではないかと考えております。[78]

この障害者は、自分自身のことを自己肯定できていないように見える。そのうえで、自分と同じような境遇の人間は、これ以上作り出さない方がいいと考えている。もちろん、彼が、そのような理由で選択的中絶を選ぶ権利は、はっきりと保障されねばならない。しかしながら、自己否定でもしかたがないという彼の考え方については、私は疑問をもつ。そして、〈必然的な出会い〉があり、かつ、適切な状況があるならば、私は彼に向かって、どうして自己否定でもしかたがないとあなたは思うのかと、尋ねてみるであろう。

8　優生思想と闘うこと

「優生思想」をどう考えればよいのかという難問を、さらに考えていこう。再確認しておけば、ここで言う優生思想とは、生まれてきてほしい人間の生命と、そうでないものとを区別し、生まれてきてほしくない人間の生命は人工的に生まれないようにしてもかまわないとする考え方のことである。われわれ一人一人の内面には、この意味での優生思想が根深く刻み込まれている。その事実を認識したうえで、私はみずからの「内なる優生思想」と対決し、心底納得できるような形でそれを克服する道筋を探りたい。そして、諸個人の選択の自由を堅持しながらも、同時に、「優生思想」によって社会の進路が決められていくことを阻止したい。そして、賛同する者たちと、地道な知の運動を進めてゆきたい。これが、私の考えていることである。

前節まで、選択的中絶を例にとって考えてきた。なぜなら、選択的中絶こそが、優生思想の核心部分をもっとも集約的に表現しているからである。だが、優生思想は、選択的中絶以外にも、様々な姿をとってわれわれの目の前にあらわれる。赤ちゃんを産むときだけが、優生思想の現場ではない。日々の生活のいたるところに、それは顔を出すのだ。

優生思想の定義を、「中核的な優生思想」の枠内で、少しだけ拡張してみよう。たとえば次のようなものも優生思想の枠内に入ると考えることができる。

「優生思想とは、私の前に現われてほしい人と、そうでない人とを区別し、現われてほしくない人には会わなくてすむようにあらかじめ人工的な細工をしてもかまわないとする考え方のことである」。この文中の「現われる人」を「生まれてくる子ども」に置き換えれば、最初の定義と同じになる。だが、生まれてくる子どものことだけに限定せずに考えたら、どうなるか。たとえば、あの人が戻ってくると私は困難を背負うことになるだろうなと思っているような人物がいたとする。その人物が、私の前に戻ってこないようにするために、人工的な策略を行ないたいと考えることは、れっきとした優生思想である。そのような考えの根底にあるものは、選択的中絶の根底にあるものと同じだ。

さらに、次のようなものは、優生思想と呼ぶべきではないかもしれないが、少なくとも優生思想と深い関係をもっている思想であると思われる。

それは、「私の身に降りかかってほしい出来事と、降りかかってほしくない出来事とを区別し、降りかかってほしくない出来事が起きないようにあらかじめ人工的な細工をしてもかまわないとする考え方」である。たとえば、裏山が崩れて家が全壊するのを防ぐために、あらかじめ斜面に補強工事をして崖崩れがおきないようにしておきたいと考えることである。意外に思われるかもしれないが、選択的中絶の根底にある思想を延長すれば、このような考え方にまでつながっているのだ。私は「無痛文明論」において、このことを「予防的無痛化」と呼んだ。[79] したがって優生思想の問題というのは、その最外延部において、われわれが有史以来展開してきた文明をどう考えればいいのかという問題と連結するのである。

選択的中絶が文明次元の問題であることを、「青い芝の会」の横田弘もまた語っている。彼は、人類の文明は太古から今日に至るまで、異物・異形を排除して成立してきたと言う。だから、「障害児を産んだ、ということはそうした人類文明の大きな流れに逆流することであり、そうしたこと自体、総体としての人類から糾弾されるべく運命づけられている」のである。そして、「親が障害児を殺すということは、そうした人類文明への屈服」なのである。[80] 横田の障害者解放運動は、この意味で、太古から今日までの文明の流れを、正面から敵に回す運動だということになる。彼は、このような文明次元の闘いを挑んできたのだ。優生思想は文明の次元の問題でもあるということを、忘れてはならない。

このように考えてみると、優生思想のもうひとつの本質があきらかになる。すなわち、優生思想とは、田中美津が言うところの「とり乱し―出会い」の可能性を、われわれから奪っていく思想なのである。「自分が会いたくないような人間に出会ったり、自分が経験したくないような出来事がおきたりして、そのことによって私はおろおろととり乱すのだが、まさにその私の〈ゆらぎ〉によって思いがけない他人とつながってゆくことができ、自分自身も劇的に変容できる」という可能性を、優生思想は根こそぎ奪い去っていくのである。

「自分が会いたくないような人間に出会う」ことや、「自分が経験したくないような出来事がおきる」ことは、レヴィナスが言うところの〈他者の到来〉を意味している。〈他者の到来〉とは、まったく思いもかけないものごとが、思いもかけないような形で、私に何かの返答を迫るような勢いで、私を襲ってくることである。〈他者の到来〉を受け止めるときの実存感覚が、第二章で私が述べた他者論的リアリティであり、〈揺らぐ私〉のリアリティである。すなわち、他者がやってきて、私を襲い、いままで確かなものだと思っていた様々なものごとを、揺るがせ、私をはげしい動揺に追いやっていく。そして私は謎に直面し、頼るものを失い、見たくないものに直面させられ、おろおろし、それをきっかけとしてみずからの生命観や人生観や価値観を変容させていく。このような〈揺らぐ私〉のリアリティを出発点として、私は、思いもよらなかった何者かと出会っていくことができる。優生思想は、この意味での〈他者の到来〉の可能性を、予防的に排除してしまうのだ。それが排除されるとき、われわれの人生を豊かにする「奥の深い自由」もまた失われてゆく。そしてわれわれは、見せかけの自由と繁栄のなかで、生きる意味を徐々に見失ってゆくのである。[81] これが、優生思想の最大の問題点である。生命倫理への生命学的アプローチは、まさにこの点をしぶとく掘り下げていくのだ。私が本書で一貫して迫ってきたもの、それがこの問題にほかならない。

この意味での優生思想は、克服されなければならないと私は思う。

では、どのようにしてそれを克服していけばいいのかを、最後に考えてみたい。もちろん、ここですぐに答えが出るはずはない。なぜなら、それは、生命学がこれから長い時間をかけてしぶとく追い詰めていかねばならない真の大問題だからである。だが、ここで手がかりをひとつでも見つけて、先に進むための足場としたい。

優生思想は、それを克服しようとする私自身の内部にあると同時に、この社会を生きるすべての人間の内部にある。その優生思想を原動力として、制度が作られたり、政治が行なわれたりする。したがって、優生思想を克服するための闘いは、（1）私の生き方の次元、（2）言論の次元、（3）政治や立法の次元において、それぞれ同時に進められなければならない。

この三つのうち、もっとも大切なのは、最初の「私の生き方」の次元である。これは、ウーマン・リブや「青い芝の会」の障害者たちが繰り返し強調してきたことでもある。生命倫理に対する生命学的アプローチにおいても、同じだ。「私の生き方」の中心軸が決まってはじめて、言論の次元や、政治・立法の次元の戦いに説得力が出てくる。その順序は逆転できない。

もちろん、私の生き方において優生思想が克服し切れるまでは、言論、政治、立法の次元での闘いを行なってはならない、ということを言っているのではない。そうではなくて、私の生き方において優生思想を克服しようと闘い続けることが、言論、政治、立法の次元での闘いの前提条件になるはずだと言っているのだ。それを克服し切れるかどうかは、闘い続けたあとではじめて分かる話だ。

私がいまどのような生き方をしているのかを、自分で掘り下げて考えてみる。私は、自分の子どもに障害があっても、なくても、どちらでもよいと心底思えるのか。生まれた子どもは授かりものとして、そのまま引き受け、親子の関係性を作り上げていけると思えるのか。そのうえで、出生前診断を選択せず、その決断をあとで後悔しないと宣言できるか。

これらのことをみずからに問うてみる。そして、もしそのようにどうしても思えないのなら、それを妨げている要因はいったい何なのかを、自分の心の深層にまで降りていって、探ってくる必要がある。自分だけが得をしたいというエゴイズムが問題なのか、それとも自分と子どもの関係はこうであるべきだという親子のアイデンティティが問題なのか。それとも、他に何か要因があるのか。それらのことを自分自身に向かって掘り下げてみること。

そして、ではどうすれば、私はみずからの「内なる優生思想」から解放されるかを考えてみることだ。その答えはすぐには出ないだろうし、解決のための一般論もない。最初から最後まで、自分が責任をもって考えなければならない。これらのことを突き詰めて考え、「いまの自分を変容させたい」という方向に向かって内なる闘いを開始することが必要となる。その内なる闘いを進めていくときには、ウーマン・リブや障害者からの「訴えかけ」を全身で受け止めてみることが、きっと力になることだろう。同時に、自分の身近にいる人間たちと、真正面から向き合って、彼らの生の声を聞いてみることも必要になるはずだ。

これらのことは、まず一人一人が、自分自身の実人生において実行すべきものである。私がここで、その内容について一般論を述べるべきことがらではない。私がするべきことは、読者に一般論をこれ以上述べることではなく、この私自身が、私自身の実人生を真剣に生き、私自身がみずからの「内なる優生思想」と闘い続けていくことだからである。私のことを述べると、私は一〇年ほど前までは、自分の子どもに障害があっても、なくても、どちらでもよいとは、けっして思えなかった。シンポジウムで、そのように正直に発言したこともある。しかしながら、その後の人生で様々なことを体験できたおかげで、私の考え方もずいぶん変わった。「内なる優生思想」は、私のなかに根強く残っているものの、以前とは心の構え方が異なる。私は、自分自身の体験から、人間はいつでも大きく変容できる可能性をもった生き物だと考えるようになった。

私の生き方の次元というとき、日常生活において身近にいる親しい他人との具体的な関係性を問いなおすことを、忘れてはならない。身近な人々とのあいだに、気づかないうちに支配関係や共犯関係を形成していることがよくある。その関係性を具体的に考えなおすことから、生命学はスタートする。と同時に、人生のなかで必然的に出会った障害者やマイノリティの人々と、きちんと関わっていくことが基本となるはずだ。その内容は、一般論では語れない。

次に、言論の次元においては、選択的中絶や優生思想を肯定する立場の発言を、しぶとく批判していくことが必要である。たとえば、第二章で紹介した生命倫理学者のピーター・シンガーは、選択的中絶は倫理的に不正だとは言えないという論を一貫して主張してきている。彼は、「障害のない人生のほうが障害のある人生よりも望ましい」とし、「他の事情が同じならば、障害のない子どもを産むほうがよい」と考える。[82]もちろん、現実に生きている障害者には援助を与えるべきであるし、彼らが豊かな生活を送ることがあり得ることは否定しない。しかしながら、「非常に大きな困難が予想され、それを克服するということだけでも大仕事であるとわかっている場合、自分のためであれ子ども自身のためであれ、その困難に直面しないという選択をわれわれがしたとしても、われわれは障害者に対して偏見を示しているわけではまったくない」と述べる。[83]すなわち、障害胎児の選択的中絶を行なったとしても、それは障害者への偏見とはならないということだ。シンガーのこの考え方を、われわれは、いままで議論してきた理由によって批判しなければならない。医療界では、健全な生命を選択して育てることが医療の目的であるとする意見も根強い。これらの考え方と対決しなければならない。

そもそも英語圏の生命倫理学は、一九七〇年代当初より、障害者からの声にほとんど向き合ってこなかった。彼らが障害者たちからの声をきちんと聞き始めるのは、一九九〇年代に入ってからである。そのひとつとして、障害者の当事者団体であるＤＰＩ（障害者インターナショナル）の運動がある。ＤＰＩは、一九八一年に世界組織として結成され、一九九二年に「バンクーバー宣言」を発表し、当事者たちの声を主張した。生命倫理学者との接触も経て、欧州ＤＰＩは二〇〇〇年二月に、「生きる権利および他と異なって存在する権利 The Right to Live and be Different」というタイトルの宣言を発表した。彼らはその中で、市場原理による遺伝子的選別や、生命科学医療による多様性の消去をやめるように要求したうえで、「生まれてくる子どもに障害があるということが、中絶を認める特別な法的根拠となってはならない」と断言している。[84] これは、先に紹介したシンガーの立場を、否定するものである。われわれもまたＤＰＩのように、選択的中絶や優生思想に問題はないとする意見に対して、議論の次元でしぶとく反論を試みていかなければならない。

最初に述べたように、「自分の生き方を問いなおすこと」が第一の基本である。しかし、そのことを強調すると、すぐに「精神論に後退している」「口先だけできれいごとを言っている」などの批判が返されてくる。たしかに、内面への沈潜のみに終始することを避けなければならないのは、当然のことである。第二の言論の次元での闘いは、これら内面への沈潜を、広く社会へと開いてゆく通路になり得るものだ。

人間は、世界を認識したり、他者を評価したり、社会の中で行動したり、制度を作り上げようとするときに、自分が依存しているところの「知のパラダイム」の影響を大きく受けてしまう。言論の次元での闘いとは、社会のなかで支配的な知のパラダイムを動揺させ、人々に、他の考え方もあり得るのだということ、そして他の考え方に基づいた生き方や、評価軸や、政策があり得るのだということを訴える営みである。したがって、「心の内面」や「生命倫理」や「生き方」などについて、言論の闘いを進めていくことは、きわめて社会的な行為であり、かつ、現実社会を変革する可能性に結びついた行為なのである。

第三に、政治や立法の次元では、さらに直接的に行動をする。そこでは、障害者や弱者が自己肯定して生きるための気力を失ったり、無力化させられたりしないような、最低限の「自由の規制」を行なうように働きかけることが必要である。たとえば、日本の優生保護法・母体保護法の改正のたびごとに上がってくる「胎児条項」の要求を、立法段階において阻止するように働きかけるべきである。その理由はすでに述べた。

これに関して、ドイツの例が参考になる。

第三章でも述べたが、ドイツでは一九七六年に「胎児条項」が導入された。しかし、一九九五年になって、ドイツ刑法二一八条の改正という形で、「胎児条項」を削除した。なぜかと言えば、法律に「胎児条項（胎児適応）」の文言があることによって、障害をもった胎児を「生きるに値しない」と判断しているという誤解が生じるからである。ドイツの改正の意図について、玉井・足立・足立は次のように述べる。「実際に胎児適応によって中絶が行われるということと、それを法律の条文に明記することは別のことである。胎児適応による中絶が法律の条文上明記してあることそのものが、障害者にとっては社会的な脅威になり得る[85]」。ドイツは、このような判断に立って、障害者を生きづらくする危険性のある「胎児条項」を削除したのである。

「胎児条項」が削除されても、女性が、胎児の障害を事実上の理由として中絶を行なう道は用意されている。まず、女性へのカウンセリングと、出生前診断を行なう。その結果、胎児の障害が判明したとする。その場合、「妊婦の身体的精神的健康を著しく害する危険性」があるかどうかを、女性本人、パートナー、医師、カウンセラーが話し合う。その結果、女性が中絶の最終決定をすることができる。ドイツはこの改正によって、「障害を理由とする」ことを明言せずに障害胎児を中絶する権利のみを、女性とパートナーに与えたのだ。これは、日本のフェミニズムと障害者が、七〇年代以降主張してきたことと同じである。いったん法律に盛り込んだものを、熟慮の末に撤回した、勇気ある法改正であったと思う。この改正の背景には、障害者からの訴えかけを、ドイツのフェミニストたちが正面から受け止めて、胎児条項（優生学的事由）撤廃の運動を行なったことがある。(86)

司法にも注意を払わなければならない。裁判の判決や判例は、社会の規範形成に対して重大な意義をもつからである。その意味で注目されるもののひとつに、英米で頻発する「不法出生訴訟 wrongful birth action」と「不法生命訴訟 wrongful life action」がある。不法出生訴訟とは、胎児についての情報を、医師が妊婦に適切に伝えなかったために、望まない子ども unwanted child を出生してしまったとして、両親が医師を提訴する訴訟のことだ。要するに、胎児に障害があるということを知っていたら、私たちはこの子を産まなかっただろう。だが、医師が適切な助言をしなかったがために、望まない子どもを産んでしまった。そのことに対して、私たちは精神的、財産的な損害を被った。医師はそれを賠償せよ、という訴えを起こすわけである。これに対して不法生命訴訟とは、障害をもって生まれてきた子ども自身が原告となり、もし適切な情報が親に与えられていたならば、自分は中絶されており、こんな姿で生まれてこなくてもよかったはずだと言って、医師を損害賠償で訴える訴訟である。

まず不法出生訴訟については、一九六七年のアメリカの Gleitman vs Cosgrove 判決において、その請求が退けられる。しかし、一九七九年の Berman vs Allan 判決においては、両親の精神的損害に対する賠償を認める判決を下した。この子どもはダウン症なのであるが、その子の先天的障害により両親が被った精神的苦痛、およびこれから両親が被り続けるであろう精神的苦痛を金銭的に評価して、賠償させるという判決だった。その後の判決でも、両親が勝訴する例が相次いでいる。

われわれは、まさにこの種の判決に対して大いなる疑問を投げかけるべきである。なぜなら、これは、両親がダウン症の子どもに向かって、「お前は本来生まれてくるはずではなかったのに、間違って生まれてきてしまった」と宣言しているわけであり、法廷がその宣言を判決という形で肯定したからである。このことは、単にこの家族だけの問題なのではない。それは、社会全体に対して「ダウン症の子どもは、本来生まれてくるべきではない」というメッセージを、司法権力の名のもとに公言することを意味する。これこそが、障害者の存在を否定し、無力化する社会装置にほかならない。日本でも一九七九年に同様の判決が出されている。

子ども本人が原告となって訴える不法生命訴訟もまた、一九六七年の Gleitman vs Cosgrove 訴訟において同時になされた。しかし、これは却下される。その後、一九八二年のカリフォルニアの Turpin vs Sortini 判決において、不法生命訴訟の請求権が認められる。障害をもって生まれるのなら、生まれなかったほうがましだという言い方を、裁判所が認めたのである。その後、ニュージャージー州、ワシントン州でも認められた。これも批判しなければならない(87)。

イギリスでも事情は同じである。不法生命訴訟は却下されるが、不法出生訴訟については、両親に賠償がなされるようになった。養育費まで医師に支払わせることができるかという点について、一九八三年の Udale 判決においては、「自分が誤って生まれ、望まれていなかったと判断されたことを、子が知ることは望ましくない」として却下したが、一九八四年の Thake 判決では、「本件の子は家族とともに幸せに暮らしており、その妊娠が望まれていなかったと知ったとしても、自分が受け入れられていないとは感じない」として、養育費を認める判断を下した(88)。だが、このThake判決に対しても、大いなる疑問が残る。百歩譲って、その個別のケースに問題がなかったと仮定しても、それを判決に反映するということは、一般論としてそれを宣言することに等しい。つまり、「親から、お前は生まれてこなかったほうがよかったと言われても、一般的な子どもなら幸せに暮らしていけるものだ。親が子どもにそういうことを言っても問題はない」と社会に向かって公言したことになるのだ。この点は批判しなければならない。

以上のように、優生思想との闘いは、(1)私の生き方の次元、(2)言論の次元、(3)政治や立法の次元において、進められなければならない。最初に述べたように、このなかでいちばん大事なのは、私の生き方の次元である。これは生命学的アプローチの根本原則だ。それが基礎となってはじめて、残りの二つが意味をなすのである。そのことを再確認したうえで言えば、私がどう生きるかというのは徹頭徹尾私自身の問題であり、それを他人や社会に向かって「証明」したり、「誇示」する必要はまったくない。私が、自分自身に対する誠実さでもって、自分の一回かぎりの生を生き切ればいいだけのことである。むしろ、他人や社会に向かってなすべきは、われわれの社会で支配的な知のパラダイムに向かって闘いを挑み続けることであり、政治や立法の次元において既存の枠組みを変更していくことである。この二者のうち、生命学は、言論の次元における支配的な知のパラダイムとの闘いを優先する。まずわれわれの世界観や価値観や生命観をしっかりと再検討し、われわれの身体の習慣を変容させてから、政治や立法の次元へと進んだほうが、誤りが少ないと思うからである。

9　いくつかの論点

このような優生思想への取り組みには、しかしながら、様々な難問が待ちかまえている。そのうちからいくつかを取り上げ、生命倫理に対する生命学アプローチの、将来の課題として提示しておきたい。

〈論点1〉

まず、本書のアプローチは、選択的中絶を選択しなくてもいいような道を探すものであった。生まれてくる子どもに障害があっても、なくても、どちらでもかまわないという態度をとれることを、最終的にはめざすのであった。そして個人の選択の自由は保障しながらも、この考え方を、絶えず社会に訴えかけていくのであった。

しかしながら、そのような発言を社会に向かって行なうことは、やむを得ず選択的中絶を選んでしまった人間や、悪いことだと思いつつもそれを選んだ人間たちを、結果的に糾弾し、心理的に追い詰め、悪人呼ばわりし、彼らの自尊心を破壊して地獄に突き落とす、このうえない暴力となるのではないか。そして、妊娠出産を控えたカップルに、あたかも「選択的中絶を選んだら君たちは人間失格だ」とでも言うような、不当な心理的圧力をかけることになるのではないか。それは、人間の心の負い目を利用した一種の全体主義であり、個人の自由な選択の保障というこの社会の基本原理を破壊するものではないのか。このような反論が待ちかまえている。

たしかにこの反論には一理ある。もしわれわれが、選択的中絶を行なったカップルの自宅に押し掛けて、拡声器で「悔い改めよ」と糾弾するとしたら、それは個人の選択の自由を踏みにじる行ないであると言えるだろう。あるいは、これから妊娠出産を経験するであろう人たちに向かって、具体的に脅しをかけるとしたら、それもまたひどい行為であろう。これらについては、議論の余地はない。

問題は、一般メディアの中で選択的中絶の負の面を強調したり、学問的な著作の中や政治活動の中でそれを行なったときである。たとえば、雑誌の論説の中で「選択的中絶を行なうことは、現に生きている障害者を無力化することになる」と強調したときに、それを読んだ人々が選択的中絶という個人的な決定をあたかも非難されたかのように感じたり、苦しんだり、今後の選択を束縛されたりするかもしれない。それは個人の自由への侵害ではないのかという点である。

たしかに、その論点は未解決のまま残る。この点を正面から受け止めれば、そもそもわれわれは、世論を二分している社会問題について、公共メディアで「良い悪い」の規範論を表明するべきではないということになるだろう。たしかに障害者たちは、メディアの表現について様々な抗議行動を起こしてきたし、彼らに間接的に襲ってくる「視線や無意識の態度」のようなものを問題化してきた。だとすれば、選択的中絶を選択する側の人間に対しても、その次元の配慮が必要ではないかということになる。障害者は弱者であるという前提に立って、いままでの運動は進められてきた。だが、障害者が団結したときの政治的パワーは、瞬間的に大きくなるときがある。たとえば母体保護法への改正のときが、そうであった。そのパワーが、他の人々を、気づかないうちに抑圧する可能性も、ないわけではないだろう。今後に残された課題である。

〈論点2〉

次に、選択的中絶を選ぶことの中に「悪」が含まれているのではないかと考え、それを克服するために内なる優生思想と闘わねばならないというのは、重箱の隅をつつくような視野の狭い倫理的潔癖主義であるという批判があるだろう。倫理的な潔癖主義はかえって人間を生きにくくさせ、人間を苦行へと追い込み、人生から楽しみを暴力的に奪い去ってしまう。そして、潔癖主義を押し出していく運動は、結局、多くの人々の賛同を得ることができないので、社会変革を成し遂げられない。さらに言えば、この種の潔癖主義は、悪と闘っている自分を高潔なヒーローのように勘違いする、醜悪なナルシシズムに陥るであろう。

もし「悪」のことを本気で考えるのならば、それよりも前に戦うべきものがあるのではないか。いったいどのくらいの人が冷酷な犯罪者によって殺され、その家族を悲しみに突き落としているのか。それを報道するメディアが、どのくらい被害者の人権侵害をしているのか、知っているのか。少年法のおかげで、彼らが大人と同じように裁かれないのをいいことに、犯罪を好き放題やっているのをどう思うのか。もしこの社会の悪と戦うというのなら、選択的中絶をしない私になりたいとかいう子どもの遊戯みたいな「小さな」問題に夢中になるのではなく、いま言ったような本物の社会悪と正面から戦ったらどうなのだ。

あるいは、まったく別の批判もあるかもしれない。すなわち、そんな小さなことにいちいち潔癖になっても仕方ないのではないか。人間が社会の中で生きていくというのは、そういう小さな悪を、お互いに認めあっていくことだ。聖人君子なんかどこにもいない。悪を許さないというふうに考えるのは青二才のすることだ。悪という泥水をみんなで分け合って飲んでいくのが、大人のすることだ。もし、選択的中絶をしない私になりたいというのなら、自動車や電車に乗るのはやめなくてもいいのか。交通事故や踏切事故などで死亡する人間は、コンスタントに年間一万人はいる。きみが自動車や電車に乗り続けるということは、彼らの殺人に加担することになるはずだ。選択的中絶なんかより、こっちの問題のほうがはるかに重大ではないのか。きみは、自動車や電車に乗らない私になりたいという闘いをも、同時に行なう決意があるのか。もしきみにその決意がないのなら、選択的中絶の戦いもやめたほうがいい。きみがいま罪悪感なく自動車や電車を利用しているのと同じように、いずれきみも罪悪感なく選択的中絶をできるようになるはずだから。そして多くの人々は、実際にそれほど罪悪感を感じはしないのだ。それが人間というものだ。

このような問題提起をどう考えればいいのか。順番に考えてみる。

まず、潔癖主義についてだが、私が主張したものは、自分たちから「悪」の存在を徹底的に拭い去ろうとする倫理的潔癖主義ではない。そのことは、明らかだ。しかしながら、みずからの内面の「悪」と徹底して戦おうとするところに、潔癖性があると言われれば、そのとおりかもしれない。その闘いの姿勢こそが、人間を生きにくくし、人々からの共感を得られなくしていくとしたら、われわれはどうすればいいのだろうか。これに対しては、私自身の答えは確定している。たとえ多くの人々からの共感を得られなくても、私はこの「生きにくい」かもしれない道を進む。そのなかで、同じ道を進もうとしている少数の人々と出会っていこうとするだろう。ナルシシズムについては、指摘通りの罠があると思う。この道は、不毛なナルシシズムに陥りやすい。それに対しては、充分に自戒し、そこから注意深く距離をとることが必要だ。

次に、そんな小さな問題に固執していないで、もっと巨大な社会悪と闘うべきではないかという点であるが、これに対しては批判者がどのような社会悪と闘っているかを尋ねたい。そのうえで、共闘の可能性を探っていこう。選択的中絶や優生思想が「小さな」問題であるというのは、間違いである。障害者や弱者を構造的に無力化していくということが、ほんとうに小さな問題なのだろうか。システムがわれわれを巧妙に縛っていく現代社会においては、目にはっきりと見える社会悪と同じくらい、システムの細部で作動する小さな問題の集積が、われわれの生死を左右するのではないだろうか。

次に、もっと大人になって、悪を受容しろという批判であるが、私はこの意見には賛同しない。悪をあからさまに受容して現状に開き直ることこそが、われわれが闘うべき「健全者のエゴイズム」である。われわれが悪をまぬがれ得ないことを充分に自覚しながらも、そこから立ち上がろうと闘い続けることが、いま必要とされているのだ。生命学とはそのような試みをサポートするための知の運動である。自動車や電車については、ゆっくりと時間をかけて、交通事故の被害者が出ないようなシステムを提案していけばいい。これは二者択一の問題ではない。

〈論点3〉

「障害を理由に中絶することと、いま生きている障害者を差別することは、ほんとうにひとりの人間の中で切り離せるのか」という問題について、私は、それは切り離せないと考えた。だから、内なる優生思想の克服が必要だと結論した。だが、これに関しては、微妙で難しい問題がやはり取り残されてしまう。たとえば、以下のような反論があり得るだろう。

この二つを人間は切り離せないと言う。しかし、障害をもった胎児を中絶するという選択をしながらも、それを現に生きている障害者に対する態度には反映させないようにみずからを律していくことこそが、大人の態度であり、われわれが目指すべき生命倫理なのではないか。われわれの内面から優生思想を根絶するのは不可能であるし、望ましくもない。ほんとうに必要なのは、胎児に向かって行使される優生思想を、現に生きている障害者に向かって行使しないように、モラルと制度によってわれわれの行動を制御することだ。

さらに言えば、われわれが選択的中絶という形で、胎児に向かって優生思想を行使できているからこそ、われわれは現に生きている障害者を差別しなくてもすむし、彼らに優しく対等に接しようと努力できるのだ。われわれに根深く刻み込まれた優生思想のはけ口が、胎児に対して用意されているからこそ、それを現に生きている障害者に対して行使しなくてもすむのだ。もし、胎児に向かってそれを行使できなくなれば、行き場を失った優生思想は、社会全体に向かって暴発するかもしれない。

この二つの反論は、慎重に検討しなければならない。この反論は、ポルノグラフィーや暴力映画を禁止すべきかどうかという問題を念頭においたものと考えることもできる。ポルノや暴力映画に関しては、それを放置することによって、女性を支配したり他人に暴力を振るってもかまわないと考える人間を生み出し、現実社会においてレイプや犯罪が増加するという議論がある一方で、ポルノや暴力映画は人間の実際の行動にはほとんど影響を与えないという議論があって、深刻な対立が続いている。もちろん、ポルノや暴力映画の問題と、障害者問題はまったく別個の問題であり、それらを混同することは許されない。しかし、これらに通底している論点がもし少しでもあるのなら、その視点から検討を加えてみるのも有意義であろう。

ある種のフェミニストは、ポルノに関しては、男性はポルノを見て性的主体形成を行なうわけだから、ポルノに描かれた女性の扱い方が、現実の女性への対応の仕方に当然反映すると主張する。たとえば、ポルノビデオの主要なメッセージは、たとえ女性が嫌がっていたとしても、男性の欲望のままに女性を扱うことが女性を快感に導くというものである。ポルノビデオによってそのメッセージを内面化した男性は、現実の女性との付き合いにおいても、その思想を反復してしまうであろう。内なる思想と、外に現われる行動は、けっして切り離せない。だから、このようなポルノはなくしていくべきである、と。

しかし、この主張に対して、次のような反論があるのだ。たしかに、ポルノにはそのようなメッセージが隠されている。しかし、われわれの内面には、他人を支配したり、搾取することによって快感を得るという仕組みが、根深く刻み込まれている。それを克服することは、ほとんど不可能であろう。ただし、ポルノを見てそれをすぐに現実社会で実行に移そうとするのは、問題である。したがって、理性と良識のまだ備わっていない未成年の人間に対しては、ポルノを見ないように説得するのが望ましい。理性と良識の備わった大人に対しては、ポルノを見るときにかぎって、他人を支配したり搾取する快感を楽しみ、それをけっして現実世界には持ち込まないように訴えていけばいいではないか。（ポルノ産業における人権侵害は当然禁止すべきである。）ポルノと現実の区別をきっちりとつけることこそが、大人の態度なのであり、われわれの守るべき倫理なのである、と。[89]

さらに言えば、ポルノを見ることによって、女性を支配したり搾取する欲望を満たしているからこそ、男性は現実社会において女性に優しくしたり、女性と対等に付き合うことができるのである。支配衝動を根深く刻み込まれた男性が、現実社会のなかで女性と対等に生きていくためには、むしろポルノは必要なのである、という反論もあるだろう。

選択的中絶を克服する必要はないという意見と、ポルノ必要論には、通底するいくつかの思考法があるように見える。それは（1）「現実に生きている障害者に影響を与えないのならば、選択的中絶をしてもいいはずだ」、あるいは（2）「現実に生きている障害者に影響を与えないように、選択的中絶を受容することこそが、理性と良識をもった大人の態度であり、生命倫理である」、あるいは（3）

「選択的中絶によって内なる優生思想が満たされるからこそ、それが現実の障害者に向かって行使されなくて済む」などの点である。

つまり、理性と良識をもった大人がポルノを楽しむのと同じような形で、理性と良識をもった大人が選択的中絶をするのならば、問題はないだろうという主張だ。大人の楽しみとしてポルノが倫理的に許されるのなら、選択的中絶もまた倫理的に許されるべきであるというわけだ。社会は、選択的中絶を、一種のポルノとして受容すればいいということになるのかもしれない。「ポルノとしての選択的中絶」という問題提起を、われわれはどう受け止めればいいのだろうか。

私は、胎児の障害が実質的な理由であるにもかかわらず、「胎児の障害を理由にする」ことを明言せずに中絶を行なうことは、法的に禁止するべきではないと述べた。したがって、事実上の選択的中絶を行なう権利は認めているのであり、この点については、反論者と意見の相違はない。意見が異なってくるのは、私が事実上の選択的中絶を克服する道を探さねばならないと考えているのに対し、反論者は、選択的中絶は理性と良識ある大人のためのポルノとして受容していけばいいのだから克服する必要はないと考える点である。

この論点は、今後さらに厳密に検討していきたいと思う。その際には、ポルノや暴力映画と、選択的中絶との相違点（たとえばポルノ鑑賞はそれ自体が対人間の行為ではないが選択的中絶はそれ自体が対人間の行為である、選択的中絶の対象はポルノと違って胎児である、それらを取り巻く権力構造が異なる、等々）が大きくクローズアップされてくるはずである。

10　優生学の新展開をどう考えればよいのか

ここまで、第四のカテゴリーである「選択的中絶」を例にとって、優生思想について考えてきた。これらの考え方は、以前に分類した第三と第二のカテゴリーにも当てはまるのだろうか。この点について検討してみたい。

まず、障害児が生まれるかもしれないという理由で、禁欲や、避妊や、不妊手術を行なう第三のカテゴリーについて。

この場合、なぜ避妊などをするのかと言えば、障害をもった子どもが生まれてきてほしくないからである。ということは、彼らは、障害のある子どもはいらないと心の底から思っているのである。だとすると、彼らが、いま生きている障害者と接するときに、「生まれてこなければよかったのに」という視線や無意識の態度を浴びせることになる可能性はとても高いと思われる。

このように、「生まれてこなければよかったのに」という視線や無意識の態度によって、障害者たちを無力化するという点では、第三のカテゴリーもまた、選択的中絶と同じ問題点をはらんでいるのである。

しかしながら、選択的中絶のように、いったん存在をはじめてしまった胎児を破壊するわけではない。たとえば、障害児出産を理由にした避妊を行なってきた女性が、不注意から妊娠してしまった。

そして胎児に障害が発見されたとする。このとき、この女性には、「存在しはじめた障害胎児を抹消することはしたくないから、選択的中絶は行なわない」という選択肢が残されている。避妊をしてきたが、妊娠したのだったら産む、という選択肢がある。すなわち、この選択肢を取る女性には、いったん存在をはじめた者に対する「殺意」はないのである。この点が、選択的中絶とは根本的に異なる。すなわち、選択的中絶を行なわない可能性を含ませたうえでの、障害児出産を事実上の理由とした避妊という行為は、いま生きている障害者に向かって「生まれてこなければよかったのに」という視線や無意識の態度を浴びせることになるのだが、しかし選択的中絶とは異なって、障害者に対する「殺意」は必ずしも含んでいない、ということだ。

第三のカテゴリーと、選択的中絶とを分けるのは、障害をもった胎児を存在抹消しようとする意志、すなわち「殺意」の有無である。「殺意」が加味されている分だけ、選択的中絶のほうが罪深いと言える。逆に考えれば、選択的中絶を行なわない可能性を含ませたうえでの、障害児出産を事実上の理由とした禁欲、避妊、不妊手術は、いま生きている障害者への視線と無意識の態度という点に最大の自覚的注意を払うかぎりにおいて、倫理的に許容され得る態度である可能性がある。この「殺意」の有無の問題については、さらに慎重に考えてゆく必要がある。

さて、第二の「拡張された優生思想」については、どうだろうか。

実は、これこそが、もっとも深刻な問題をわれわれに投げかけるのである。胎児や受精卵の生命操作を中心としたこれらの優生思想は、選択的中絶を念頭においた従来の議論では、まったく歯が立たないと言われている。そればかりではなく、選択的中絶の議論ばかりしていると、現在進行中の優生学の変質を見落としてしまうと思われる。これについては、説明が必要だ。

優生学は、イギリスのゴールトンによって一八八三年に発想された。それが今世紀初頭に、イギリスの文化人たちを巻き込んだ大きな社会運動になったのであった。イギリスの優生学は、いわゆる「劣悪な体質」をもった人間たち（その中には、精神障害者や、アルコール依存症などが含まれる）に、社会全体のことを考えて子どもを産まないように教育するという形をとった。そこにあったのは、強制よりもむしろ説得であり、自発的な断種への協力であった。優生学は、「劣等」な人間が、みずからの子孫を残さないように社会に協力するという形で始まる。それがアメリカへと紹介されていくのだが、アメリカでは、大規模な家系図調査が行なわれ、統計的な手法が確立され、社会に認知され、そして法律によって強制的に劣悪者の断種ができるような形へと変わっていく。そこから多くを学んだヒトラーが、ナチ独自の優生学を作り上げ、障害者を安楽死させ、ユダヤ人たちを大量虐殺した。

第二次大戦後も、優生学は各国で継続される。すでに述べたように戦後日本の優生保護法は、障害者に強制的な不妊治療をすることを合法化する法律であった。北欧にもまた、同様の法律が存在していた。一九七〇年代に入って、優生学は新たな段階を迎えることになる。羊水診断の技術が登場して、胎児の障害を診断できるようになったのである。それに基づいて、選択的中絶が可能になった。つまり、優生学の現場が、不妊手術から、障害胎児をターゲットとした選択的中絶へと移行したのである。それにともなって、遺伝性疾患とは必ずしも関係のない、高齢出産によるダウン症などのケースも、優生学の対象となった。

ところで、一九九〇年代頃から、優生学は新たな局面を迎えつつある。体細胞の遺伝子治療が始まり、受精卵を対象とした遺伝子治療が視野に入ってきた。と同時に、ヒトゲノム計画がスタートし、人間の遺伝子の機能解明が急速度で進もうとしている。哺乳類のクローンが誕生し、人間のクローンの可能性も語られはじめた。また、障害をもった胎児を、母親の子宮の中で治療する「胎児治療」も研究されている。これら生命科学医療の展開が、新たな優生学を生み出そうとしている。

それは、受精卵の遺伝子を操作して、生まれてくる子どもの外見や知能を、親の希望するようなものにデザインするという形の優生学である。特定の病気にかかりにくい子どもにするとか、遺伝子的なエラーをあらかじめ修復するといった「胎児治療」もまたそこに含まれる。これら「増進的な遺伝子操作」を推進しようとする研究者たちは、これを優生学とは呼びたがらない。ナチの優生学は国家からの強制があったのだが、これは両親の自発的な意思に基づいて行なうのであり、これは優生学とは違うと言う。だが、そもそも当初のイギリスの優生学もまた強制性は強くなく、この言い訳は科学史的には成立しない。

まとめると、優生学の中心テーマは、歴史的に見て、（1）イギリスの自発的断種の優生学、（2）アメリカで登場した強制的断種とナチで開花したホロコーストの優生学、（3）七〇年代に登場した選択的中絶の優生学、（4）二一世紀に予想される遺伝子操作の優生学の、四つの時期に分けられる。現在は、（3）から（4）への移行期が始まったところである。

私が本章で考えてきた選択的中絶は、七〇年代以降の第三期の優生学を支えた思想である。選択的中絶のような優生思想を研究することは、もちろん有意義なことであるが、しかしそれだけでは、二一世紀に開花するであろう第四期の優生学の本質を把握することはできないという批判がなされるであろう。たとえば、選択的中絶においては、生まれてきてほしくない生命の存在を抹消するという点が、議論の焦点となった。ところが、第四期の優生学では、生命の存在の抹消は中心的なテーマではない。そこでのポイントは、生まれてくる子どもを、いかにして親の望む性質をもった子どもに変えるかである。子どもを殺すわけではないのだから、いったいどこに問題があるのか、というわけだ。第四期の優生学については、すでに一九九〇年代から、英米を中心にして様々な議論が蓄積されつつある。金森修は、それらの文献群を総覧した論文において、「遺伝子改良を強く押しとどめるだけの論理を、われわれはいまのところもっていない」と結論付けている。(90)

第四期の優生学を肯定するものとして、生命倫理学者のカプラン、マッギー、マグナスの三名による一九九九年の論文「優生学のどこに倫理的な問題があるのか?」を見てみよう。彼らは、遺伝子治療によって、子どもの髪や目の色を変えたり、記憶力を良くしたり、運動能力を高めたりすることのどこが悪いのかと言う。彼らは、これらに反対する意見を三つに分類する。(1)子どもを治療せよという強制力が親に対してはたらく危険性がある、(2)「完璧な子ども」についてのイメージは主観的なものにすぎない、(3)優生学的な選択によって社会的な不平等が生まれる、の三つである。彼らは、これらに反論する。

まず強制力についてであるが、両親が自分たちで自由に決定したものであり、情報も充分に与えられていたならば、そこに強制力ははたらいておらず、倫理的な問題はないとする。次に主観性についてであるが、たとえば肉体的な強さやスピード、数学の能力、機敏さ、良い視力、良い記憶力などが子どもに備わっているのはよいことだと、ほとんどすべての人が認めるはずだ。子どもの眉の形やそばかすのパターンを親が自由に決めてよいとすら言えるかもしれない。子育てにおいて、親は子どもに自分の宗教的価値観や趣味や慣習を教え込んでいいわけだから、遺伝子的な操作だけについて非難するのはおかしい。第三に、不平等についてであるが、子どもに遺伝子操作を行なえる上流階級と、そうでない階級とのあいだの格差が広がるという意見がある。しかし、誰でも子どもに遺伝子操作ができるようにし、それでも生まれてきた弱者には特別の社会福祉を行なえばよい。現代社会は様々な不平等に満ちているのに、遺伝子操作による生物学的な有利さだけを非難するのはおかしい。

彼らは、このように反論したあとで、「どのような倫理的な原則をもってきても、個人的な優生学の目標を非難するに充分な理屈は出てこないように見える」と結論する。ここには、第四期の優生学を肯定する者が表明する、標準的な意見がある。[91]

個人の自発的な意思に基づいた第四期の優生学を、どのように考えればいいのかという難問が待ちかまえているのである。専門家のあいだでは、すでに様々な議論がなされてはいるが、決定的な批判がなされたわけでもない。[92]まず現状の技術水準においては、受精卵に対する遺伝子操作は禁止すべきであるというコンセンサスがある。なぜかと言えば、現在の技術は、細胞内に導入されたＤＮＡ断片が、特定のＤＮＡシークエンスに置換される可能性を、確率論的に期待しているだけでしかない。仮に導入遺伝子が細胞内で機能しはじめたとしても、ガン化や奇形などの、将来の未知のリスクを免れているという保証はない。もし、予定外のＤＮＡの撹乱が生じれば、その結果は、将来世代にまで受け継がれてしまう。これらの危険性を排除できるほど、現在の技術は進んでいないというのが、専門家のあいだの一致した意見である。[93] しかし同時に、もし未知のリスクがないことが将来保証されれば、受精卵の遺伝子治療こそが、遺伝病対策のもっとも効果的な手法になるとも考えられているのだ。

ある程度成長した胎児の身体を改造したり、脳の発達を促進させたりする治療については、影響がその個体にとどまるので、遺伝子治療よりも先に実現するかもしれない。もちろん、それらの操作によって、その個体に、将来、未知のリスクが生じないであろうことが保証されねばならないのは当然のことである。現状では不可能であるが、二一世紀中には、それを可能にする技術が開発されるであろう。その技術が応用目前になったときに、われわれは、どうすればいいのだろうか。これについても、いまから考えておく必要がある。第四期の優生学は、このような技術が中心になると思われるからである。

本章で議論したことをもとにして、第四期の優生学に関して若干の意味ある考察をすることができるように思う。第三期の優生学のポイントは障害胎児の存在抹消であったが、第四期の優生学ではそれが前面には出てこない。したがって、第四期の優生学を進めることが「障害者の〈存在〉否定を意味する」とただちに結論づけることはできない。だが、以下に述べる点において、根本的な疑問をはらんでいると思われる。

第四期の優生学は、親が自分の好みに応じて、生まれてくる子どもの肉体的あるいは精神的な性質を人工的に変えたり、能力を増進させたりすることをめざす。親が操作するのは、自分自身ではなく、生まれてくる子どもという他人の身体である。他人の肉体に対して、一方的に、不可逆的な変更を加えることが許されるのか、というのがポイントとなる。

第一に、胎児治療を考えてみよう。胎児に何かの身体奇形が発見された場合、それを胎児の段階で治療しておくことについては、どうだろうか。これについては、現代社会ではほとんど反論はなされないであろう。しかしながら、それが、同じような身体奇形をもって生活している人々を否定する行為であることには間違いない。子どもが、そのような奇形をもった大人になることを拒否するわけだから、その奇形をもった人々を明らかに否定している。別の架空の例で考えれば、たとえば白人夫婦の胎児が、何かの突然変異で黄色人のような顔面をもつことになったとする。そのとき、自分の子どもが黄色人のような顔面をもつのはいやだから、胎児治療によって白人の顔に戻したいと考えるときに、その両親は、黄色人の顔面をもつ人々を、ある次元で否定していることになるはずだ。

ただし、胎児治療によって、同じ身体奇形をもって生活している人々の〈存在〉が否定されたことになるとは思われない。中絶されるわけではないし、そこに殺意があるわけでもない。無力化するかどうかは、微妙である。遺伝性の身体奇形の場合、親にとっては、子どもにその奇形がないほうがうれしいかもしれない。

これらの問題を抱えているが、法的には胎児治療が禁止されるべきではないであろう。

第二に、今度はまったく逆の極端な例を考えてみよう。胎児に遺伝子操作を加えて、腕を三本にするのはどうか。その理由は、親が、そういう子どもを育てるのは面白いと思ったからである。しかし、これに対しては、多くの反論が寄せられるにちがいない。もっとも重要な反論は、生まれてくる子どもが「社会のなかで普通に安心して暮らしていける自由」を奪うことになるというものだろう。現在のような社会では、その子はみんなから好奇の目で眺められ、普通に安心して暮らしていける自由を奪われることはまちがいない。したがって、このようなケースでは、親の自由は制限されるべきだと考えられる（後述）。

第三に、髪や目の色、運動能力、記憶力などの増進についてはどうだろうか。カプランらのあげている例が、これである。たしかに、子どもがそれらの形質や能力を獲得したからといって、「社会のなかで普通に安心して暮らしていける自由」を奪われるわけではない。たしかに、その点は認めざるを得ない。しかしながら、「親は、自分の子どもの眉毛の形やそばかすのパターンを自由に選び取ることが許されるべきだとすら言えるかもしれない(94)」とする彼らの主張には、問題点がある。なぜなら、そこにあるのは、子どもの幸せを願う親の気持ちではなく、子どもの将来を自分のプランどおりにコントロールしようとする親の「欲望」「エゴイズム」だからである。子どもを自分の所有物だと考えて、子どもの人生を支配しようとする親の「欲望」「エゴイズム」だからである。カプランらは、親が子どもに、彼らがいいと思う宗教的な価値観や、遊びや、慣習などを教えることが許されているわけだから、遺伝子を変えることのどこが悪いのだと主張する。しかし、もしそれらの教育が、子どもを自分の思い通りにしたいという親の「欲望」「エゴイズム」から来ているのならば、そのような教育もまた問題を含んでいると私は考える。

要するに、挫折したピアニストが、自分の欲望を子どもによって架空満足させるために、いやがる自分の子どもに超早期教育を強制するのは、倫理的な問題があるということだ。たとえモーツアルトがそういう教育によって才能を開花したのだとしても、それを一般化してはいけない。ましてや、挫折したピアニストが、自分の欲望を架空満足させるために、子どもの受精卵に遺伝子操作をして聴覚脳細胞が異様に増幅するようにしたり、指の神経を敏感にするということは、さらに大きな問題を含んでいる。なぜなら、そこで目指されているのは、親の側の自己満足であり、子どもの側の豊かな人生ではないからである。そして遺伝子や胎内発生プロセスを操作した場合、その結果は不可逆であり、子どもがそれを元に戻したいと思っても、やり直しがきかないからである。

もし受精卵や胎児に対する増進的な遺伝子操作が許されるとするならば、それは、子ども自身が人生の岐路に立たされて、自分の将来を自己決定しなければならなくなったときに、その選択の可能性を広げるようなもの、あるいは人生を自力で切り開いてゆく力を支えるようなものに限定すべきであると私は思う。どのような人格を形成し、どのような職業を選択し、どのような人生を作り上げていくかを決めるのは、子ども自身であって、親ではない。美しい眉のカーブや、高い身長をもっていたとしても、それが親によって作られたのだと知ったときに、自己否定と自虐に陥る人間は多いかもしれない。親から過度な期待がかかるのだったら、特殊な運動能力や記憶力を遺伝子的に付加されないほうがよかったと思ってしまう子どもが、たくさんいるかもしれない。われわれには、そういう想像力が必要なのだ。生命科学医療のテクノロジーは、この子は美人になってほしいだとか、この子は高い知能指数の弁護士になってほしいだとか、この子はプロサッカー選手になってほしいだとかの、親の「欲望」「エゴイズム」をサポートするために利用されてはならない。なぜなら、そのようなテクノロジーを利用することで、親は自分の人生の夢の続きを子どもの人生で見ようとするのであり、そのことによって、子どもの人生は親の道具となり、子どもは親の願望と期待によって束縛され、支配され、自分自身の人生を生き切ることができにくくなってしまう危険性があるからだ。

「子どもの人生は子どものものであって、親のものではない」「子どもを、親の願望充足装置にしてはならない」「ほんとうに子どもの幸せのことを思うのなら、子どもへのテクノロジー介入には自粛すべき限界点がある」ということを、こころの底から噛みしめることができる親にのみ、受精卵や胎児への遺伝子操作の自由は与えられるべきである。そして、親は、もし子どもが自分の思ったとおりに育たなくても、その子どもの〈存在〉に関しては、そのまま無条件で肯定すべきである。「あなたなんかいなければよかった」と、子どもに対して言わないことだ。これは、遺伝子操作に関わる人間が守るべき最低限の倫理ではないだろうか。そしてそれを個々の人間の内面の良識だけにまかせるのではなく、社会の多くの人々が共有する「知恵」にまで高めていくことが必要なのである。

ここまで、受精卵や胎児への生命操作は、それらの存在抹消を含まないという前提で考えてきた。

もし、その前提に忠実にのっとって考えるならば、受精卵や胎児への生命操作を行なう親たちは、仮にその操作が「失敗」したとしても、胎児には殺意を抱かず、その結果として生まれてくる子どもをありのままに受けとめ、かけがえのない生命として大切に育ててゆくことになるだろう。いままでのすべての議論は、このような親たちを前提としてなされている。そのうえで、何が倫理の問題になるのかを考えてきた。

しかしながら、現実問題として、実際にそれが応用されるときには、「失敗作の廃棄・中絶」が、かならずや組み込まれてくるであろう。すなわち、生命操作がうまくいった場合には産むが、うまくいかなかった場合には胎児を中絶したり、受精卵を廃棄するという選択肢が、きっちりと用意される。そのような「リスク回避」の選択肢が準備されたうえで、臨床応用されるにちがいない。もし、そうであるとするならば、第四期の優生学もまた、第三期の選択的中絶とまったく同じ倫理的問題を抱えていると言わざるを得ない。それをまぬがれているのは、「失敗しても産む」という契約のもとでなされた生命操作のみであろう。この論点が、従来の新優生学の議論に欠けていたのではないだろうか。

受精卵や胎児への生命操作には、やはり何らかの法的規制をしなければならない。

少なくとも、以下の三点に該当する生命操作は禁止すべきであろう。（1）子どもが社会のなかで普通の生活を送ることを阻害する危険性の高い生命操作。たとえば腕を三本にするような胎児治療。（2）親による子どもの人生の支配につながる危険性の高い生命操作。たとえば、ピアニスト向けに胎児の身体と脳を改造すること。（3）子どもの人生の選択肢を狭める危険性の高い生命操作。たとえば、運動能力を犠牲にしてまでも記憶力を伸ばすような生命操作。なぜ規制対象になるのかと言えば、これらは親による「児童虐待」に当たると解釈できるからである。自分自身の未知の人生を歩んでいこうとする子どもの将来を、親が暴力的に破壊しようとする行為だからである。したがって、児童虐待防止法の枠内で規制するのがいいかもしれない。二〇〇〇年に成立した「児童虐待の防止等に関する法律」では、子どもの身体に外傷を生じさせる行為、わいせつな行為、心身の正常な発達を妨げるような減食・放置などの行為、著しい心理的外傷を与える言動を「児童虐待」と定義し、それらを禁止している。この考え方を拡張することによって、受精卵や胎児への生命操作を規制する根拠とすることはできないのだろうか。

何かの法規制をまずは行なう必要がある。その規制から漏れるような生命操作に関しては、個々人が自己選択することになるであろう。そしてその選択に際しては、人生を真に豊かに生きようとするひとりひとりの知恵が試されることになるはずである。もし自分自身の身体を改造するのならば、自己責任で勝手にやってもらえばいい。だが、優生思想で問題となっているのは、これから生まれてくる子どもの生命を改造することなのだ。子どもが、苦しみも喜びもある豊かな人生を切り開いてゆくために、親は何をするべきであり、何をするべきではないかということについての、思慮深い知恵が試されることになるのである。その知恵には、法的には許されていることを、あえてしない知恵というものが含まれている。二一世紀の生命倫理は、この意味での「知恵」を探求する知的営みとなるであろう。「自由か禁止か」という二者択一の生命倫理から、「知恵をいかに獲得するか」という自己陶治の生命倫理へと、われわれの関心は移っていかざるを得ないのだ。言い換えれば、「ルール作り」の生命倫理から、「知恵」の生命倫理へと、議論の中心は移っていかざるを得ないのだ。（1）法規制をきちんと行なうこと、（2）法規制をまぬがれるものに対して、われわれがどう対処するべきかについての知恵を創造し共有すること、（3）何が豊かな人生なのかについて内省すること。新優生学の時代の生命倫理は、互いに連関するこれら三つの次元へと再編成されなければならないと私は考えるのである。

11 「内なる優生思想」と生命学の可能性

ここで、話の重点を、生命倫理から生命学へと移してみたい。そうすることで、何が見えてくるだろうか。

ここまで私は、生命の選別を肯定する優生思想と闘うことを主張してきた。なぜなら、優生思想は、この社会に生きる人間たちをシステマティックに「無力化」し、彼らから「根源的な安心感」を奪い去るからである。しかしながら、そのような優生思想は、われわれひとりひとりの内面に確実に存在している。だから、優生思想と闘うとは、みずからの内面に存在するエゴイズムや差別意識や悪を直視したうえで、それでもなおそこに開き直ろうとせず、みずからの人間性をゆっくりと変容させていこうと心底思えるようになることなのである。

このことに間違いはない。
しかしながら、ここまでの論述に、どこか息苦しいものを感じるのは私だけだろうか。というのも、そこに横溢しているのは、倫理的に問題のありそうな行為をひとつひとつ細かく指摘して、われわれの自由な行為の選択肢を論理でどんどん縮減するような知のあり方だからである。「この行為は他人を無力化させる」「この行為は殺意を含んでいる」などの理由を付けて、われわれの自由をひとつひとつ潰してくるやり方だ。そしてそのあげくに示されるのは、自分の子どもに障害があっても、なくても、どちらでもいいという姿勢だとか、あるいは胎児に障害が発見されてもそれを中絶しない知恵といった、よっぽど徳の高い人でしか実行できないような選択肢なのである。
それは、私が以前に「正論の倫理学」と呼んだものと似ている。[95] 正論の倫理学とは、善と悪を峻別し、「善いことを行ない悪いことを行なうなかれ」と指令する倫理学のことである。この指令は、ある範囲内での寛容や赦しとセットになっていることが多いが、われわれの義務がその指令を守ることにあるという点は揺るがない。前節までの私の論述が、この意味での正論の倫理学に接近していたことは否めないと思う。正論の倫理学は、自分が実際に行なっている悪からみずからの目をそらさせるという「姥捨山構造」に陥りやすい。[96]
私が本書で提唱しようとしているのは、正論の倫理学ではない。私が提唱するのは、むしろその対極にあると思われる生命学である。そこで、この正論の倫理学とシャープに対比させることによって、生命倫理への生命学的アプローチの本質を明確にしてみたい。

ひとことで言えば、生命倫理への生命学的アプローチとは、正論の倫理学が提起する内容を十分に理解したうえで、それをさらに乗り越えてゆくものである。

すなわち、正論の倫理学が人間の自由を次々と縮減してくる知のあり方であるとするならば、その内容にすべて同意しながらも、しかしながらその知のあり方に〈対抗〉して人間の内側から立ち上がってくる思想や生き方こそが「生命学」なのである。「生命学」とは、みずからの可能性を切りつめていく思想や生き方ではない。「生命学」とは、それまでに予想もしなかったような新たな可能性を自分自身の中から紡ぎだしていくような思想や生き方なのだ。言い換えれば、生命学とは、法や規範によってみずからの行為を制限され、コントロールされた人間が、その一見不自由な境遇の中から、以前は想像すらできなかったような新たな生と死の可能性をみずからの内側から開いてゆくための知の方法だとも言えるのである。ウーマン・リブの女性たちや、青い芝の会の障害者たちが「生命学」を実践したと言えるのは、まさにこのような可能性を彼ら自身が切り開いたからである。

正論の倫理学は、われわれの内なる優生思想を正当に批判すると同時に、その背後にあるわれわれの「悪」を封じ込めるように指令する。これに対して、生命学は、われわれの内なる優生思想を批判すると同時に、われわれが内なる優生思想の問題点を頭では理解していても実際には優生思想に流されがちになる存在であるという事実を、まずは肯定する。われわれがみずからの「悪」をただちに封じ込めることのできない存在であることを、正面から認めるのである。そのうえで、われわれがみずからの「悪」に開き直らないようにするにはどうすればよいのかを、全力で考えようとする。そのときに、正論の倫理学に対抗して個々人の内側から具体的に立ち現われてくる思想や生き方が「生命学」なのだ。生命学は、個々人の人生においてのみ実現され得る。

さらにこのように言うこともできるだろう。生命学は、「私が開き直らないようにするにはどうすればよいのか」とみずからに問い続ける人々を、互いに結びつけ、力づける声として働くのである。そのように生きるひとつの人生から、同じように生きようとする他の人生へと、この問いかけが声となって伝わっていく。生命学とは、私に呼びかける声であり、その声に応じて私が模索をはじめるときに私の内部から立ち上がってくる何物かである。このようにして、私は、外側と内側の両側から生命学に挟まれて人生を生きることができる。生命学と同行するとは、このようなことだ。生命学が私とともにあるとは、このようなことなのだ。

前節までの記述が正論の倫理学に接近していたとはいえ、そこで思索したこと、たとえば無力化や根源的な安心感などは、はっきりと生命学のテーマであった。したがって、本章を通じて、生命倫理への生命学的アプローチの方法論は一貫して貫かれている。

だが、正論の倫理学というものを仮想敵とすることによって、生命学の姿が、さらにクリアーに見えてくるのも事実である。すなわち、正論の倫理学のトンネルをいったんくぐり抜けた思索が、ちょうど夜空に開花する花火のように、四方八方へと飛散するときの、具体的で個別的な軌跡ひとつひとつが、生命学の具体的な姿だからである。そしてそれらの生命学の軌跡たちは、互いに相反する内容をはらむものにすらなるであろう。

ここで、それらの軌跡のなかから、三つを取り出して検討してみたい。

まず第一に、みずからの弱さのゆえに、正論の倫理学から見れば「悪」とみなされることを結果的に実践してしまった人間のための生命学がある。内なる優生思想に関して言えば、胎児に障害があるという実質的な理由で中絶を選択してしまった人間が、みずから立ち上げるべき学としての生命学である。まず胎児に対してはその将来の「可能性」を暴力的に奪ってしまったことを私がどのように受け止めるのかということ、そして現存する障害者や弱者に対しては、彼らを「無力化」し、彼らから「根源的な安心感」を奪い去るという営みに荷担してしまったことを私がどのように受け取るのかということを、みずからの問題として考えるところから生命学は始まる。まず前者に関しては、いまだ生まれていないもの、すでに生まれてきたものが内在する将来の「可能性」を暴力的に奪わないような選択肢を社会のなかに十分に用意するには具体的に何を行なえばいいのか、と考えていく筋道があり得るだろう。後者に関しては、障害者や弱者を無力化し、根源的な安心感を奪い去るシステムを社会のいろいろな場所で発見し、それを解体し続けていく実践というものがあり得るだろう。これらの営みは、みずからが傷つけた者に対する贖罪というだけではなく、悪を結果的に行なってしまった自分自身の生に決着をつける作業でもある。しかしこの作業それ自体が、われわれにふたたび新たな悪を行使させるであろうから、このプロセスは無限に継続する。

生命学の第二の可能性としては、禁欲でも、開き直りでもない、新たな欲望の形を開発する道がある。われわれが内なる優生思想にからめ取られてしまうのは、五体満足で、正常で、健康で、若く、美しく、長生きする人間のほうが、一般的に言って、満足した幸せな人生を送ることができると、われわれが考えているからだ。そして、できることなら自分自身がそうでありたいし、自分の子どもや家族がそうであってほしいと願っているからだ。そして、そのような状態から「はずれていくこと」に、感覚的な恐怖を抱いているからだ。ところが不思議なことに、一般的に理想とされている状態から否応なく「はずされていくこと」を実際に経験してみると、そのなかに、私がいままで知らなかったような満足や、充実感や、よろこびが生き生きと見出されることがある。

新たな欲望の形とは、私や、私と密接なつながりをもった人間たちが、五体満足から離されてゆき、正常から遠のいてゆき、病気や障害をもち、若さを失い、美しさを失い、老いと死に直面するという、そのプロセスのなかに、いままで知らなかった未知のよろこびを発見してみたいと欲するような欲望の形のことである。マスメディアがもてはやし、われわれ自身もそこに取り込まれている正常さや美しさから、われわれが否応なく遠のいていくプロセスのみが内蔵している「美しさ」や「満足」というものは、ないのだろうか。そこからはずされていくことの中でのみ保持される「人間の尊厳」とか、「至福の境地」というものはないのだろうか。規格からはずれたり、崩れたり、醜くなったりする、そしてその本人はそのことを受容し切れない、というその状況全体の輝く尊さを、われわれのひとつの価値あるいは文化として醸成することはできないのだろうか。自分自身がそうなってゆくこと、自分の愛する人間や子どもがそうなってゆくこと、それを神々しいこととして味わい、不条理にもがきながらも至福に至る道筋を追求することが、生命学の将来の課題であると私は思う。この道筋を開発しないかぎり、正常さと若さの獲得へと突っ走る現代医学の罠から、われわれが真に抜け出すことはできないであろう。この道筋を説得力をもって描き出すことが、生命学に求められている。いま述べていることは、障害者や老人に神々しさのラベリングを与えることと引き替えに彼らから社会参加を剥奪してきた旧来の支配の構図とは、まったく別次元のことだ。また、このようなことを言うと、病気や障害を抱えたことのない人間の傲慢な発言だという批判がすぐに浴びせられることだろう。しかし、私自身人生の半ばを過ぎて、老いと障害の進行に直面し、肉体の美しさは失われてゆき、そのなかで、まだ若さは保ちたいと心の底で痛切に願い、そういう自分を自覚しながらこれを書いている。

生命学の第三の可能性は、正論の倫理学の主張をすべて理解したうえで、暴力と悪を自覚的に行使し、みずからの可能性を最大限に切り開いてゆくような道筋である。この道筋は、正論の倫理学が指令する方向とはまったく逆に向かって進むことになるが、しかしこれもまた生命学のひとつの可能性だと考えられる。これは、一見、開き直りの態度と似ている。だが、実は大きな違いがある。開き直りとは現状をあからさまに肯定することであり、それを超えてみずからを変容させていこうとはしない。ところが、第三の可能性は、正論の倫理学が指令する方角とは逆に向かって新たな可能性を切り開いてゆこうとする意欲に満ちている。内なる優生思想に関して言えば、胎児の障害を実質的な理由として中絶を選ぶことが、いまいる障害者たちを無力化し、根源的な安心感を奪い去ることに荷担してしまうという事実を十分に理解したうえで、あえてその暴力を自覚的に行使し、みずからの人生の可能性をエゴイズムの方角に向かって切り開こうとする態度である。この態度は、私が本章で考えて

しないかぎり、正常さと若さの獲得へと突っ走る現代医学の罠から、われわれが真に抜け出すことはできないであろう。この道筋を説得力をもって描き出すことが、生命学に求められている。いま述べていることは、障害者や老人に神々しさのラベリングを与えることと引き替えに彼らから社会参加を剝奪してきた旧来の支配の構図とは、まったく別次元のことだ。また、このようなことを言うと、病気や障害を抱えたことのない人間の傲慢な発言だという批判がすぐに浴びせられることだろう。しかし、私自身人生の半ばを過ぎて、老いと障害の進行に直面し、肉体の美しさは失われてゆき、そのなかで、まだ若さは保ちたいと心の底で痛切に願い、そういう自分を自覚しながらこれを書いている。

生命学の第三の可能性は、正論の倫理学の主張をすべて理解したうえで、暴力と悪を自覚的に行使し、みずからの可能性を最大限に切り開いてゆくような道筋である。この道筋は、正論の倫理学が指令する方向とはまったく逆に向かって進むことになるが、しかしこれもまた生命学のひとつの可能性だと考えられる。これは、一見、開き直りの態度と似ている。だが、実は大きな違いがある。開き直りとは現状をあからさまに肯定することであり、それを超えてみずからを変容させていこうとはしない。ところが、第三の可能性は、正論の倫理学が指令する方角とは逆に向かって新たな可能性を切り開いてゆこうとする意欲に満ちている。内なる優生思想に関して言えば、胎児の障害を実質的な理由として中絶を選ぶことが、いまいる障害者たちを無力化し、根源的な安心感を奪い去ることに荷担してしまうという事実を十分に理解したうえで、あえてその暴力を自覚的に行使し、みずからの人生の可能性をエゴイズムの方角に向かって切り開こうとする態度である。この態度は、私が本章で考えてきた倫理的な次元での結論を正面から否定するものだ。しかしながら、本章での倫理学的な結論を理解したうえで、あえて暴力を自覚的に行使し、みずからの可能性を切り開こうとする態度は、一種の生命学の営みとなる可能性がある。

ただし、二つの前提条件がある。第一に、私が本章で述べた倫理学的な結論を十分に理解し、それに同意することである。とくに、「無力化」と「根源的な安心感」について賛同しなければならない。第二に、暴力行使の選択を行なうことによって、みずからの可能性をエゴイズムの方角に向かって本気で切り開いていく決意が必要であるということだ。いまここであえて暴力行使を行なうのは、ひとえに、自分自身が豊かでよろこびあふれる人生を送るためなのだ、という強い意志が必要である。自分がおかれた状況と罪悪性をきちんと把握したうえで、自分のために生きるのだという決意をもって立ち上がるとき、それは生命学の営みとなり得る。その営みは、倫理を説く一部の人々と、正面から衝突することになるだろう。そのときには、その衝突から逃げることをせず、彼らと言論の戦いを挑んでゆく必要がある。あるいは、この営みは違法行為にまで突き進むかもしれない。そのときは、いさぎよくみずからの違法性を担うべきである。「悪」をかかえた場所から出発し、どこまでも「他者」と向き合いながら、自分自身の人生を豊かに生きるためにエゴイスティックに立ち上がるという生き方は、不道徳な生命学の営みとなり得るのである。生命学は、かならずしも道徳的な思想と生き方のみを導かない。生命倫理への生命学的アプローチは、生命倫理学の一般的な主張からは遠くかけ離れたところまで逸脱する危険性を秘めている。再度強調しておくが、不道徳な生命学とは、みずからの差別意識や悪に漫然と開き直っているだけの人間の姿と対比させたときに、その対極に位置する生き方であることを忘れてはならない。この三番目のアプローチは、本章の記述を忠実に追ってきた読者にとっては、あまりにも唐突で、受け入れがたいものかもしれない。しかし、生命学の可能性のひとつが、この道筋にあるということだけは確実なのである。

以上、「内なる優生思想」に関する生命学の三つのあり方について考えた。ここに述べたもの以外にも、たくさんの生命学的なアプローチがあり得る。正論の倫理学に抗して、個々人の内側から立ち上がってくるものが生命学なのだから、その姿は一様ではないはずだ。もちろん生命学に共通の基盤は存在する。しかしながら、具体的な生命学の姿は、それを実践する個人の数だけある。正論の倫理学を前方へと乗り越えようとする営みのひとつひとつが生命学だ。

障害者と「内なる優生思想」についての考えを進めていくうちに、いつのまにか、「生命学」とは何かという問いにまで行き着いてしまった。最終章では、この点について考えてみることにしたい。

最終章　生命学に何ができるか

1　生命学とは何か

生命倫理の問題を、生命学の視点から考えてきた。この本で私が語ってきたことは、もはや「生命倫理学」とは言えない。なぜなら、私はこの本のなかで、生命倫理の問題を、「生命倫理学」から解放し、「生命学」へと飛翔させようと試みてきたからである。

「生命学」とは、私が一九八八年に『生命学への招待』で提唱した知の方法である。本書を書きすすめるなかで、生命学の具体的な内容が、少しずつクリアーになってきた。

生命学は、「生命」に注目する。人間の生命だけではなく、動物や植物の生命、それらをすべて包み込む生命のシステムと歴史に注目する。「生命」とは、あるものが生まれ、育ち、生活し、老いて、死んでゆき、あるものが他のものを産み、他のものを育て、他のものを殺し、他のものを食べ、それらの営みが世界のあちらこちらで絶えず繰り返されてゆく、その出来事のひとつひとつおよびその総体のことである。このような出来事に注目して眺めとられたときの世界のことを、生命世界と呼ぶ。果てしなく続く生命世界の営みのただ中に、私たちの限りあるかけがえのない生命が、組み込まれている。

生命学とは、生命世界を現代文明との関わりにおいて探り、みずからの生き方を模索する知の運動のことである。すなわち、生命学とは、（1）現代文明に組み込まれた生命世界の仕組みを、自分なりの見方で把握し、表現してゆく知の運動であると同時に、（2）私が、限りあるかけがえのないこの人生を、悔いなく生き切るための知の運動である。この二つの知の運動は、表裏一体であり、互いを必要とする。人生を悔いなく生き切るためには、生命世界の自分なりの把握が必要であるし、生命世界を豊かに把握するためには、人生を悔いなく生き切りたいという熱き思いが原動力として必要だ。ここで「知の運動」ということばを使うのは、生命学が、人から人へと受け継がれてゆくダイナミックな運動を意味するからである。

哲学的な面で注意しておくべきことは、生命世界を把握しようとする私もまた、いずれは死ぬということである。生まれ、死に、生まれ、死にする生命世界を自分なりに把握しようとするこの私もまた、生まれ、死ぬ。生命を把握し、それに関わり合おうとするこの私もまた、生命である。この意味での自己言及・循環は、生命学という知の運動に絶えざる矛盾を持ち込む。であるがゆえに、私は生き続け、生命世界と他者に関わり続け、学んだものを表現し続けなければならない。生命の姿を明らかにするために、私は、科学でも宗教でもない第三の道を選択する。宗教とは別の道を進みながら、私は「宗教性」の問いをすくい上げてゆくことになるだろう。生命学のひとつの目標は、「宗教なき時代の宗教性 post-religious spirituality」の姿を明確にすることである。たとえば、存在のかけがえのなさとは何か、生命の尊厳とは何か、この世に生きることの意味とは何か、それらについて、宗教の枠組みを借りずに考えを深めるのだ。

2　悔いのない人生を生き切るために

本書では、生命倫理を素材としながら、生命学の具体的な作業を行なってきた。その作業をもういちど振り返りつつ、私の他の作品における議論をも付け加えながら、生命学の具体的な内容を整理してみたい。

まず生命学の営みのひとつであるところの、「私が、限りあるかけがえのないこの人生を、悔いなく生き切るための知の運動」という側面について考えよう。これは、欲望や、悪や、死などの限界性を背負ったわれわれが、現代文明のなかで悔いのない人生を生き切るとは、いったい何をすることなのかを探求してゆくことである。そしてその探求を原動力にして、実際に、悔いのない人生を生きてゆくことである。

ウーマン・リブと、青い芝の会の障害者たちは、悔いのない人生を生き切るために、いまのありのままの自分を「自己肯定」して生きてみようと呼びかけた。彼らの運動は、社会によって無力化され、「自己否定」に陥っている自分たちの仲間を、そのありのままの姿において肯定する闘いであった。いわば、自己肯定して立ち上がる生き方のための生命学だ。

悔いのない人生を生き切るとは、いまの私の存在をつねに自己肯定できるように生きることでもあると私は思う。悔いがないとは、いままで生きてきたこの人生において、「もしあのとき私がこういうふうにできていたらなあ」「もしあのときの私がこのようなものであったらなあ」という深刻な後悔が存在しないということである。そのような後悔が存在しないとき、私は、そのような歴史を経ていまに至っている私の存在を、力強く自己肯定できるはずである。たとえ、人生にいくつかの後悔があったとしても、なぜ自分がそれを後悔しているのかという理由を突き詰め、いままで踏み出せなかった生き方に向かって自分の殻を破って歩み出すことによって、その後悔を含んだすべての人生のプロセスを肯定へと転ずることが可能である。あるいは、私にシャワーのように降り注いでくる価値観や、観念や、言説によって、私の自己否定感が形成されていることもあるが、その場合には、この洗脳と無力化の構造を解明することが力になるだろう。無力化と根源的な安心感については、すでにくわしく検討した。他人との差異による自己肯定や、権威からの承認による自己肯定は、弱者の無力化と自己否定を必然的に導き出してしまう。であるから、自己肯定は、私の存在そのもののかけがえのなさの実感の上に構築される自己肯定でなくてはならない。それを可能にするための方法を、生命学は考える必要がある。自己肯定は、みずからのアイデンティティの問い直しと密接に関わっている。表層アイデンティティ、深層アイデンティティの背後にある、「中心軸」を再発見しなければならない。これについては、『無痛文明論』（4）において詳述した。

生命学は、自分の実人生における問いの明確化と、それへの決着を優先させる。悔いなき人生を生き切ることが生命学の目標なのだから、自分が発見したことを自分自身の人生に反映させて、みずからの人生に決着を付けることを最優先させなければならない。そのような私の行為は、私のその後の人生をとおして、人々へと伝わっていく。論文や、作品を書き残すことのみが学問なのではない。みずからの生に決着を付けながら生き続けることそれ自体が、学問となりえるのである。「自分を棚上げにしない思想」とは、このことを指している[1]。

悔いのない人生を生き切るためには、自分の行なった「悪」が大きな問題になってくる。なぜなら、自分の人生に決着を付けるとは、自分の行なってきた「悪」に対して決着を付けることでもあるからだ。田中美津の「悪からの遡及法」は、悪を行なった者や、悪を行なわざるを得なかった者の生き方の学の可能性を示唆している。もちろん、「悪とは何か」「何が悪か」についての、一義的な定義は存在しないであろう。それらを論理的に導き出すことはできない。しかしながら、人生をある程度生きてきた人間なら誰でも、「これは悪だとしか言いようがない」ということがらを、想像することはできるだろう。この、自分なりの「悪のリアリティ」がないと、人間は、社会のなかで人々と関わりながら、豊かな人生を生き続けてゆくことができない。自分が持っている「悪のリアリティ」に見事に当てはまるような行為、あるいはそれを薄めたような行為を、みずからがしてしまったとき、われわれは「自分が悪を行なった」と思わざるを得ないはずである。この意味での「悪」を行なってしまった私が、いかにすれば自己肯定へと向かえるのか、というのが生命学の問いである。たとえば、中絶についての「責め」をどう引き受けるのかという問題も、これとかかわっている。生命学は、このような問いに正面から立ち向かうのである。優生保護法改悪反対運動のときに突き詰められた「内なる優生思想」の問題や、環境問題の議論のときに出てくるところの、快適な生活を送りたいというわれわれの「欲望」の問題も、これとつながっている。優生思想や欲望に身をまかせることが、悔いなき人生を生き切ることへと本当につながるのか、というふうに考えを進めていくべきだ。

　悔いのない人生を生き切るためには、他者が到来したときに、それに応答し、ゆらぎ、とり乱し、おろおろする経験を経なければならない。とり乱しておろおろする姿を晒しながら、お互いに学びあってゆける知の方法を開発することが必要だ。他者論的リアリティ、揺らぐ私のリアリティに対して感受性を高めること。自分の不完全なところ、整合性のないところ、突かれると痛いところを、お互いに晒し合い、交接することによって自己を問いなおし、自己変容のチャンスをつかむという方法論を開発できないものだろうか。悔いのない人生における「揺らぎ」と「とり乱し」の意味は、生命学が解明してゆくべき大きな課題である。

　悔いのない人生を生き切るとは、自分がやりたいことをすべてやるということを意味しない。目の前の欲望を満足させた結果、自分の大切な人を傷つけてしまい、それが大きな後悔となってその後の自分の人生を息苦しくさせることもある。かと言って、自分のやりたいことを抑圧してばかりいると、かえって後悔がつのってしまう。第六章で述べたように、禁欲でもない開き直りでもない新たな欲望の形を模索することや、暴力と悪を自覚的に行使し、みずからの可能性を最大限に切り開いてゆくことをも視野に入れて、「自分にとって何が悔いのない人生なのか」を全力で考える必要がある。

私が悔いのない人生を生き切ることができるためには、社会全体が、私にそれを許すような状況になっていなければならない。社会全体が、私を差別し、無力化し、自己否定させるシステムに満ち満ちているとき、私が悔いのない人生を生き切ることは非常に難しくなるだろう。すなわち、私が悔いのない人生を生き切ることができるためには、この社会が、「人々による悔いのない人生の追求をささえるような社会」になっていなくてはならないのである。だから、生命学の営みは、私が悔いのない人生を生き切ることであると同時に、「人々による悔いのない人生の追求をささえるような社会」へと、この社会を変えてゆく営みでもある。

そのためには、まず、悔いのない人生の追求を妨害しているものはいったい何なのかを、社会制度の次元から、心理的な次元までふくめて、あらゆる次元で解明する必要がある。また、「人々による悔いのない人生の追求をささえるような社会」とは、どのような社会制度を持ち、どのようなルールを持ち、人々がどのようなささえあいのネットワークを形成している社会なのかを、研究する必要がある。本書で集中的に考察した生命倫理の諸問題も、このようなパースペクティヴのもとに研究するのが、もっとも有益である。法哲学や社会理論の諸前提を、本書で繰り返し探求した「生命」の視角から再構成するのである。このような理論的な解明と、現場での問題解決を、背後からサポートするのが生命学の営みとなるであろう。

生命倫理のルール作りや、法制度の整備についても、「悔いのない人生の追求」という角度から迫ってみることが大切だ。生命倫理のルール作りが難航するのは、新たな生命技術の登場によって、「最終的には誰のどのような利益を守ればよいのか」についての従来のコンセンサスが、有効性を失うからである。問われているのは、生命倫理のルールは何を達成するために構築されるべきなのかという根本問題である。人々の欲望を満足させることが目標なのか、それとも、人々の選択の自由を確保することが目標なのか。生命学は、人々が「悔いのない人生の追求」を保障されることをもって、生命倫理のルールの達成目標と考える。このような視点から、生命倫理におけるルール作りの基本原理に、新たな光を投げかけることができるはずだ。

このように、生命学は、「悔いのない人生を生き切るとは、いったい何をすることなのか」について、あらゆる角度から考えを深める。それを遂行するために、次に述べるような生命世界の探求を行なうのである。

3　生命世界の探求

生命学のもうひとつの営みであるところの、「現代文明に組み込まれた生命世界の仕組みを、自分なりの見方で把握し、表現してゆく知の運動」という側面について考えてみよう。ここで言う生命世界とは、人間や、人間以外の生命が織りなす、関わり合いの世界のことである。その世界の有様と、そこに組み込まれている私たちの生命の有様について、考えを深めることだ。その際には、現代科学と資本主義によって突き動かされている現代文明との関係を、つねに念頭に置かなければならない。

生命学は、生命世界のどのような側面に着目し、何を明らかにしようとするのだろうか。いままでの議論のなかから、そのいくつかを挙げてみたい。

(1)「かかわりあい」と「かけがえのなさ」

まず、生命学は、生命というものを、つねに「かかわりあい」と「かけがえのなさ」の二つの側面に着目して考えてゆく。たとえば、私は『脳死の人』において、脳死は人と人との関わり方であると考えた。脳死の人の「いのち」は、脳死の人と、それを取りまく人々のかかわりあいによって意味を与えられ、人々に受容されてゆくのであった。本書第一章でも述べたように、このようなかかわりあいへの視線は、脳死への「関係性指向アプローチ」を準備した。それと同時に、私は同書で、生命のもうひとつの特徴を「かけがえのなさ」としてとらえた。「生の一瞬一瞬とは、決して他のものでは置き換えることのできない、一回限りの出来事の連続」であるがゆえに、その一瞬一瞬が「かけがえのないもの」である。[2] このように考えれば、脳死の人の「いのち」もかけがえのないものであるし、脳死の人を取りまく人間関係の場それ自体もまた、他の何ものによっても置き換えることができないという意味でかけがえのないものであることになる。「かかわりあい」と「かけがえのなさ」の交点に、脳死の人は埋め込まれている。「脳死の人」という概念の独自性は、ここにある。

生命を、「かかわりあい」と「かけがえのなさ」の両面から見てゆくことは、生命学による生命世界の把握の基本となる。脳死だけにとどまらず、あらゆる生命の問題を考えるうえでの基本だ。私は、論文 "The Concept of Inochi" において、次のように考えた。生命の「かかわりあい」と「かけがえのなさ」は、相即不離の関係にある。すなわち、「生命はお互いにかかわりあっているから、かけがえのないものとなる。生命はかけがえのないものであるがゆえに、お互いかかわりあうことができる」のである。(3)

「生命 life」と「存在 being」は、どう違うのかと尋ねられることがたびたびある。これまで、その問いに確たる答えを与えることはできなかったのだが、いまやそれにははっきりと答えることができる。「生命」とは、それを大切にしたいという人と人とのかかわりあいによって、かけがえのなさを与えられた「存在」のことなのである。(ある存在を大切にしたいというひとりの人の思いが、その存在に生命を与えているというようなケースもありそうだが、よく考えてみれば、その背後には、それを可能にしている人と人とのかかわりあいがあるはずだ。)そして、「かけがえのなさ」は、そのかけがえのなさを大切に守ろうとする人々の「かかわりあい」によって支えられ、守られ、伝達されてゆくのである。さらに言えば、「かけがえのなさ」は、人と人との「かかわりあい」によって大切に守られることを契機として、どこからか与えられてくるもの、到来してくるもの、生成してくるもの、すなわち他者なのである。人が、自分のポケットから出すようにして、何かに「かけがえのなさ」を付与するのではない。

「生命の尊厳 dignity of life」とは、生命に与えられたこのような「かけがえのなさ」のことである。生命の尊厳は、われわれが生命体の存在を他の存在によって置き換えようとするときに、失われる。「生命の尊厳」が意味しているのは、〈ある生命体を殺すなかれ〉ということではなく、〈ある生命体の存在を他の存在によって置き換えることなかれ〉ということである。たとえば、胎児に障害があったときには、それを中絶して、もうひとり新しい赤ちゃんを産みなおせばよいという功利主義の考え方に欠落しているものこそ、「生命のかけがえのなさ」の感覚であり、その考え方は「生命の尊厳」に反している。「かかわりあい」と「かけがえのなさ」の関係を、具体的な事例に則して究明することは、生命学の大きな課題である。

(2) さざ波のように伝わっていく連鎖

脳死の人を前にして、すでにいないはずのひとが、そこに現われているとと実感したり（現前）、そこにいるはずのひとが、そこに現われていないと実感したりする（不在）ことがある。このような事態は、生と死の現場において、たびたび経験されることである。われわれの生命世界は、いま生きて存在している者のみによって構成されているわけではない。われわれの生命世界は、すでに死んでしまってこの世にはいないはずのひとや、生まれることのなかったひとや、これから誕生してくるはずの未生のひとによっても構成されている。それらの人々は、実在としてこの世界にいるのではなく、われわれの記憶の中、われわれの身体感覚の中、われわれの身の回りの空間の隅々に、風や響きや声や気配や質感として到来するのである。

生命学は、それら死んでしまったひとや、生まれることのなかったひとや、未生のひとの到来を、具体的な生と死の現場に探し求め、ともすれば忘れ去られがちになるそれらの声の重要性を、繰り返し確認してゆく作業となるだろう。われわれは、すでに去ってしまった人々や、生まれることのなかった人々から生の探求の力を与えられ、われわれが死にゆくときには、われわれが学んだことを、いまだ未生の人々へ、風や響きや声や気配や質感として伝えてゆくことになるだろうからである。いま生きているわれわれ自身の身体の中に、すでに去った人々のどのような声が聞こえてくるのかを確認し、われわれが死ぬときに、いまだ未生の人々にどのような声を届けたいのかを確認してみよう。すると、われわれの持っているリアリティは、けっして現在の生者だけによって構成されたものではないことが分かるであろう。

すでに死んでしまった者、暴力的に殺されてしまった者、死にたくないと叫んでいた者、生まれることのなかった者、そしてこれから生まれてくる者、それらの声が、われわれの生命世界にどのような形で刻み込まれており、われわれがそれらの声をどのように背負いつつ現に生きているのかという実態を、生命学は解明しなければならない。第二章で述べたように、「すでにいないはずの存在者」

の力によって突き動かされた「生命の問いなおしの連鎖」こそが、生命学のひとつのあり方である。その連鎖の運動を解明しなければならない。

本書で、私は、誰かの生命倫理の営みが、さざ波となって他の人々へとつながってゆくというイメージを何度も述べた。このさざ波の中には、生命の問いなおしの連鎖も含まれるであろうし、悔いながら死んでいった者の声もあるだろうし、私が暴力的に殺した者たちが私の中に現前し続けることが生み出すさざ波もあるだろう。この意味で、ここで言うさざ波とは、「歴史」のことでもある。生命世界とは、それらのさざ波が無数に広がる、ざわざわした湖面のようなものである。この湖面の様子を分析的に描写することばを、われわれはまだもっていないがゆえに、ここで書いたような漠然とした表現でしか表わせない。これらのことがらを、より分析的に把握して語ることのできる語彙と論理を開発し、多くの人々のあいだで共有可能なものとしなければならない。

（3）暴力と殺戮

生命世界は、一方において循環と共生の世界であると同時に、他方においては暴力と殺戮の世界である。生命学は、この両側面をしっかりと見据え、この生命世界のあり方を見定めなければならない。中絶について考えたときに、われわれは、生まれてきてほしくない胎児を暴力的に抹殺してきた人類の歴史に直面した。われわれは、みずからが殺戮した無数の胎児の屍の上に、いまの文明を築いている。しかし、だからと言って、中絶の自由を女性に認めないという選択肢は取れないというのが、本書の立場だった。中絶だけではない。われわれは、いままで数限りない戦争によって、数え切れないくらいの人間を殺してきている。現代においても、公共空間や家庭の中で、どれほど多くの人間たちが、暴力の犠牲になっていることか。人間だけではなく、動物や植物を殺し、食べながら生活をしている。そのような殺戮をするのは、人間だけではない。自然界の動物も、他の生物を殺して食料としている。生命世界には、想像を絶するほどの暴力と殺戮のネットワークが張り巡らされ、そのなかに私たちひとりひとりが埋め込まれている。この現実を無視して、「循環と共生」の美辞麗句で生命世界を語る者の欺瞞は許せない。

生命世界全体に広がる、この暴力と殺戮のネットワークのなかで、人間がどのような役割を担っているのかを冷徹に把握することが必要である。生命存在であるかぎり、われわれは暴力と殺戮の行使から逃れられないのか。それとも、何か他に道はあるのか。

そして、生命世界のもうひとつの姿である「循環と共生」のあり方を、この暴力と殺戮のネットワークの存在を前提としながら、解明してゆくべきである。私は、拙著『引き裂かれた生命』において、人間の生命には、生命の母体である大自然と一体となりたいという「連なりの本性」、自分の利益のためには他の生命が犠牲になっても構わないという「自己利益の本性」、他人の役に立ちたいという「ささえの本性」の、三つの本性が埋め込まれているのではないかという仮説を提出した(4)。これらの本性は、あるときは協調するが、あるときはお互いにはげしく衝突する。地球生命圏に組み込まれた人間の生命は、「循環と共生」の方向に進もうとする本性と、「暴力と殺戮」の方向に進もうとする本性の、二つの方向に引き裂かれているというのが、そこでの私の結論だった。この考え方でいいのかどうか、再考しなければならない。

中絶や優生思想について考えを進めていくと、かならず、自然生態系における人間の位置にまで話は広がってゆく。大自然の営みのなかに、人間の行為を位置づけない限り、中絶や優生思想の問題は真に把握できないのではないかと言う人は多い。本書では、人間と自然生態系のかかわりについては、触れることができなかったが、本来ならばそこまで視野を広げて考えるべきであった。生命学は、人間の問題を、人間を大きく包み込む自然生命世界のなかに適切に位置づけて考えてゆく。前作『生命学への招待』『生命観を問いなおす』で行なった人間と自然の関係性についての考察を、さらに進めなければならない。人間が動物に系統的に行なってきた暴力である「家畜化」については、『無痛文明論』で考察した。人間が人間に繰り返し系統的に行なってきた「戦争」「搾取」「無力化」などの暴力について、今後、生命学の視点から大胆に切り込むべきだ。とくに、科学技術と資本主義が高度に発達した現代において、それらの暴力がどのような姿へと変質を始めているのかを考えなければならない。そして、私が日々行なっているはずの直接的・間接的な様々な暴力が、そこにどのように埋め込まれているのかについての詳細を、私は知る必要がある。私が悔いのない人生を生き切るためにも、私はそれを知る必要がある。

（4） 欲望・豊かさ・自由

生命学は、現代文明を押し進める原動力であるわれわれの「欲望」について考える。生殖技術が次々と開発されるのも、臓器移植が推進されるのも、その原因は、自分と血のつながった子どもがほしいとか、自分の望むような性質をもった子どもがほしいとか、できるだけ健康で長生きしたいなどの欲望を、われわれが追求するからである。現代文明は、このようなわれわれの欲望追求を、他人に危害を加えない限り、基本的には承認する。個々人の欲望追求の自由を最大限に認めようとするのである。しかし、代理出産、クローン人間、赤ちゃんの遺伝子操作などへと突き進んでゆく科学技術に対して、諸手をあげて賛成できない感覚を持つ人々は多い。なぜなら、目の前の欲望をどんどん追求してゆくことによって、何か大切なものが失われてゆくのではないかという直観が働くからである。第六章で述べたように、それはわれわれから「根源的な安心感」を奪い去ってしまう危険性を秘めている。その他にも、考えなければならない点はあるはずだ。目の前の欲望追求によって、われわれは何を獲得し、何を失ってしまうのかを、さらに広い視野から考えなくてはならない。

私は、『無痛文明論』において、欲望追求によってわれわれは「生命のよろこび」をシステマティックに失ってゆくのではないかという仮説を提唱した。すなわち、快楽や快適さや長い寿命などを手に入れることと引き替えに、われわれは、予期しない出来事との遭遇を経てみずからをダイナミックに変容させてゆくよろこびというものを見失ってゆくと考えたのである。これは、われわれの生命の力を枯渇させる危険性に満ちている。そこから脱出するためには、「欲望から降りる知恵」を開発するか、あるいは「欲望を変換（転轍）する」必要があると考えた。

それらの考え方が正しいのかどうか、さらに掘り下げて検討しなければならない。本書第六章第10節で述べたが、たとえ、子どもへのある種の遺伝子操作が法的には許容されたとしても、自分の子どもをそのように操作したいという親の欲望を実現することが、ほんとうにその子どもにとって良いことなのかどうかを、大人たちは考えなくてはならないはずだ。具体的な場面において、ある欲望を追求することが、長い目で見てほんとうに私自身や私の大切な人々を幸せにすることにつながるのか、悔いのない人生を送ることにつながるのか、ということを絶えず考え続ける必要がある。人々は、往々にして、そのような思索を十分に行なわずに、目先の欲望充足へと走ってしまうからである。具体的な場面において、われわれにそのような思索をうながし続けるものこそが、「知恵」である。これからの社会において必要なのは、われわれに権利上与えられた自由を、みずからのためにあえて行使しない「知恵」だ。そして、それがけっして苦行や禁欲にならないような道筋、けっして他人への強要とはならないような道筋を案出しなければならない。欲望追求によっても、苦行・禁欲によっても、われわれは豊かな人生には至れない。かと言って、ほどほどの欲望の満足というかけ声だけでは、何も言っていないのと同じだ。その間を縫って、悩み、ゆらぎ、おろおろしながら進む「知恵」を、われわれは創造しなければならない。

そのような「知恵 wisdom」を中核として、生命学は構成される。生命学の「学」ということばは、この意味での「知恵」を指している。生命倫理や環境倫理の難問と対決してゆくと、われわれは、

「豊かさ」と「自由」の問題に必然的にぶつかってしまう。自分の人生を思い通りにコントロールし、自分の子どもを望み通りに操作することは、かならずしも「豊かな人生」にはつながらない。では、豊かな人生とはいったい何なのだろうか。豊かさとは、物や金が増えることでもないし、社会的に成功することでもない。それは、みずからの中心軸に沿って生命の可能性が次々と開花してゆくことに似た何ものかではないだろうか。あるいは、科学技術を用いて、自分の欲望を次々とかなえてゆく自由というのは、浅薄な「見せかけの自由」なのかもしれない。われわれにとって必要なのは、やりたいことが何でもできるという意味での「見せかけの自由」ではなく、長い目で見て悔いのない人生を送ることができるために、どうしても確保しておくべき「奥の深い自由」なのではないか。このような見通しのもとで、現代文明における「豊かさ」と「自由」について、考えを深めることが生命学の課題だ。現代社会思想において、これらの問題は広く議論されてきたが、生命テクノロジーの急激な展開と、資本主義の変質を背景として、さらに深い考察が進められなければならない。それは必然的に、現代文明批判へと結びつくことになるだろう。

欲望から降りるための知恵に関連して言えば、他人よりも高い権力者の位置にいる私が、そのことによって自分よりも力の弱い者を傷つけ、同時に自分自身をも無意識的に傷つけているとき、いかにしてその位置から自覚的に降りることができるかという難問がある。これは、第四章で述べた男たちの生命倫理にも関連するテーマである。権力をいかにして打倒するかという革命運動とともに、権力の座にいる者たちがいかにしてその座から自覚的に降りてこれるかという「知恵」の運動が案出されなければならない。このような「知恵」は、現代社会のあらゆるところで求められているはずだ。

(5) 科学技術と生命の不可侵域

脳死の人からの臓器移植は、移植によってしか助からない人を救うために、多くの国々で許容されている。体外受精や出生前診断は、不妊治療や、子どもの発病予防などの理由によって、許容されている。誰かの治療や健康の増進に役立つのならば、生命への科学技術の介入はできるだけ認めるという方向で、世界の生命倫理は動いているように見える。第六章で見たように、新優生学を肯定する論調は、世界の専門家のあいだで力を持っている。

しかし、「いかなる理由があったとしても人間はここから先へ介入してはならない」という限界線があるべきではないか、という声も根強く存在する。伝統的な宗教は、この限界線を明確に設定するよう主張してきた。キリスト教は、人間の生命は神聖なものであり、過度の介入は「神を演ずる」ことになると訴え、仏教の多くは「自然の摂理」への反逆として科学技術による生命への介入をとらえてきた。

今後、科学技術がいま以上に進展するとき、われわれに突きつけられるのは、「人間の生命には、これ以上介入してはならない不可侵域(サンクチュアリ)があるのではないか」という問いである。われわれは、宗教のドグマによることなく、民主主義的合意によって、ある種の不可侵域を創作する必要に迫られるであろう。もし、そのような不可侵域があり得るとして、それは、われわれのどのような感覚やリアリティや利益を代弁するものであるのかを、言語化しなければならない。また、そのような不可侵域の具体的な設定場所についても、生命学は提案しなくてはならないであろう。

先に、私は、存在のかけがえのなさを表現するものとしての「生命の尊厳」について述べた。この「生命の尊厳」は、ここで考えている「生命の不可侵域」とは異なる概念である。「生命の尊厳」は、存在するものの置き換え可能性に関する概念であるのに対し、「生命の不可侵域」は、人間がみずからのプランに基づいて、ある存在に介入してよいのかどうかに関する概念である。

科学技術と資本主義を背景とした現代文明が、人間の生命を取り扱おうとするときに、われわれが全力で守らなければならないものはいったい何なのかを、生命学は考えなければならないのだ。そして、それだけではなく、人間以外の生命や自然物に関しても、同じ問いが成立する。エコロジー思想では、人間が手を付けてはならない自然環境を「聖なる保護区域（サンクチュアリ）」として保存することを提唱してきた。国公立公園では、それらの考え方が取り入れられてきたが、人間が守らなければならない自然とは何なのかについては、いまだ議論が続いている。人間の生命や自然環境に対して、人間が自主的に手を引く限界線というものはあるのか、もしあるとすればそれはどこなのか、について統一的な考え方を示すべきときが来ているのである。この問いは、先に述べた、人間の欲望の問題や、豊かさと自由の再考の問題と深く関連している。

以上、生命学が探求すべきことがらをいくつか取り上げ、五点にまとめてみた。もちろん、このほかにも探求すべき生命世界のあり方は、たくさんある。たとえば第六章で述べた予防福祉論と障害者共生論の対立は、さらに大きな文脈においても出現しているはずである。あるいは、中絶の議論や、欲望についての議論で出てくる「可能性」という概念は、生命を考えるうえでの、重大なポイントとなるはずである。あるいは、孤独の存在を宿命づけられている「私」とは何なのか、私が様々な限界性を背負って人生を生きる意味とは何か、という問いもまた、生命学の核心部分にある。ここで述べたことは、あくまで生命学の探求の一例である。考えがまだまとまらずに、書くのを控えたテーマもたくさんある。ここで述べたことを、けっして固定化して考えないでほしい。その内容は、これからさらに変容し、より豊かなものになってゆくはずだからだ。

以上のような、生命世界の自分なりの解明は、悔いのない人生を生きる営みへと、緊密に結びついている。たとえば、悔いのない人生を生きて、悔いなく死んでゆくためには、自分の生命が、自分を取りまく大自然のなかに、どのように位置づけられており、大自然から見たときに自分の生命とはいったい何であったのかについての、自分なりの把握が必要になると思われる。あるいは、物質と快楽があふれる現代社会のなかで、悔いのない人生を生きるためには、現代文明が人間の欲望をどのようにして満足させ、人間から奥の深い充足感を奪い去っているのかについての把握が必要になると思われる。このような意味で、生命世界の探求と、悔いのない人生を生きることは、車の両輪のように分かちがたく結びついているのである。

本書では、生命倫理の素材をもちいて、生命学へのアプローチを試みた。しかし、ここで述べた生命学の枠組みは、単に生命倫理だけにとどまらず、それを超えたかなり広範囲の素材にも適用可能である。私自身、生命学の枠組みが、どのくらい広い学問領域を横断できるものなのか分からない。だが、少なくとも、生命倫理、環境哲学、現代文明批判、臨床心理学、宗教学、生物学、看護学、科学論などで取り扱われてきた様々な素材を、生命学は分野を超えて横断することになるだろう。この意味で、生命学は、専門領域の知の枠組みを横断して、生命世界の仕組みを解明する「総合研究」の様相を帯びることになる(5)。

冒頭で述べたように、生命学とは、生命世界を現代文明との関わりにおいて探り、みずからの生き方を模索する知の運動のことだから、上記の学問分野を、生命学の視点から一気に組み替えることすら可能であると思われる。そこまでおおげさに言わないとしても、上記の学問を学んでいて、どこかしっくりこないとか、専門性の縛りがきつすぎるとか、自分にとってのリアリティが感じられないと悩んでいる者は、ぜひ生命学の視点から自分の研究対象を眺めてみてほしい。何か得られるものがあるはずだ。

ただし、生命学は、現在の大学を中心とした学問体系の中にきちんと収まるようなものではない。なぜなら、それは、自然科学のパラダイムとは、まったく異なった方向を指向している学問だからである。最後に、その点についていま考えていることを、まとめておきたい。

4　生命学の方法論

私が生命学を提唱して以来、それを従来の専門学の一種だと誤解した人々から、たくさんの疑問を投げかけられてきた。生命学の学会を作らないのか、生命学の専門家はいるのか、生命学は生物学の一分野か、生命学は法則を発見できるのか、などの疑問である。私は、それらの疑問に対して、否定的に答えてきた。なぜなら、生命学は、自然科学のパラダイムに乗らない学問を目指しているからである。

すでに述べたように、生命学は、生命世界を現代文明との関わりにおいて探り、みずからの生き方を模索する知の運動のことである。その方法論は、どのようなものなのだろうか。

まず、私の「生き方」としての生命学というものがある。このように言うと、生き方そのものはけっして「学問」にはならないという反論が返ってくる。それに対して、私はあえて、生き方そのものが学問の営みと融合しているような学問は存在し得ると答えたい。ある学問が生命学であるためには、その成果が自分自身の人生において実際に生きられることが必要となる。生命学とは、そもそも、そのような学問として構想されているのである。自分の人生へのフィードバックなしでも成立するような机上の思弁や、論理ゲームや、自分を棚上げにした実証研究・自然法則探求は、生命学にはならない。

生命学は、まず自己を問いなおすことから始まる。そして、自分自身にとっての悔いのない人生とは何であるのかを見定め、自分が織り込まれているところの生命世界を自分なりに解明してゆく。悔いのない人生を生きるために発案されたことは、実際に自分の人生において実験し、その効果を我が身をもって検証する。そして、自分の実人生での実験・検証の結果を公開し、生命学を営んでいる他の人々とその結果をめぐって対話し、お互いに学び合ってゆくのである。また、生命学を営む者は、生命世界の自分なりの把握の結果を、各自それぞれのやり方で表現し、それをめぐって対話を行なう。そのようなコミュニケーションを経て、生命学を営む者は、自分の人生と生命世界のあり方について何かを学び、ふたたび自分の人生を生き切ってゆく。人生を生き切るそのプロセス全体が、学となってゆくのである。さらに、悔いのない人生を生きることをサポートする社会を創出するための、社会変革の営みも行なうことになるだろう。

生命学の成果は、この人生を生きる者の心身へと蓄積されてゆき、さらには、コミュニケーションによって、同じ道を進もうとする者の心身へと伝達されてゆく。論文を書くことが、生命学の第一の目標ではない。自分の人生を悔いなく生き切ることが、生命学の第一の目標である。

いくら生命学は「生き方」としての側面をもっていると言っても、それは、生命学を営むひとりの人間の内部で完結しているものではない。生命学は、それを営む人の有限な人生を超えて、次々と受け継がれてゆく可能性をもったものである。有限な私の生において、私が得たものや失ったものについての経験が、他の生へと受け継がれてゆく、その成功と失敗のかけがえのない無数のプロセスの総体が、ひとつの学になる。この意味で、生命学は、死者の分まで私が生きることをはじめから内包している。第一章で述べたように、脳死を経て死んでいった子どもから、生きる勇気を与えられ、物書きとして再生の経験を果たした柳田の営みは、生命学の実例だと言ってもよいのではないだろうか。

しかし、このような生命学の営みは、とうてい「学問」の名に値しないと考える人々が多いであろう。なぜなら、それは、単なる「主観的」な人生の感想の羅列にすぎないのであり、好意的に見ても、文学活動や宗教活動にしか見えないからである。

まず宗教活動だという指摘から言えば、生命学は、神のような超越的存在を前提しないし、死んだ後のあの世についても語らない。それらについて積極的に語る営みは、けっして生命学ではない。生命学は、宗教とは別の道を行く。文学活動について言えば、たしかに、生命学はそのような側面を含んでいるとは言えるだろう。

右の指摘で、もっとも重要なのは、生命学が「主観的」にとどまるのではないかということ、言い換えれば、自然科学のような「客観性」に欠けるのではないかということだ。この疑問については、正面から答える必要がある。

生命学の課題は、「主観的な思い込み」や「独断」をいかに排するかということである。生命学によって得られた知見は、多くの人々によって共有されるのが望ましい。そのためには、生命学の知見の検証が必要となるが、それは、自然科学とはまた異なったやり方でなされるのである。

生命学の第一の側面である、悔いのない人生を生き切ることに関して言えば、それについての知見は、実際に人々がそれを取り入れて、自分自身の場合で実験してみることによって検証がなされる。すなわち、悔いのない人生を生き切るためには、このような作業を試みなければならないとか、このようなことが起きたあとには自我の崩壊の危険性があるなどの具体的知見が、実際の人生に適用されることによって、検証されるのである。生命学は、自分自身の人生における実験と検証によって、独断を排そうとする、一種の「実験学」なのである。自然科学は、外部世界を実験の対象とした。認知心理学は、他人を実験の対象とした。生命学は、最後に残された自分自身を実験の対象にするのである。生命学においては、自分自身が、自分自身の実験動物になるのである。

もちろん、ある人に効果のあったことが、ただちに他の人にも当てはまるとは言えない。しかしながら、これらの実験を多くの人々が世代を越えて繰り返していくうちに、多くのケースで当てはまる経験則が蓄積されてくるはずだ。それらの経験則は、データや文書の形で蓄積されることもあるだろうが、それ以上に、ことばでは定式化できない人生の勘のようなものとして、それぞれの個人の心身に蓄積されると考えられる。すなわち、教科書に書けるような一般則を発見するというのではなく、個々の事例を与えられたときに、個別に対応策が提案されるようなダイナミックな心身を鍛錬し構築することが、生命学の目標になるはずだ。そのように鍛えられた心身が、生命学を営みながら、この世界で生まれ死に、生まれ死にしてゆくのである。このプロセスをとおして、単なる主観的な思い込みや独断は、長い時間をかけてシステマティックに排されてゆくであろう。もちろん、ある課題に対して普遍的なひとつの解答が見つかることはない。単に主観的な思い込みや独断ではない、いくつかの妥当性のある解決策が、具体的な事例に則して提案されるにとどまる。生命学においては、それで十分なのだ。

「人々による悔いのない人生の追求をささえるような社会」の構築という課題についても、同様のことが言える。そのような社会を創出するためのルール作りについての経験を、それぞれの人々がみずからの心身に蓄積すること。それにもとづいて、漸進的な試行錯誤を進めるのである。

では、第二の側面であるところの、生命世界のあり方を自分なりに解明し、表現してゆくことについてはどうであろうか。これに関しては、ある人による生命世界の解明が、他の人による生命世界の解明をより豊かにすることができるかどうかという点を、吟味すればよい。自分なりの生命世界の解明の結果をある人が表現したときに、それが、他の人々にどのくらいインスピレーションを与え、他の人々による生命世界の解明をより豊かにすることにどのくらい寄与したかを、長い時間をかけてテストすればいいのである。そのテストは、生命学を営む者のあいだの、出会いと対話と学び合いのなかで、必然的になされてゆくことだろう。単なる主観的な思い込みや、単なる独断は、他の人々の生命学の営みを豊かにすることができないであろうから、長い時間のなかで必然的に排されてゆくのである。

こうやって考えてみると、自然科学の特徴である「客観性」と「実証」は、生命学においては「豊かさへの寄与」と「人生における検証」によって果たされているとも言える。すなわち、自然科学においては、誰がいつどこで実験しても同じ結果が出ることを確認すること（追試）によって、ある知識の客観性が保証される。生命学においては、他人の生命学の営みをより豊かなものにすることができるということを確認することによって、ある知見や表現の「客観性」に当たるものが保証されるのである。自然科学においては、自然物に実験をしてその結果を確かめることによって実証を行なう。

生命学においては、自分自身の人生で実験をしてその結果を自分自身で確かめることによって、「実証」に当たるものを行なう。このような対比関係が成立している以上、生命学は単なる主観的な営みであるとか、文学活動であるという疑義は退けられなければならない。もちろん、生命学で行なっているのは、自然科学的な意味での「客観性」「実証」ではない。それらに対する生命学側の対応物には、新たな名前を与えなければならないであろう。それについては、今後の作業にゆだねたい。急いで付け加えておけば、生命学の営みそれ自体に、貴賤上下の区別はない。いくら独断に満ちていようと、すべての試みは価値的には等価である。

生命学の具体的作業は、（1）自己の問いなおし、（2）自分の人生における実験と検証、（3）他者との出会い、（4）生命世界の自分なりの解明と表現、（5）得られた知見についてのコミュニケーション、（6）社会変革への参画、（7）先行者の表現物の学習、などによって構成される。それぞれの項目は、自然科学とあるものは対応し、あるものは対応しないであろう。また、自然科学における「数理的手法」に当たるものが開発されていないという弱点がある。その開発が、生命学方法論の次の課題である。

私が本章で描くことができたのは、生命学の課題の、ほんの一部分でしかない。残念だが、それらを単に羅列することしかできなかった。本章における課題の羅列の中には、生命学の生き生きとした思索はそれほど発見されないであろう。生命学の思索の核心部分は、まぎれもなく、前章までの曲がりくねった具体的な記述の細部にこそ、宿っているのである。

私は、ここで言及した論点や、言及することのできなかったたくさんの課題について、これから考え続け、きちんとした内容を与えたうえで、新たな書物にまとめるつもりである。本書を書くことによって、私は「生命学」のイメージをはっきりとつかむことができた。

生命学の先行表現物は、本書で言及したものを中心に、多数発見されるはずである。生命学の実践者は、古来より、数え切れないほどたくさん存在した。生命世界を当時の文明との関わりにおいて探り、みずからの生き方を模索する知の運動は、実に多くの先行者によって遂行され、現在にまで伝達されてきているのである。その運動に、私はいま「生命学」という名前を与え、より明瞭な輪郭を付与して、私なりの寄与をなそうとしているのだ。人文諸学が硬直し、人々の生のリアルな問いかけに対して機敏に対応できなくなった現代の状況への、私なりの問題提起でもある。私の試みは、けっして新しいものではない。この営みは、私が死んだ後も、私の存在を粟粒のように飲み込みながら、力強く前方に突き進んでゆくことだろう。私がそれに生命学という名前を与えようが、与えまいが、そんなこととは関係なく、それは運動を続けてゆくだろう。

本書を読んで、生命学に興味をひかれた者は、まず、みずからの自己を問いなおし、ゆっくりと時間をかけて、自分自身の悔いのない人生と、この生命世界について思考をめぐらせてみてほしい。科学技術と資本主義を原動力とする現代文明のなかで、これから自分がどのような人生を送るつもりなのか、そして、われわれの欲望や暴力をどのようにしてゆけばよいのかについて、考えてみてほしい。あなたがいま気になっているものごとが、生命学の視点から、どのように見えてくるのかを、考えてみてほしい。それらをふたたび自分の人生にフィードバックし、これから自分がどうやって生きてゆくのかを自問自答してみる。そして、それを、各自の可能な方法で表現してみてはどうだろうか。

われわれは、連帯しない。われわれは、自分の生きている地点にとどまったまま、それぞれの固有のメッセージを発信する。われわれは、この広大な世界の片隅で孤独に闘っている人々と微弱な電波を交信し、悔いのない人生を生き切るために、お互いに遠くからささえあってゆくのである。

註

第Ⅰ章

（1）Ad Hoc Committee "A Definition of Irreversible Coma."

（2）Siminoff and Bloch, "American Attitudes and Beliefs about Brain Death."

（3）Byrne et al., "Brain Death: An Opposing Viewpoint." /Youngner et al., "Psychological and Ethical Implications of Organ Retrieval."

（4）President's Commision, *Defining Death: A Report on the Medical, Legal and Ethical Issues in the Determination of Death.*

（5）Rix, "Brain Death, Ethics, and Politics in Denmark," pp.229-230.

（6）中山研一「アメリカおよびドイツの脳死否定論」五七頁。

（7）一九九〇年代の臓器移植法制定についての経緯は、当時の議論に深く関わった、中島みち『脳死と臓器移植法』、向井承子『脳死移植はどこへ行く?』に詳しい。

（8）臓器移植法改正については、拙論「子どもにもドナーカードによるイエス、ノーの意思表示の道を」、「臓器移植法・「本人の意思表示」原則は堅持せよ」を参照のこと。本書では、臓器移植法改正についての議論は行なわない。それについては、拙論および「臓器移植法改正を考えるホームページ」http://member.nifty.ne.jp/lifestudies/ishokuho.htm を参照していただきたい。

（9）英語の書籍検索は Amazon. com、日本語の書籍検索は国会図書館検索とbk1を用いた。日本でなぜこれほどまでに濃密な議論がなされたのかについては、様々な推測がなされているが、決定的な学説はない。その中で注目に値するのが「文化的要因」説である。日本文化には、人間の死について敏感に反応する特異性があるという主張である。文化的要因説には、（1）それによって日本では脳死の容認が遅れたとする説と、（2）それによって日本で独自の脳死論議が深まったとする説がある。最近の比較研究によって、前者は疑わしいことが分かってきたが、後者は依然として成立するように思われる。この点については拙論 "Bioethics and Japanese Culture" および "Reconsidering Brain Death" にて詳述した。

（10）黒川清監修『ドナー・脳死・臓器移植』二六～二七頁。

（11）Shewmon, "Chronic 'brain death': Meta-analysis and Conceptual Consequences."

（12）一五四〇頁。なお拙論「日本の「脳死」法は世界の最先端」において「二年七ヶ月が一例、五年一ヶ月が一例あり、最長では一四年五ヶ月」と書いたのは誤りであった。本文のように訂正したい。

（13）一五三八頁。

（14）一五四四頁。

（15）日本医師会生命倫理懇談会「脳死および臓器移植についての最終報告」八九～九〇頁。

（16）臨時脳死及び臓器移植調査会答申「脳死及び臓器移植に関する重要事項について」一一〇頁。

（17）驚くべきことに、脳神経科学の専門家のサークルの中にすら、シューモンの研究成果がきちんと伝わっていないという現実がある。もっとも、註（10）の黒川清は脳神経科学が専門ではなく、腎臓内科専門医であり、日本臓器移植ネットワーク理事である。彼の監修した本に、シューモンの研究が伝わっていなくとも、驚くには当たらないのかもしれない。

（18）Mandel et al., "Spinal Automatism in Cerebral Death."

（19）Ropper, "Unusual Spontaneous Movements in Brain-dead Patients."

（20）一〇八九～一〇九一頁。

（21）一〇九二頁。

（22）脳死についての網羅的な著作である立花隆の『脳死』にも、ラザロ徴候の説明は出てこない。一九九一年に発表された、厚生省「脳死に関する研究班」による脳死判定基準の「補遺」には、Lazarus signとして簡単に紹介されているが、「脊髄レベルの現象とみなされている」と書かれるにとどまっている。この「補遺」は広い範囲に配布されることがなかったため、九〇年代初期の脳死論議に、この部分が反映されることもなかった。一九九三年の日本神経学会で症例が報告されたようであるが、一般市民には全く詳細が知らされていない。

(23) Heytens et al., "Lazarus Sign and Extensor Posturing in a Brain-dead Patient."

(24) 四五〇頁。

(25) Urasaki, "Preserved Spinal Dorsal Horn Potentials in a Brain-dead Patient with Lazarus, Sign."

(26) 野倉一也ほか「一時性脳粗大病変による無呼吸性昏睡状態で出現した四肢自動運動に関する研究」。

(27) 二〇六頁。

(28) Saposnik et al. "Spontaneous and Reflex Movements in Brain Death."

(29) Marti-Fabregas et al. "Decerebrate-like Posturing with Mechanical Ventilation in Brain Death."

(30) 以上のケースは、そもそも脳死判定を適用すべきケースではなかったのではないかという疑義もあり得る。だとすれば、脳死判定を適用すべきではなかったケースにまで強引に脳死判定を持ち込み、患者を臓器提供の対象者へと自動的に組み込んでいく医療現場の実態を追及しなければなるまい。

(31) Siminoff and Bloch, "American Attitudes and Beliefs about Brain Death."

(32) 一九〇頁。

(33) Youngner et al. (eds.), *The Definition of Death*, p.224.

(34) Olick, "Brain Death, Religious Freedom, and Public Policy"

(35) Byrne et al., "Brain Death: An Opposing Viewpoint."

(36) Byrne, "Understanding Brain Death."

(37) Potts, Byrne, and Nilges, Beyond Brain Death.

(38) American Life League. http://www.all.org/issues/eol05.htm

(39) 米本昌平『バイオエシックス』梅原猛「脳死・ソクラテスの徒は反対する」参照。

(40) Statement Opposing Brain Death Criteria http://member.nifty.ne.jp/lifestudies/noshihantai.htm

(41) Truog, "Is It Time to Abandon Brain De-

ath?"

(42) Veatch, "The Conscience Clause."

(43) Morioka, "Bioethics and Japanese Culture" にてその議論を行なった。

(44) Morioka, "Reconsidering Brain Death" 参照。

(45) 中島みち『見えない死』。一九八五年初版。その後、改訂を重ねている。以下の引用は、初版本から。

(46) 同書、一一～一二頁。

(47) 一二～一三頁。

(48) 一七～一八頁。

(49) 二一九～二二〇頁。

(50) 二八七頁。

(51) 二九一頁。

(52) 立花隆『脳死』、杉本健郎・裕好・千尋『着たかもしれない制服』。

(53) 本書ではこれ以上立花の仕事については触れないが、彼の業績は将来書かれるであろう脳死論の歴史において、きちんと評価されなければならない。

(54) 四一、四七頁。

(55) 一七頁。

(56) 五四頁。

(57) デンマークでは、すでに述べたように、デンマーク倫理委員会のレポートにこの論点が出されている。ドイツでも九〇年代に入って、この論点が話題にのぼっている。関係性指向アプローチが世界各国でどのように展開したのかについての比較研究が必要である。

(58) 柳田邦男『犠牲』一〇一頁。

(59) 一二九頁。

(60) 一九三頁。

(61) 二三〇頁。

(62) 小松美彦『死は共鳴する』一六九～一七一頁。

(63) 一八〇～一八一頁。

(64) 二〇九頁。

(65) 日本研究者のマーガレット・ロック Margaret Lock とウィリアム・ラフレール William LaFleur が、それぞれ独立に日本の脳死論についての研究書を準備中である。近々刊行されるものと思われる。

(66) Jonas, "Against the Stream," 邦訳二三三頁。なお、ハンス・ヨナスは、ドイツ語を中心に著作を発表した思想史家であるが、生命倫理に関しては英語での発表が多い。草創期のアメリカ合衆国の生命倫理の議論に与えた影響を考えれば、ヨナスを英語圏の議論と呼ぶのもそれほど不当ではないだろう。

(67) Margaret Lock, “On Dying Twice,” 二四五頁。

(68) マーガレット・ロックは、the ontological status of brain dead organ donors という表現をしている。このような表現自体、英語圏では例外的である。その代わり、中絶に関する胎児の存在論的地位 the ontological status of a fetus の議論は、きわめて盛んである。

(69) ただし、この「分かち合い」ということばが適切かどうかについては疑問が残る。というのも、父親本人にとっては、やはり不本意かもしれないからである。

(70) 本書「序」参照。

(71) メルロー＝ポンティ『知覚の現象学』邦訳第2巻二一八～二一九頁。

(72) メルロー＝ポンティ『見えるものと見えないもの』邦訳一九五頁。

(73) 河村直哉・中北幸家族『百合』九二頁。

(74) ブーバー『原離隔と関わり』邦訳二三頁。

(75) メルロ＝ポンティ『見えるものと見えないもの』邦訳、三一四、三三一、三六五頁。

(76) レヴィナス『全体性と無限』邦訳一二一頁［傍点原文］。熊野純彦『レヴィナス入門』、熊野純彦『レヴィナス』参照。

(77) デイヴィス『レヴィナス序説』邦訳八四頁。

(78) この記事は全国の複数の地方紙に配信された。本書での引用元は『神戸新聞』一九九九年一一月一日・二日の紙面である。

第二章

(1) Engelhardt, Jr. *The Foundations of Bioethics 2nd ed.*, pp. 147, 239, 250-.

(2) 典型的な例として、Flower “Neuromaturation of the Human Fetus” がある。

(3) この図は、私が以下の論文で最初に発表した図とは異なっている。本書のほうがより正確である。拙論「人間の誕生と廃棄」参照。

(4) 拙論「人間の誕生と廃棄」が、この図の初出である。

(5) 鈴森薫「胚生検」二二三頁。

（6）その中心部分の要約が、米本昌平『遺伝管理社会』一六四頁以下にある。
（7）Singer, *Practical Ethics 2nd ed.*, pp. 87, 110, 111.
（8）Singer, *Practical Ethics 2nd ed.*, p. 101.
（9）Singer, *Practical Ethics 2nd ed.*, p. 117.
（10）Singer, *Practical Ethics 2nd ed.*, p. 151.
（11）Singer, *Practical Ethics 2nd ed.*, pp. 165, 166.
（12）Engelhardt, Jr. *The Foundations of Bioethics 2nd ed.*, p. 139.
（13）Engelhardt, Jr. *The Foundations of Bioethics 2nd ed.*, pp. 147-149.
（14）Engelhardt, Jr. *The Foundations of Bioethics 2nd ed.*, pp. 149-150.
（15）Engelhardt, Jr. *The Foundations of Bioethics 2nd ed.*, pp. 147, 239, 250-.
（16）Engelhardt, Jr. *The Foundations of Bioethics 2nd ed.*, p. 150.
（17）Singer, *Practical Ethics 2nd ed.*, pp. 152-154, 166.
（18）Engelhardt,Jr. *The Foundations of Bioethics 2nd ed.*, p. 142.
（19）傍点原著　二三三～二三四頁。
（20）中絶後トラウマ症候群（post abortion syndrome）についての研究もなされ始めている。Mall & Watts/Reardon/Dohertyなど参照。

第三章

（1）たとえば、アメリカの生命倫理学の制度化に寄与した *Encyclopedia of Bioethcics* 初版（一九七八年）には、「フェミニズム」という項目がない。一九九二年に刊行された Holmes, H. B. and Purdy, L. M.,（eds.), *Feminist Perspectives in Medical Ethics* の冒頭で、編者のホームズは、次のように述べている。「要するに、本書は、主流派医療倫理学の紛れもない不充分さを明らかにするものである。われわれは、女性の洞察力に持続的な関心をはらってゆく必要があるし、女性がもっている（諸）問題をずっと強調し続ける必要がある」（七頁）。また同書でシャーウィンは言う。「医療倫理学がフェミニズム的であるためには、ポリティカルな次元に対する考察が必須である。しかしながら、この点は、いままでの医療倫理学の文献にはほとんど欠如しているのである」（二二頁）このような、フェミニズムにとってては自明の大前提の必要性が、九〇年代に入ってからバイオエシックスの文献で強調されるということは、それまでのバイオエシックスがいかにフェミニズム的でなかったかを物語るものである。

（2）「五月第一回リブ大会に向けて」ニュース4号、一九七二年、『資料』Ⅰ、三五六頁。

（3）井上輝子、一九七五。

（4）その様子は、『資料』『インパクション・リブ二〇年』『全共闘からリブへ』などの資料や回顧録にくわしい。リブ誕生のひとつのきっかけは、全共闘運動内部の女性差別の告発にあった。また、加納美紀代は「当時女たちの間では高群逸枝の『女性の歴史』、『火の国の女の日記』（講談社文庫）がリブの聖典のように読まれていた」と述べている（『まだ「フェミニズム」がなかったころ』三〇四頁）。「ウーマン・リブ」ということばについては、秋山洋子が『リブ私史ノート』で、「ウーマン・リブ」という和製英語が誕生した経緯を述べている。「ウーマン・リブ」ということばが最初にメディアに登場したのは『朝日新聞都内版』一九七〇年一〇月四日である。その前後に、朝日新聞は新しい女性運動について何本か記事を掲載し、「見方によっては朝日の都内版が「ウーマン・リブ」という言葉の定着のためのキャンペーンをしていたようなものだ」と述べている（四七頁）。またリブにとって「生きること」と「世の中を変えること」が中心テーマであったことが、秋山の以下の記述からもうかがわれる。「しかし、一九七〇年代の日本のリブ運動においては、「青鞜」の遺産はかなり広い範囲で共有されていた。「母性」と「女性の主体性」とは、女にとって二者択一の選択肢ではなく、その選択を強制されることこそが女に対する抑圧であり、そのどちらをも捨てることなく人間として女として豊かに生きること、それを可能とするように世の中を変えることが、当時のすべての日本のリブグループが比重の差はあれ共にめざしていた課題であった」（一二二～一二三頁）。

（5）「わたしはリブ」「リブを生きる」「リブと出会う」といった表現も、日本独特であると秋山は言う（秋山洋子『リブ私史ノート』一八一～一八二頁）。

(6) 優生保護法が改正された九六年より「SOSHIREN 女のからだから」に改名した。

(7) 第一条の「この法律の目的」という項には、次のように書かれている。「この法律は、優生上の見地から不良な子孫の出生を防止するとともに、母性の生命健康を保護することを目的とする」。

(8) 法律別表のなかで遺伝性疾患のカテゴリーが規定されている。(一) 遺伝性精神病 (精神分裂病、そううつ病、てんかん)、(二) 遺伝性精神薄弱、(三) 顕著な遺伝性精神病質 (顕著な性欲異常、顕著な犯罪傾向)、(四) 顕著な遺伝性身体疾患 (ハンチントン氏舞踏病、血友病、遺伝性の難聴など二二の病気)、(五) 強度な遺伝性奇型 (裂手、裂足、先天性骨欠損症)。しかし、法律条文には、遺伝病ではない「らい (ハンセン病)」や、精神病・精神薄弱・精神病質が含まれている。「不良な子孫」とは、かなり幅広い概念であることが分かる。

優生手術は、次のように規定されている。「この法律で優生手術とは、生殖腺を除去することなしに、生殖を不能にする手術で命令をもって定めるものをいう」。つまり、生殖器は切除しないのだけれども、輸精管や卵管の結紮手術によって子どもを産めなくさせることを言うのである。

(9) 優生手術にかんしては、三つのカテゴリーに分かれている。(a) 医師の認定による優生手術。これは本人の同意が必要である。(b) 審査を必要とする優生手術。別表の遺伝性疾患にかかっている者については、その遺伝を防止することが「公益上」必要だと審査された場合には、本人の同意を必要とせず、公費負担で手術できる。(c) 精神病者、精神薄弱者の優生手術。これは審査と保護者の同意があれば、本人の同意は必要ではない。優生手術というのは、子どもを産めなくさせる手術なのだから、優生保護法というのは、重い遺伝病や精神病の人間たちに、本人の同意なく、いわば「強制的」に子どもを産めなくさせることを肯定する法律なのである。厚生省資料によれば、(b) カテゴリーの優生手術は、一九五五年に一二六〇件、一九七〇年に二七一件、一九八九年に二件となっている。(c) カテゴリーの優生手術は、一九五五年に一〇二件、一九七〇年に八九件、一九八九年に一件となっている。一九九三年以降は両者ともゼロとなった。本人の同意をかならずしも得ることなく、戦後このくらいの数の優生手術が行なわれてきたわけである。市野川容孝によると、強制的な優生手術は、戦後、優生保護法のもとでピークに達しており（一九五五年）、その数は戦時中の国民優生法のときよりもはるかに多い（市野川の発表「「優生保護法」から「母体保護法」へ」一九九六年度生命倫理研究会シンポジウム）。

(10)「自己堕胎」は一年以下の懲役、「同意堕胎」は二年以下の懲役、「業務上堕胎」は三ヵ月以上五年以下の懲役、「不同意堕胎」は六ヵ月以上七年以下の懲役。判例によれば、ここでいう堕胎とは「自然の分娩期に先立ち、人為的に母体から胎児を分離させることをいい、その結果、胎児が死亡したと否とを問わない」とされている（大審院判決明治四四・一二・八刑録一七―二二八三）。もし、堕胎後も生きていた胎児を殺害した場合は、堕胎罪に加えて殺人罪も成立するという判例もある（大審院判決大正一一・一一・二八刑集一―七〇五）。

(11) 優生保護法には、「この法律で人工妊娠中絶とは、胎児が、母体外において、生命を保続することのできない時期に、人工的に、胎児及びその附属物を母体外に排出することをいう」と書かれている。ここで重要なのは、「母体外において生命を保続することのできない時期」というところである。胎児は、母親の子宮のなかで成長する。胎児は胎盤を通して、栄養分を取り入れ、羊水に守られて生きている。だから、胎児の肺が成熟しないうちに、子宮の外に取り出されると、すぐに死んでしまう。しかしながら、肺の機能が完成してくると、たとえ子宮の外に取り出されたとしても、自分の力で生き延びることができるようになる。現在の医療技術では、だいたい妊娠二二週を過ぎる頃から、先端医療技術の助けを借りれば、ＮＩＣＵ（新生児集中治療室）のなかで自力で生き延びることが可能になる。

だから、この法律は、胎児が自力で生き続ける可能性がゼロの段階、つまり胎児が母親の身体に完全に依存して生きている時期に、その胎児を人工的に子宮の外に取り出してしまうことを、「人工妊娠中絶」と呼んでいるのである。そして、それを、ある条件のもとで非犯罪化するのである。

(12) 厚生省資料によると、一九九四年に届けられた人工妊娠中絶件数は三六四、三五〇件であるが、そのうち「身体的又は経済的理由により母体の健康を著しく害する」という理由で届け出られたのは三六三、九六六件。全体の九九・九％までが、この理由によっていることになる。

(13) 加藤シヅエの発言を、議事録から引用しておく。

御承知のように、戦争中に国民優生法という法律が出ました。これは名は優生法と申しておりますけれども、その法案の立案の精神は、軍国主義的な生めよ殖やせよの精神によってできた法律であることは、御承知の通りであります。そうしてその手続が非常に煩雑で、実際には悪質の遺伝防止の目的を達することが、ほとんどできないでいるということは、この国民優生法ができてから今日まで、実際どのくらいの人がこの法律を利用したかという報告を見ますと、よくわかることでございます。（中略）

そこで私どもはこの法案を提出いたしまして、その目的は第一条の総則に書いてある簡単な条項がすべてを説明しております。すなわち第一条に、「この法律は、母体の生命健康を保護し、且つ、不良なる孫の出産を防ぎ、以て文化国家建設に寄与することを目的とする」と申しておりますが、これはこの法案すべてを説明しておると私は思っております。（中略）

私どもは、あくまでもこの予防医学を全面的に採用して、母体を保護し、優良な子孫を生みたいということを主張いたすものでございます。（中略）

むしろ如実に迫っております母体の生命保護、母体の健康増進と、生れてくる幼児の優良なるべきものを求めるというその点に重点を置いて御審議あらんことを希望いたすものでございます

(『第一回国会衆議院厚生委員会議事録』第三五号（一九四七年一二月一日）二七三～二七四頁)。

(14) 太田典礼は、当時を振り返って次のように書いている。「たびたび折衝しても、ＧＨＱは首をかしげて容易にＯＫをくれない。世界に例のない急進的な法律をつくろうというのだから無理もない。「この法案は二ツのもののだき合せではないか、いっそ別々の法案にして出してはどうか」ともいわれた。

たしかにそのとおりである。しかし、「避妊、中絶の適応症は、医学的、社会的、優生学的に深い関連をもっており、優秀な国氏をつくるためには、すぐれた遺伝とよい環境、健康な母体を必要とする」、この反対の条件の出産はさけなければならない。結局二ツの理由から一ツの目的に向っているので、切り離せないことを縷々説明して、やっと理解を得、OKをもらった」（太田典礼『堕胎禁止と優生保護法』一六四頁）。

(15) 優生保護法成立を指揮した、谷口弥三郎の文章を紹介しておこう。「従来唱えられた産児制限は、優秀者の家庭に於ては容易に理解実行せらるるも、子孫の教養等については凡そ無関心な劣悪者即ち低脳者低格者のそれに於てはこれを用いることをしないから、その結果は、前者の子孫が逓減するに反して、後者のそれは益々増加の一途を辿り、恰も放置された田畑に於ける作物と雑草との関係の如くなり、国民全体として観るときは、素質の低下即ち民族の逆淘汰を来すこと火を睹るより明らかである。（中略）即ち新憲法の精神に則り、母性の健康を保護する目的で、或る程度人工妊娠中絶の合法的適用範囲を拡大し、以て政策的に人口の急激な増加を抑えると同時に、民族の逆淘汰を防ぐことは、我が国の直面する重大な問題である」（谷口弥三郎『優生保護法解説』序）。

加藤シズエ、太田典礼らは、一九四七年に独自の優生保護法案を衆議院に提案したが、審議未了廃案となった。そのときの案では、中絶の要件が以下の二点になっている。「一　妊娠又は胎児の父たる者につき第三条並に第一〇条による断種手術又は放射線照射を行うことができる理由があって母体の生命又は健康に危険を及ぼし或は子孫に悪い影響を与えて劣悪化するおそれあるとき／二　強姦その他不幸な原因に基いて自由な意志に反して受胎した場合であって、生れ出る子が必然的に不幸な環境に置かれ、そのために劣悪化するおそれあると考えられるとき」（太田、三二四頁）。

(16) 一九四七年から四九年にかけて、復員兵や疎開者が帰ってきてベビーブームがおきた。四八年には、人口問題審議会が産児調節の必要性を訴える。GHQも、日本の過剰人口を産児制限によって解決するよう進言する。急増する人口を安定させるための道具として、避妊がとらえられ、人工妊娠中絶もその延長線上で考えられていた。四八年の法律成立時に厚生省公衆衛生局の安倍雄吉が出版した解説書の冒頭には、「ここにおいて、人口問題打開の一方策として、現在の国情に即した優生保護法案が衆参両議院議員によって立案せられ」成立施行されたと書かれている（安倍雄吉『優生保護法と妊娠中絶』一四頁）。厚生省から見た優生保護法の意味のひとつが、「人口問題打開」だったことがよく分かる。五四年には、厚生大臣が「人口抑制の見地に立って」受胎調節を普及推進したいと述べている（藤目ゆき『性の歴史学』三五七〜三七一頁）。優生保護法と人口管理との関係は浅くない。ただ、田間泰子が言うように、一般庶民は、人口問題というよりも、子どもを少なく計画的につくって幸福な家庭を築くための方策として中絶を受け入れていったのであろう（田間泰子「中絶の社会史」一三五頁）。また、このような人口政策は、往々にして、人間の生命の質についての優生学的な配慮と一緒になって議論された。人口問題懇話会でも、「人口の量的増加」と「人口資質向上」とが同時に議論されている。

もうひとつの要素として、混血児の問題があった。藤目ゆきは、「そこには引き揚げの過程でソ連軍や中国人・朝鮮人に強姦されたり、占領軍の暴行や買春によって妊娠した女性たちから「混血児」が産まれつつあることへの嫌悪と忌避が少なからず作用した」と述べている（藤目ゆき『性の歴史学』三五八頁。松原洋子「〈文化国家〉の優生法」一四頁参照。ただし、加藤シズエは、これを否定している。「歴史っておかしいのね。混血児が多いなんて現実があったものだから、勝手に結びつけてしまう。恐ろしいことだと思いますよ」（加藤シズエ「まず何よりも避妊を」一七四頁））。混血児ということばは、当時を知る人たちがよく口にする。しかし、混血児が生まれてきてどうして悪いのかと考えてみれば、そこにはやはり「純血主義」のようなナショナリズム・排外思想があったはずだ。それは、優生思想と結びついて、戦後もしっかりと日本人の意識の底に存在し続けてきたと思わざるを得ない。

（17）優生保護法成立のプロセスの詳細については、太田典礼『堕胎禁止と優生保護法』、石井美智子「優生保護法による堕胎合法化の問題点」、斎藤千代

「見えない道——優生保護法の系譜をたずねて　見たこと、考えたこと」、松原洋子の諸論文および勁草書房から出版予定の松原の近著、藤目ゆき『性の歴史学』第一〇章を参照。私がＨＰで発表している本章の前段階の論文において、本章で省略した情報を見ることができる。拙論「ウーマン・リブと生命倫理（完全版・第1部）」http://member.nifty.ne.jp/lifestudies/library01/woman01.htm

(18) 日経連は七〇年の報告書のなかで「中絶の濫用がなければ今日の労働力不足もなかった」という趣旨の記述をしているし、同年の国会では労働相が「優生保護法なり、人口問題につきましては、真剣に考えてゆく必要があろう」と答弁している（上野輝将「出産をめぐる意識変化と女性の権利」一〇五～一〇六頁）。

(19) 太田典礼『堕胎禁止と優生保護法』二七〇～二七三頁。／谷合規子『なみだの選択』八六頁。

(20) 六〇年代半ば以降のいわゆる水子寺の急増の陰には生長の家が存在していたし（落合誓子、一九八三年）、八二年に優生保護法改正を迫る国会質問をしたのは生長の家選出の自民党議員・村上正邦であった。八二年の村上正邦の国会での芝居がかった演説は有名であるが、その後も村上は議員を続け、九〇年代には夫婦別姓について反対の論陣を張って自民党議員の保守派をまとめ、夫婦別姓法案を廃案に追い込んだ。九七年の臓器移植法案の審議においては、衆議院を通過した「脳死を人の死として移植の窓口を拡大する」法案に対して、本人による移植の事前の意思があるときのみ脳死の判定を限定するという慎重案を参議院で支持し、可決をサポートした。しかし、考えてみれば、この時期に中絶が諸悪の根源だと言わんばかりの言説がまとまって出てきたのは不思議な光景ではある。というのも、日本の中絶件数は一九五五年をピークとして、その後はどんどん減り続けてきていたからである。その背景には、避妊の大衆化があって、妊娠の機会それ自体が減ってきたことがある。一九七〇年には、中絶の数は、ピーク時の2／3ほどになっているのだ（田間泰子「中絶の社会史」一四〇～一四四頁）。

(21) 参議院予算委員会会議録第四号　昭和四七年四月四日、二三頁。

(22) 改正されたのは以下の諸点である。

まず、法律の名称が「優生保護法」から「母体保護法」に変わった。

そして、第一条の「この法律の目的」の項から、「優生上の見地から不良な子孫の出生を防止するとともに」という文章が削除され、そのかわりに、「不妊手術及び人工妊娠中絶に関する事項を定めること等により」という文章が補われた。第一条全文は、このようになった。

第一条　この法律は、不妊手術及び人工妊娠中絶に関する事項を定めること等により、母性の生命健康を保護することを目的とする。

法律の目的が「不妊手術」と「人工妊娠中絶」のためのものであることが明記され、以前にあった「優生」の文字が無くなっている。

第二章の「優生手術」の箇所は、名前が「不妊手術」に変わり、優生上の理由による手術に関する記述がすべて削除されている。

第三章の「母性保護」の箇所に、以前に述べた人工妊娠中絶についての規定があるのだが、五つあったうちの一～三が削除され、「身体的又は経済的理由」の項と、「暴行や脅迫による妊娠」の項のみが残された（正確に言えば、三は、らい予防法の廃止にともなって、すでに同年四月に削除されていた）。

そのほか、優生保護審査会についての記述も削除され、別表にあった遺伝性疾患その他の一覧表も削除された。

このように、優生保護法から、「優生上の理由」に関する記述がすべて削除されたわけである。（本書執筆時点の二〇〇一年現在、母体保護法をさらに全面改定しようとする動きがある。日本母性保護産婦人科医会と女性運動団体がそれぞれの改正案を作成し、国会での議論にそなえようとしている）。

(23) 胎児条項については、当時急速に進みつつあった生殖技術の影響がある。答弁のなかの「近年における診断技術の向上」というのは、具体的には、羊水診断のことを指している。羊水診断の技術それ自体は一九五〇年代からあったのだが、ダウン症などの診断のためにそれを使うことは六〇年代後半にいたって可能になり、六八年には羊水診断にもとづくはじめての人工妊娠中絶が行なわれた（ローゼンバーグ・トムソン編『女性と出生前検査』邦訳六七頁)。すなわち、羊水診断という技術は、六八年ころを境にして、ダウン症などの胎児を早期に発見してそれを中絶するための技術として関係者のあいだで認知されはじめたということだ。優生保護法成立当時にあった、優生手術によって民族の劣悪化と逆淘汰を防ぐという優生思想が、胎児診断テクノロジーによる障害胎児の選択的中絶という新たな形をとって表舞台に現われてきたのだ。優生思想は、先端テクノロジーに乗り移って装いを変えつつ延命するのである。

(24) 一九七二年四月四日の参議院予算委員会で、生長の家選出の玉置和郎が、「優生保護」について厚生大臣に質問をしている。当時の厚生大臣、斎藤昇の答弁は、改正を進める側の意識のありかを見事に示しているので、長くなるが引用しておきたい。

斎藤厚生大臣は以下のように答弁する。

(中略)いわゆる人工中絶というものに対する考え方は、まあ一般的に言って、人命の尊重、胎児を人工的に中絶することは悪であるという意識が非常に薄いと、国民全体的に薄いという感じでございます。これは、優生保護法の中に、人工中絶の道を認めたわけでありますが、その実際は、範囲を逸脱して行なわれている事実もあるし、そしてさらに一つは、やはり自分たちの生活を豊かにしたい、子供を育てるよりも、精神的あるいは物的な面をあれしたいという、ちょうど日本の経済成長が始まったころからの一般の風潮がしからしめたという点もあるであろうと思いますが、いずれにいたしましても、この人命尊重という面を、これをもっと徹底させなければならないと。

ことに優生保護法の中で、経済的な理由で母体の健康が維持できないときには中絶してもよろしいという規定がございますが、今日社会福祉が叫ばれ、そして児童福祉、その他も、まあある いは生活の保護の面も相当整ってまいりました。これで完全とは言えませんけれども、しかし経済的理由で人工中絶してもよろしいという、そういう考え方自身は、やはり生命尊重に反する考え方に通ずるものと、かように考えます。したがいまして、こういう点をぜひ是正しなければならない。

同時に、人工中絶をどうしてもやったほうがいいという面もございます。たとえば、妊娠中にいろいろな医学的な問題から、奇形児が生まれるであろう、重症の心身障害児が生まれるおそれがあるというような場合には、これは、生命の尊重とは言いながら、そういう方々は一生不幸になられるわけでありますから、こういう場合には、新しく人工中絶を認める必要があるのではないか。

さらに、優生保護法の中で、家族計画、いわゆる妊娠調節の規定が――規定というか、これをもっと普及するようにという規定がございます。そういった家族計画を健全にやっていく。ことに、第一子の子供は、これは非常に大事な子供であるというようなことを強調し、妊娠中絶、人工中絶をやらないで、家族計画によって、そして理想的な家庭を持つという方向に進めていくというような方向に、ぜひ改正する必要がある。（後略）（参議院予算委員会会議録第四号、昭和四七年四月四日、二三頁）。

斎藤厚生大臣は、まず、一般的に人命の尊重の意識が薄くなっていると指摘する。胎児を人工的に中絶することが悪であるという意識も薄くなっている。これは経済成長（がもたらしたエゴイズム）の影響だろうとする。そして、生活保護も整ってきたわけだから、「経済的理由で人工中絶してもよろしい」というのでは、生命尊重に反するので、是正しないといけないと言う。

同時に、中絶をどうしてもやったほうがいい場合があって、それは奇形児・重症の心身障害児の場合だ。斎藤はここで障害者不幸論を出している。すなわち「生命の尊重とは言いながら、そういう方々は一生不幸になられるわけでありますから」中絶を認める必要があると言っているのだ。障害を持つことは不幸なことなのだという考え方は、この時期に、国会の答弁にまで姿を現わしている。このことは注目しておきたい。

そして、第一子は中絶せず、家族計画を健全に行なって、理想的な家庭を持つべきだとする。

生命尊重論、優生思想、障害者不幸論、家族計画などが、一連のつながりをもって繰り出されている。この答弁を読んでいて感じるのは、一九四八年の優生保護法成立当時の「母体保護・産児調節」と「優生思想」を車の両輪とした優生保護パラダイムが、無傷のまま、ここまで受け継がれてきているということである。もちろん、人工妊娠中絶を推進するのか後退させるのかというベクトルの向きはまったく逆であるが、しかしながら、問題をとらえるときの枠組みそれ自体はほとんど同じままである。

さて、一九七二年五月二五日の第六八回衆議院社会労働委員会に提出された、優生保護法改正案は、（1）経済的理由の削除、（2）胎児に重度の障害のおそれがある場合の中絶の許可、（3）適正な年齢での初回分娩指導、の三点からなっていた。

斎藤厚生大臣は、この三点について、国会で次のように説明している。

まず第一点については、第一四条第三項の「妊娠の継続又は分娩が身体的又は経済的理由により母体の健康を著しく害するおそれのあるもの」という文章から、経済的理由を削除し、「妊娠の継続又は分娩が母体の精神又は身体の健康を著しく害するおそれのあるもの」という文章に変更するというものである。経済的理由では中絶できなくするわけである。

その理由として斎藤厚生大臣は、「このうち、経済的理由という要件につきましては、国民の生活水準の向上を見た今日におきましては、そのままにしておくことには問題があり、この際、これを取り除き……」というふうに説明している。つまり、国民の生活水準が向上したのだから、経済的理由によって中絶を合法化するのはおかしいというわけである。

第二点については、以下の条文を追加する。すなわち、「その胎児が重度の精神又は身体の障害の原因となる疾病又は欠陥を有しているおそれが著しいと認められるもの」という文章である。障害を理由に中絶してもかまわないことになる（これを「胎児条項」「胎児適応」などという）。

これについても厚生大臣は次のように説明する。「現行法では、不良な子孫の出生を防止するという見地から、妊婦またはその配偶者が精神病または遺伝性奇型をもつ場合等には人工妊娠中絶を認めているところでありますが、近年における診断技術の向上等によりまして、胎児が心身に重度の障害をもって出生してくることをあらかじめ出生前に診断することが可能となってまいりました。」だから、重度の障害が診断された場合の中絶を認めるというものである。

第三点については、第二〇条の後半を次のように改める。すなわち、「適正な年齢において初回分べんが行なわれるようにするための助言及び指導その他妊娠及び分べんに関する助言及び指導並びに受胎調節に関する適正な方法の普及指導をするため、優生保護相談所を設置する」とする。要するに、高齢初出産を避けるように指導するべしという文章を追加するわけだ。厚生大臣はこれについて、「最近、高年齢初産が問題となってきておりますので、特に、初回分娩が適正な年齢において行なわれるように助言及び指導する等その業務の充実をはかってまいりたいという改正でございます」と明言している。

(25)『リブ論第一集・ノアの箱船』。

(26) 同パンフレット、七～八頁。

(27) 九頁。

(28) 九頁。

(29) 一一頁。

(30) ぐるーぷ闘うおんな・緋文字・闘う女性同盟・集団エス・イー・エックス共同製作、連絡先リブ新宿センター、とある。

(31)『資料』Ⅰ、一八九～一九一頁。

(32) 一九一頁。

(33)『資料』Ⅱ、三六六頁。

(34)『資料』Ⅱ、一八五頁。

(35)『資料』Ⅱ、一八八頁。

(36)『資料』Ⅱ、三二七頁。

(37) 吉武輝子は、のちに、次のように説明している。女の「産む産まないの権利」の主張に対して、男から反論が出ているが、それは誤解に基づいている。この権利主張は、男に対して向けられたものではない。「「産むか産まぬかを決めるのは女の権利」というこの女側の主張は、国家に対して向けられているものなのです」(「戦争への道づくり」一三頁)。だから、国家対個人のレベルのことと、個人対個人のレベルのことを、分けて考えなければならない。

(38)『資料』Ⅱ、三二七頁。
(39)『資料』Ⅱ、一七八頁。
(40)『資料』Ⅱ、一七頁。
(41)『情況』二月号、二九頁。
(42)『ネオリブ』六号(一九七二年)/二八号(一九七三年)/『資料』Ⅱ、二四六~二四八頁。
(43)二頁。
(44)『資料』未収録、一九七三。
(45)四頁。
(46)「男の責任を問う!」『月刊ペン』一二月号、八二頁。
(47)『婦人公論』六月号、一五八頁。
(48)『資料』Ⅱ、一七一頁。/『全共闘からリブへ』に収められている、元リブ新宿センターのメンバーによる座談会「リブセンをたぐり寄せてみる」に、このあたりの事情が述べられている(二一五~二一七頁)。
(49)『資料』Ⅱ、一六三頁。/『全共闘からリブへ』に収められている座談会のなかで、池田祥子は次のように語っている。「私も子どもを産んで、ああ中絶って一人の命を殺すことだって実感したし、子どもを産むってことに関しても、女の権利や女の所有とは違う、もう少し男も関わっていることとして、ともに大事にしたいなあっていうのはあったのね」(「東大闘争からリブ、そして女性学、フェミニズム」五一頁)。
(50)石川美智子は、八〇年代の反対運動に言及して、次のように述べている。「私たちが例会で問題とし、ひっかかっていたのは、十年前もそうであった「産む・産まないは女の自由」「産む・産まないは女が決める」というスローガンでした。このスローガンから受けるイメージは、女だけが決定権を持ち、胎児をどうにでも好きなように処理する身勝手さのようなもの。誰にとっても、突きつけられると何も言えなくなる〈生命の尊厳〉に対抗するには、相手を納得させ、説得しにくいように思えたのです」(「自分のことばで語る反対運動を」二六一頁)。
(51)『資料』Ⅱ、六一頁、圏点原文。
(52)六三頁。
(53)六三頁、圏点原文。
(54)田中美津　一九八三年、一九九五年、一九九六年。

(55) 田中美津『いのちの女たちへ』六九頁。
(56) 三波沖子は、女の中にある「生みたい」というエゴイズムと、「生みたくない」というエゴイズムのあいだに挟まれた苦しい心を指摘する。田中の言う「二つの本音」と相通じる思索であろう（「まさかわたしが……」二八二頁）。
(57)『資料』Ⅱ、一七八頁、圏点原文。
(58) 江原由美子『女性解放という思想』一三一頁。
(59)『資料』Ⅱ、三二六〜三二七頁。
(60) グループ・母性解読講座の一九九一年の座談会で、発言者のひとりが、「産む産まないは女の自由」から「産める社会を、産みたい社会を」とスローガンが展開していったという説はむしろ逆で、ほんとうは「産める社会を、産みたい社会を」から「産む産まないは女が決める」に変わってきたというのが実感だと言っている（グループ・母性解読講座編『「母性」を解読する』二六〇〜二六一頁）。しかし、実際に資料を当たってみると、七〇年代初頭には「産む産まないは女の自由」「中絶は女の権利」というスローガンと、それに抵抗感を覚える「産める社会を、産みたい社会を」というスローガンの二種類があって、八〇年代になって「産む産まないは女が決める」というスローガンが主に阻止連によって広められたという感じである。また、「産む産まないは女（わたし）が決める」という言い方は、すでに一九七三年に出現している。一九七三年の関西優生保護法改悪阻止実行委員会「私〈女〉を引き裂く優生保護法改悪阻止！」には「己れの内なる声に耳をすまして、私のやさしさを解き放ちたい。その過程で、産む産まないを私は決める」という表現が出てくる（『資料』Ⅱ、一八八頁）。『女から女たちへ』（一九七三年）にも「産む産まないは女が決める」とある（『資料』Ⅱ、三二七頁）。
(61) 江原由美子『女性解放という思想』一三一頁。［傍点江原］
(62) 村上節子「ＨＯＷ　ＴＯ　ＣＨＵＺＥＴＳＵ」二五六頁。
(63) たとえば、小沢遼子が八〇年代の第二次優生保護法改悪反対運動のときに書いた文章は、七〇年代のリブが形成したパラダイムを忠実に再現したものになっている。小沢遼子「「産まぬ」ことと、女の人権」参照。

(64) 七〇年代の第一次優生保護法改正劇は、七四年に審議未了廃案となって終結した。一九七七年には、優生保護法改悪反対運動の拠点となっていたリブ新宿センターが解散し、七〇年代のウーマン・リブはひとつの区切り点を迎えた。秋山洋子は、この七七年を、「ウーマン・リブ」から「フェミニズム」への転換点としてとらえている。日本のウーマン・リブは七〇年代の思想と行動だった。その精神はその後も個々の女性たちへと引き継がれていったが、社会運動体としてのウーマン・リブは八〇年代を前に前線から退いた。

八〇年代は、女性が社会に本格的に進出し、消費の主役に踊り出た時代である。女性運動の言説も、書籍や雑誌などのメディアにのって、七〇年代とは比較にならない規模で流通しはじめた。それにともなって、女性運動の主役も、メディアに近い位置にいる文筆家や学者へとシフトしていった。彼女たちの文章を読むことによって、男性も含め、多くの人たちがはじめてフェミニズムというものの存在を知った。女性運動が培ってきた言説は、八〇年代にようやく情報社会のフロントページにまで届いたのである。

女性運動を取り巻く環境が大きく変動をはじめた一九八二年に、第二次優生保護法改正劇が起こった。経済条項撤廃をめざしたこの動きに対して、女性たちはすばやい対応をした。各地で集会が開かれ、改正反対の要望書が次々と発表された。パンフレットや書籍が続々と刊行された。これらの反対運動の盛り上がりによって、改正案は国会には提出されなかった。八二年前後に出版された関連資料・書籍の豊富さは、情報社会のなかで彼女たちが着々と力をつけてきたことを示している。

第二次改正劇において、自民党から出されていた案は、経済条項の撤廃に限定されている。それは、七二年の法案のパラダイムから一歩も出ておらず、むしろ後退したものだと言える。だから、それに対する反対運動の言説もまた、七〇年代のものとほぼ同型のものにとどまったと言ってよい。前章で紹介したウーマン・リブの三つの主張は、すべてそのまま反対運動の主張のなかに引き継がれている。八二年の改正反対運動における女性たちの言説パラダイムは基本的には七〇年代と同じである。七〇年代にリブの女性たちが主張した様々な論点が、幾とおりかのバリエーションをともなって再現されている。社会運動体としてのリブは前面からは退いたかもしれないが、その思想と言説は八〇年代の女性運動の担い手たちにしっかりと受け継がれている。

しかしながら、七〇年代にはさほど顕著ではなかった考え方が、八〇年代には表通りへと出てくる。

そのひとつは、中絶の自由を求める運動が、当時の国際的な女性の人権運動との関連において主張されるようになった点である。一九七五年にはメキシコで国際婦人年会議が開催された。これには日本からも女性たちが参加し、インパクトを受けて帰国している。この会議は、先進工業国のフェミニストと、第三世界のフェミニストが出会って、南北問題をめぐって先進工業国のフェミニストが批判されたことで有名な会議である。

その後、一九七九年の第三四回国連総会で「女性差別撤廃条約（女子に対するあらゆる形態の差別の撤廃に関する条約）」が採択された。そこには、「子の数及び出産の間隔を自由にかつ責任をもって決定する同一の権利並びにこれらの権利の行使を可能にする情報、教育及び手段を享受する同一の権利」を女性に確保するべきことが謳われている（国際女性法研究会編『国際女性条約・資料集』二七頁）。生殖の自由を女性の権利として認めたのである。「子供の数と出産間隔を決定する権利」という言い方のなかには、あきらかに中絶を行なう権利が含まれている。

このような国際的な女性の人権運動にリンクする形で、日本の女性運動は、中絶の問題をとりあげるようになった。たとえば、日本家族計画連盟は、一九八三年の声明文「優生保護法の一部「改正」に反対する」において、次のように主張している。

まず、改正に反対する理由として、「「産む」「産まない」は個人が決める問題であり、国家が介入すべきではない」とする。そして、テヘランの国連の人権宣言やメキシコの国際婦人年会議に言及し、優生保護法の改正は、中絶が個人および夫婦の権利であるとする「世界的合意の線に沿って見直され、検討されるべきである」とする。経済的理由の削除は、「産む」「産まない」の選択を実質的に奪うことであり、「基本的人権」を侵すものである（『悲しみを裁けますか』二八二〜二八七頁)。

このように、「産む」「産まない」は個人が決めることであり、それは基本的人権であるという考え方が前面に押し出されてくる。世界的な女性の人権運動の流れをバックにして、改正論者たちに圧力をかけていくというやり方が出てきたのだ。斎藤千代は、「七四年の各種の反対声明を読み比べてみると、今回は「人権」がずっと鮮明になっているものが多く、十年間の進歩は感じます」と八三年に述べている(『あごら』第二八号、一八五頁の斎藤の発言部分)。

あるいは、リブ新宿センターの流れをくむ「'82優生保護法改悪阻止連絡会」(阻止連)は、一九八二年のパンフレット『優生保護法改悪とたたかうために』において、次のように主張している。「産む産まない選択の自由は女の基本的人権――子どもを産むか産まないか、又産むとすれば、いつ何人産むのかを決定・選択するのは個々の自由な意思によるものであり、国家が干渉するべきものではありません」(『優生保護法改悪とたたかうために』三頁)。このように述べたあとで、国際婦人年会議を引用して、みずからの反対運動を世界の流れのなかに位置付けようとしている。『資料』によれば、優生保護法改悪に反対する会(東海)は、「産む・産まないは女が決める大阪集会」を開いており、「産む産まないは女が決める」という言い方も登場していることが分かる(『資料』Ⅲ、一九四頁)。

(65)『資料』Ⅲ、一九九頁。

(66)堀口悦子は、国連の「リプロダクティブ・ヘルス/ライツ」の主語はピープルであって、男も女も両方入ると述べている。「ある運動をしている人は男性にもリプロダクティブ・ヘルス/ライツはあるのだと言います。なぜならそれは自分のパートナーが妊娠した時はやはり産んでほしい、産めということを言える権利が夫、あるいはパートナーにあるというのです。そうなると女性の自己決定権と対立します」(「リプロダクティブ・ヘルス/ライツの行方」一〇九〜一一〇頁)。
国際的な女性の権利運動の流れのなかで優生保護法改正を考えてゆくという路線は、その後も続けられることになる。一九九四年カイロで国連世界人口開発会議が開催され、「リプロダクティブ・ヘルス/ライツ」(性と生殖に関する健康と権利)ということばが登場した。そして、そのような枠組みのなかで中絶問題も議論しようという流れが出てきた。一九九六年に改正されて成立した母体保護法には、リプロダクティブヘルス・ライツ（性と生殖に関する健康・権利）の観点を取り入れた附帯決議がなされた。

八〇年代以降、日本の女性運動は、第三世界をも含めた国際社会のただなかで思索と活動を進める時代に本格的に突入した。リブの時代にもそのような視点はあったのだが、観念レベルにとどまっていた。九〇年代の女性運動は、リブが予想しえなかったような国際時代の困難に直面しはじめている。

たとえばリブの時代には、朝鮮人慰安婦たちと日本人女性は連帯できると考えられていた。しかし、九〇年代に実際に「慰安婦」問題がおきて、そのような連帯の発想の安易さに対する再考が始まっている。たとえば、李順愛は、女から女たちへつながることで、在日韓国朝鮮人へもつながっていこうと言ったリブが、「従軍慰安婦」について触れた文章を批判して、「みずからは、慰安婦でもなく、朝鮮人でもない人間」がどうしてそれについて無遠慮に書けるのかと糾弾している（「ノート・日本の女性運動批判」『インパクション』七三号、一七七頁参照）。

(67) 折井美耶子編『資料・性と愛をめぐる論争』、香内信子編『資料・母性保護論争』、大橋由香子「女のからだへの国家管理と優生思想」参照。

(68) 木村利人『いのちを考える』参照。

(69)『資料』Ⅱ、一七八頁。

(70) 米本昌平「生命科学の世紀はどこへ向かうのか」二七二頁。

(71)『リブニュース・この道ひとすじ』、および、女たちの現在を問う会編『全共闘からリブへ』参照。

(72)『リブ論第一集・ノアの箱船』、八頁。

(73) Mall&Watts/Reardon/Dohertyなど参照。

(74) 村上節子「HOW TO CHUZETSU」二五六頁。

(75) 鈴木貞美『大正生命主義と現代』、『「生命」で読む日本近代』など参照。

(76) 森崎は、女性という存在を、生命の再生産の結節点として捉える。過去から連綿とつながってきて、将来へと受け渡していく生命の連鎖のただ中に、女の「産み」の行為が位置づけられる。女が「孕む」

ということは、自分の内部に「他者」を存在させることであり、女は「産む性」であるがゆえの貴重な存在感覚を知っているのである。森崎は、さらに、女が生命を孕むということを、すべての生命が生まれて死んでいく大自然の大いなる流れのもとで考えようとする。森崎の発想には、時系列の生命の連鎖と、食物連鎖による自然界の生命の連鎖の二重の結節点に、「産む性」としての女の存在を位置づけようとする志向がある（森崎和江『大人の童話・死の話』参照）。

(77) 秋山洋子は、『リブ私史ノート』において、リブは母性を否定しなかったと書いている。欧米のフェミニストとは異なって、日本のリブは当初から母性を運動の中に抱え込んできた。しかしそれは「単純な母性主義」ではなく、「加害者としての母、抑圧者としての母」という視点を盛り込んだものであった。「リブにとっての母性とは、母性の神話の裏にある深淵にきちんと向かいあうことだった」（同書、一二三、一二四、一八九頁）。たしかにそれは正しいが、一般にイメージされるような母性主義は、リブには希薄だったと言えると私は思う。これに関して、私は、「母性主義」と「生命主義」は、概念的に分離しておくべきだと考えている。リブは「生命主義」であったが、「母性主義」ではなかった、という捉え方をしたいのである。

(78) ジーナ・コリア『マザー・マシン』参照。

(79) 市野川容孝「北欧―福祉国家と優生学」一三六～一三七頁。

(80) 『資料』Ⅱ、六三頁。

(81) 『資料』Ⅱ、一七八頁、圏点原文。

第四章

(1) 上野千鶴子・田中美津『美津と千鶴子のこんとんとんからり』

(2) 田中美津「便所からの解放」田中美津『何処にいようとりぶりあん』

(3) 二七〇頁

(4) 二七一頁

(5) 二七九頁

(6) 二七三～二七四頁

(7) 二七四頁

(8) 二六六頁
(9) 初版は田畑書店刊一九七二年。以下の頁数は文庫版による。
(10) 三三一〜三三二頁
(11) 九三頁
(12) 一〇二頁
(13) 一〇八頁
(14) 二五頁
(15) 一〇九〜一一〇頁
(16) 一九頁
(17) 一六頁
(18) 一九頁
(19) 一九頁
(20) 七二頁
(21) 八〇頁［傍点原著］
(22) 二七、八一頁
(23) 一三六頁
(24) 三六頁
(25) 一三八頁
(26) 三八頁
(27) 三六〜三七頁
(28) 五〇頁
(29) 五一頁
(30) 五〇〜五一頁
(31) 五二頁
(32) 五三〜五四頁
(33) 一一頁
(34) 一九三頁
(35) 一九四〜一九五頁
(36) 一九五頁
(37) 一八四頁
(38) 六一〜六二頁
(39) 二〇一頁
(40) 二〇一頁
(41) 二〇一〜二〇二頁
(42) 二〇二頁
(43) 二〇二頁
(44) 二〇二頁
(45) 一三二頁
(46) 二〇二頁
(47) 二二〇頁
(48) 二四四頁

(49) 二四三～二四四頁
(50) 二四四頁
(51) 二〇四頁
(52) 二〇四頁
(53) たとえばリブ集団「エス・イー・エックス」などの言説を見よ。前記『資料・I』一六九頁以降。生命主義については、鈴木貞美の諸文献を参照。
(54) 六八頁
(55) 六八頁
(56) 六九頁
(57) 六五頁
(58) 六五頁
(59) 一五三頁
(60) 一五六頁
(61) 八五～八六頁
(62) 八六頁
(63) 一八二頁
(64) 一八二頁
(65) 一四三頁
(66) 一五五頁
(67) 一八二頁
(68) 八五頁
(69) 八五頁〔傍点原著〕
(70) 八六頁
(71) 一五一頁
(72) 一五一頁
(73) 一二七頁
(74) 一五一～一五二頁
(75) 八七頁
(76) 一〇二頁〔傍点原著〕
(77) 一五八頁
(78) 一六三頁
(79) 一六四頁
(80) 二七八頁
(81) 一二～一三頁
(82) 五五～五六頁
(83) 一三頁
(84) フェミニズム199X研究会「生命論（倫理）と権利をめぐって」。この座談会を企画したひとりである金井淑子によって、田中美津論が一九九七年に発表された（金井淑子「田中美津とフェミニズム」）。私の原論文もその中で言及されている。私の知るところ、田中美津についての研究論文は、いままでこの二本のみである。田中美津が『いのちの女たちへ』を出版してから二五年以上経つが、それにもかかわらずこの状況だということは、日本フェミニズム研究史上の「謎」としか言いようがない。

(85) もちろん、「悪」というとらえ方は田中の思想を不当に歪曲したものだという批判はあり得るだろう。それについては、今後、議論してゆきたい。

第五章

(1) 屁理屈のように思われるかもしれないが、これはとても重要な点である。優生保護法改悪反対運動のときに、ウーマン・リブの女性たちからも、「胎児を殺す権利が女にあるのか」という問いかけがなされた。これは、その後の女性運動でも尾を引いた。私は、この問いに対して、「殺す権利」はないけれども、「選ぶ権利」はあるのだ、という回答を与えてみたいのである。女性の子宮内の胎児についてはこれでいいのだが、将来、人工子宮ができたときにはどうなるのだろうか。人工子宮―保育器の中で育っている赤ちゃんの場合、それを殺すことを選択する権利は、もはや母親である女性にはないであろう。それは、おそらく、母親と父親と専門家を含めた合議の場で決めるしかないように思われる。すなわち、超―超未熟児の安楽死・尊厳死という問題設定で考えるべきテーマとなるはずである。

(2) 日本家族計画連盟編『悲しみを裁けますか――中絶禁止への反問』/社会評論社編集部編『女の性と中絶――優生保護法の背景』などが代表的なものである。アメリカ合衆国では、中絶を選んだ女性たちが抱えるトラウマを癒やす試みが開始されている。Doherty/Reardonなど参照。

(3) 日本教文社編『胎児は人間ではないのか』という書物が、八〇年代の第二次優生保護法改正運動の際に出版された。日本のキリスト教、生長の家、その他の保守派文化人たちの言説が手際よくまとめられている。

(4) Beauchamp&Walters *Contemporary Issues in Bioethics.*

(5) では、中絶のみが「可能性の殺人」と呼ばれるのか、卵や精子を体外に排出することは「可能性の殺人」ではないのか、という反論があり得るだろう。たとえば、排卵した女性が、男性と性交することができずに、月経を迎えてしまった場合、それはその卵が受精して成長する可能性を抹消したわけであり、可能性の殺人であると言えないことはない。精子についても同様である。この線で考えるならば、われわれの生とは、様々な「可能性の殺人」行為の集積のうえに成り立っていることになる。ある意味ではこれは真実であろう。しかしながら、卵や精子単体を排出したときの「可能性の殺人」の度合いと、着床して成長した胎児を殺した場合の「可能性の殺人」の度合いを、同じものとして考えることはできないと思う。卵の場合で言えば「精子と出会わせること」ができずに自然死させてしまった」ことと、「精子と出会わせることが成功したにもかかわらず作為的に殺してしまった」ことのあいだに、罪責性の違いがあるからである。

(6) 剣持加津夫は、中絶胎児の写真を撮り続けてきた経験から、中絶を「暴力」であると言う。「人工妊娠中絶は、胎内に生じた小さな生命を、むしりとり、ひき裂き、抹殺することである。(中略) いかなる理由をつけ加えたとしても、中絶は生命の芽をつみとる暴力であって、人間のもっとも恥ずべき、生命軽視の行為である」(「小さな生命」五六頁)。私は、「暴力」であるという指摘に限って、賛同する。

(7) Thomson "A Defence of Abortion."

(8) では、成長しても様々な生を享受しないように見える重度の障害胎児については、どうなのだろうか。たとえば、無脳症に加えて他の障害を併発している胎児を育てたとしても、将来、「様々な生を享受する」かどうかは分からないと思われるかもしれない。しかしながら、そのような胎児であっても、出産できれば、しばらくのあいだは生を享受できる。空気に皮膚が触れる体験もまた、新たな体験にはちがいない。中絶をすれば、そのあいだの時間を、暴力的に奪ったことになる。なお、ダウン症新生児を殺すことを司法が命じたいわゆる一九八二年のベビー・ドウ事件については、秋葉聰による詳細な検討がある(「アメリカにおける障害新生児の「助命と生命維持」の諸問題」)。秋葉によれば、担当の産婦人科医は、「ダウン症は単なる肉の塊」で「一片のしみ」もしくは「消えいく泡」にすぎないと述べた（二七八頁）。これは、障害児に対する完全に誤った判断であり、認めるわけにはいかない（ダウン症児は、成人にまで成長し得る）。次章参照。

（9）田中美津は、八三年に発表されたインタビューで、「可能性の殺人」「中絶という暴力」の考え方を認める発言をしている。「あたしは、中絶っていうのは子殺しだと、個人的には思ってるんです。梅の芽が、梅の芽だから梅じゃない、っていうのは、やっぱり私には納得できないのね。（中略）あたしは胎児はやっぱり命だと思うし……。」（田中、「〈負〉の窓から見つめつつしどろもどろ生きる」一九〇頁）「でも社会との関わりでは被害者でも、子どもとの関わりでは絶体加害者だと思うんです。だけどそう感じないから水子地蔵にお参りする。あれは、我と我が身に涙していると思うんです」（一九一頁）。「子どもに対してはあくまでも加害者であることを直視して、女ぐるみ、男ぐるみの、人間の問題にしたい」（一九一～一九二頁）。そのうえで、田中は、産む産まないは女が決めるという立場に立つ。

（10）沼崎一郎「〈孕ませる性〉の自己責任」九〇～九一頁。沼崎は、次のようにも言う。「この点を踏まえるなら、男性が考えなければならないのは、中絶を〈女性の自己決定権〉として〈一般的に〉承認してよいかどうかではなく、〈この俺〉が性関係を取り結ぼうとしている〈この女性〉が生と生殖に関する〈自己決定権〉を自由に行使することができるようには〈この俺〉はどうすべきなのかを、性関係を取り結ぶ以前に十分に考慮し、〈この女性〉と十分に話し合うことであるはずだ」（九三頁）。

（11）九一頁。

（12）九四頁。沼崎は、「望まない妊娠をした女性とは、〈妊娠しない自由〉を暴力的に侵害された被害者である」とし、彼女は「基本的人権」を侵害されているのであるから、権利回復を要求できて当然だとする（九二頁）。この論点に関しては、宮地尚子が、沼崎を受ける形で、男性の「避妊責任」をどのように具体化すればいいのかを議論していて興味深い（宮地尚子「孕ませる性と孕む性」）。

（13）この点に関しては、まずは駒野陽子による次の文章が、有益であろう。「男性は生命の尊厳と気軽にいいますけれども、私たち女性がどうして生命の尊さを知らないはずがありましょうか。私たちは生命を産み出す体なんですから。男の人たちにいわれるまでもなく、私たちはそれを知っています。／でも、私たちがこの世の中で生きていくとき、産むことによって自分の生き方が決定されてしまうような、いろいろな社会的事情、女が生きにくい状況があるからこそ、女性は迷いに迷った末、中絶という苦しい選択をするのです」（「働くことも産むことも」四四頁）。「望まない妊娠を知った時の何ともいえない不安と焦燥。どんなに理解のある男性であっても、なかなか自分の気持ちを伝えきれないもどかしさ。手術が終わったあとのホッとした気持ち、それでもなおお心に残ってしまう重たいもの。そういうものを女たちは伝えあっていかなければ、と私は痛切に思いました」（四八頁）。

田中美津も、早い時期に次のように書いていた。「中絶しないですむならしない方がいい。身体のためはもとより、捨てネコ見たって心が痛む、まして孕んだ我が子を堕ろす行為がつらくないハズないもの。そのツラさを身に負っていく中で、女は生きものとしての人間の「生きる」というコトの根源に己れをもって迫ることができるはずだ。つまり中絶のつらさは、本来哲学や文学の領域に関わる問題だと思う」（『リブニュース・この道ひとすじ・ミニ版』一八七三年七月一〇日号「『優生保ゴ法改悪阻止』なのダ！」）。

女性学ゼミは、一九八七年に、優生保護法と妊娠中絶について、七七〇人を対象に調査を行なっている。そのなかで、中絶体験者に中絶後の感想を聞いている。その答えは次のようであった。

「二度といや　51％」「胎児がかわいそう　47％」
「後ろめたさ　42％」「避妊努力をしたい　37％」
「女は損　37％」「生活上やむをえなかった　33％」
「悲しみ　33％」「手術姿勢の恥ずかしさ　29％」
「仕事・学業続行の安心　21％」「神仏への冥福を祈った　16％」「他人にわからず安心　14％」（女性学ゼミ「優生保護法に関する2つの調査」九五頁）。

女性が負っている「責め」について、間接的ではあるが、「実子あっせん事件」の菊田昇医師の文章が参考になる。菊田は、一九七三年に、中絶を望んで来院した女性に、出産した子を他人に実子としてあっせんすることを勧め、百例の違法の「実子あっせん」を行なって大きな社会問題となった（起訴され罰金刑）。当時、菊田医師の事件はスキャンダルとして報じられたが、彼は、これが中絶による子殺しを避けるための苦肉の策であったことを告白している。彼によれば、中絶を求める女性の真意は、子どもを殺すことではなく、生まれてくるであろう子どもと「母子の縁」を断つことである。「子の死を願うのは、その目的を果たすための手段に過ぎなかったのである」（『妊娠中絶と実子特例法』一四八頁）。だから、菊田が女性に、「あなたが、子の死を願う心を撤回して、元気な子を産むことを誓うなら、私はあなたのために、〝安全な子捨て場所〟（菊田医院）を提供し、子を捨てて逃げても警察へ通報せず、その子を責任もって〝実子あっせん〟（貰い親が産んだことにして養子に出す）してあげるが、どうする」と聞いたら、女性は例外なく出産を決意したと述べている（一四八頁）。このエピソードは、女性が中絶に対してもつ感情の一面を見事に反映していると言える。菊田医師のこの行為について、当時のリブ新宿センターの『リブニュース』では、「菊田医師の、ひとつの生命と自己をギリギリまで真向かわせている問いかけ」は、「わたしたちにさまざまな問を、投げかけてくる」と評価している（『リブニュース・この道ひとすじ・ミニ版』一九七三年五月一〇日号「赤ちゃんあっせん事件・マスコミは事実を伝えているか！」）。

もちろん女性の中にも、胎児を殺したことを自省しようとしない人や、米津が紹介しているような「めんどうなことを早くかたづけてしまいたいという風な女の人、結婚式にお腹が大きいのはいやだから堕したいというような人」もいるだろう（米津知子「結論なんて出ないけれど……」五〇頁）。しかしそれは無責任な男の数と比較した場合には、きわめて少数だと考えられる。それらの女性に対しては、以下の本文に書いたような、「責め」を引き受けてそれに応答するべきではないかという訴えをしていくべきだと思われる。そのような訴えは、男性がするべきものではなく、女性が同性の立場から行なっていくべきものであろう。

(14) これは、本章の原型となった拙論「暴力としての中絶」（一九九七年）の末尾で、「「女性に中絶させてしまった男性の心的外傷」について語り合う場ができないかと考えています。匿名でも結構ですので、編集部までご連絡ください」と書いたところ、反響があり、同年のメンズ・リブ大会でこれをテーマとした分科会が開かれたものである。当日は、一〇数名の男性参加者があり、共感的な雰囲気のもと、深い意見交換が行なわれた。このときの模様は、当日確認された約束に基づき、内部秘となっている。

(15) 渡部昇一「お母さんの頭に角がはえた」。

(16) 青木やよひは、中絶を考えることから、人間が牛や鶏や豚や魚のいのちを奪っていることを考えよと言う。「自分の存在がさまざまないのちの犠牲の上に成り立っているという敬虔さ」をもったうえで、「人命」と「広く一般化された「いのち」」を区別するべきだと言う(「生命とは何か」七九〜八一頁)。青木のような路線での思索は、やはり必要であると私は思う。中絶という行為を、生命世界のただ中に位置づけて考えてみることが必要である。金住典子もまた、中絶の自己決定権を認めたうえで、「牛や馬を殺して食べて生きのびるのと同じ」ような自戒が必要だとし、その自戒は女性だけに求められてはならないと言う(「堕胎罪を廃止し産む産まないの自己決定権の確立を」一九〇頁)。

(17) 米津知子「結論なんて出ないけれど……」五〇、五四頁。

(18) 平智子は、みずからの中絶体験について次のように書いている。

胎内で、おまえは生き始めていたけれど、それを包み込んでいる私もまた生きています。お前はまだ、産まれていない丸裸の命です。でも、私はすでに産まれてしまい、意志をもって生きてきました。

例え命の重みは同じであっても、私はそのとき、おまえの命の守り手としてだけ生きるわけにはゆかなかったのです。産まれていないおまえよりも、自分の生活をえらぶこと、それを傲慢だと思いますか?

考えてみると、他の生き物を殺し、糧にしなければ生きられない人間の生は、もともと傲慢なものであるかもしれません。そして女は望むと望まないとにかかわらず、妊娠するという肉体を持っていることで、男よりもひとつ多く、傲慢さを感じなければならないときがあるのでしょう。

これが罪だとしたら、生きてゆくこと自体が罪であるし、女が人間として生きることも罪と呼ばれねばなりません。私は罪なく生きるより、罪を背負っても人間らしく生きることを選びます。

（中略）

おまえは無にかえるのが、こわかったかしら？いいえ、産まれなかったおまえには、きっとこわくなんかなかったでしょうね。

おまえを中絶して、私も無にかえることを、少し恐れなくなったように思います。

（中略）

久し振りにおまえに語りかけてみると、おまえは私の記憶のなかで、さっき別れたばかりほどに確かです。でも、おまえは、なにひとつ返事をしません。私の胎内にいたときも、いまも、おまえの心は、私のもうひとつの心にすぎないのですね（平智子「産まれなかったおまえに」九九〜一〇〇、一〇二頁）。

胎児の生命を断ったことを、このようにみずからに受け止め、他の生き物を殺しながら生きている人間の存在について考え、自分の死を思い、記憶のなかの胎児と対話するこのような思索を女性が深めるとき、女性を孕ませる立場にいる男性は、その思索にどう応答すればいいのか。男性たちは、ここをこそ、自分の問題として掘り下げなければならない。

（19）具体的には、まず、男性の側からの避妊を徹底することが必要だろう。避妊についての男性の自覚は、驚くべき低さである。性感染症のことを考え合わせたとき、ピルによる女性側からの避妊のみにまかせておくことはできない。次に、女性との関係性についてであるが、孕む可能性をもった女性という存在に対して、可能な限り共感的に接していくような男性を育てなければならない。異性のことは最終的には理解不可能と考える知性を持ち合わせながらも、同時に、共感的な態度で異性に接していくことの大切さを学び合っていく場を作る必要がある。もし女性が妊娠した場合には、彼女に対して暴力的、権威的、脅迫的に迫らないこと。女性の希望に寄り添うような形で、対等に選択肢を模索しなければならない。妊娠した女性から逃走しないこと。フィリピンで若い女性に子どもを孕ませながら、日本に逃げて帰ってきている日本人男性が多数いるが、彼らのような行ないを、男性たちは問題視すべきである。男性が認めなくても一人で産みたい女性はたくさんいる。あるいは養子に出せるのなら産みたい女性もたくさんいる。彼女たちの出産と、その後の養育に対する社会的サポートを整備する必要がある。さらに一般的なこととして、女性が子どもを産むことによって社会での自己実現が阻まれないように、社会制度を変えていくことが重要だ。

望まない妊娠や中絶がなるべく起きないような社会が望ましいと私は思う。だが、中絶の最終的な選択や決定をする権利は女性にあるという立場は堅持しなければならない。

(20) 小沢牧子は、男が、男の側から闘いを組むことの必要性を訴えている。「男たちは、自分たちのからだと暮らしをとり戻すための男たち自身の闘いを組まなくてはならないのだと思う。「わたしのからだはわたしのもの」と女たちがあげる声とともに、「男のからだ、男の暮らしは企業のものではない、国のものではない、自分のものなのだ」と。しかも、それを単に女への支援のためでなく、また女から呼びかけられてのうえではなく、わが思い、わが闘い、わが欲求として」(「産む性の問題としての早期発見・治療」三四七頁)。小沢の言うように、中絶の問題を、男性の側から、みずからの問題として問いなおす試みは、どうしても必要である。これは男性学・男性運動の必須項目となるはずだ。

(21) インターネットで「遅漏」“male frigidity”を検索してみるとよい。

第六章

(1) 優生思想は、もっと広く定義されるのが普通である。たとえば立岩真也は、優生思想を、「(1) 人の性能をよくしようとし、悪くするのを防御しようとし、(2) そのために人間の遺伝的側面に働きかけようとする思想」と定義する(『私的所有論』四一一頁)。これは標準的な定義である。私は、このような標準的な定義をさらに絞って、ある種の人間・胎児・受精卵が生まれないようにする行為を導くものに限定し、それを「中核的な優生思想」と定義する。優生思想はきわめてとらえどころのない概念であるから、まずは狭い範囲に絞って検討した方がよいと思うからである。

（2）いまやキーワードとなった「内なる優生思想」ということばそれ自体の初出は正確には分からない。もっとも早いと思われる事例は、後の本文でも述べる川崎婦人会議の一九七三年の発言である。「私達はまず自らの内なる優生イデオロギーと対決する事から始めなければならないと思います」（『あゆみ』一九号（一九七三年）、一四頁）。

（3）立岩真也「「出て暮らす」生活」参照。六〇年代末から始まった「青い芝の会」の自立生活運動を、世界的な自立生活運動の流れのなかに位置づける作業が必要である。立岩は、「このような厳しい状況に始まったがゆえに、ある場面では、この国の障害者運動は、欧米の障害者運動が見たものより先を見ているのだと考えることもできるのではないか」と述べている（七四頁）。その実例は、以下の本文で検討する。また立岩は、日本で六〇年代末に始まった自立生活運動の歴史が、日本の専門家によって無視され、それに代わって、八〇年代以降にアメリカからの影響で日本の自立生活運動が開始されたという「物語」が創作されたことを指摘している（立岩真也「自己決定する自立」八九頁）。Numazaki "Difference, Care and Autonomy" 参照。

（4）『あゆみ』には、「青い芝の会」の運動の中心メンバーとなった横塚晃一、横田弘、小山正義らの論説やエッセイが、一九七〇年以降、毎号のように掲載されている。これらのうち、横塚の文章については、その主要なものが『母よ！殺すな』に採録されており、横田の文章については、その主要なものが『障害者殺しの思想』に、加筆のうえ採録されている。ただし横田の本は、資料の引用に正確さを欠いている。

（5）松原洋子「日本——戦後の優生保護法という名の断種法」二〇八頁参照。

（6）対策室による「不幸な子」の定義を引用しておく。

一、生まれてくること自体が不幸である子ども。たとえば遺伝性精神病の宿命をになった子ども。

二、生まれてくることを、誰からも希望されない子ども。たとえば、妊娠中絶を行なって、いわゆる日の目を見ない子ども。

三、胎芽期、胎児期に母親の病気や、あるいは無知のために起ってくる、各種の障害をもった子ども。たとえば、ウィルス性感染症・トキソプラズマ症・性病・糖尿病・妊娠中毒症・ある種の薬剤・栄養障害・放射線障害など。

四、出生直後に治療を怠ったため生涯不幸な運命を背負って人生を過す子ども。たとえば分娩障害・未熟児・血液型不適合や、新生児特発性ビリルビン血症に起因する新生児重症黄だんによる脳性マヒなど。

五、乳幼児期に早く治療すれば救いうるものを放置したための不幸な子ども。たとえばフェニールケトン尿症などの先天性代謝障害による精神薄弱児や、先天性脱臼、先天性心臓疾患など（不幸な子の生まれない対策室『幸福への科学』四七～四八頁）。

この施策については、他に、同対策室によるパンフレット『あなたのために』などがある。この運動については、谷奥克己「『羊水検査』実施のねらい!!」をも参照。この運動の当事者のひとりである須川豊の『先天異常の発生予防と母子保健』も参照。須川は、その後六〇年代末に兵庫県から神奈川県に移り、「心身障害発生の予防対策」に従事した。「青い芝の会」が神奈川県で活動を開始した同時期であった。須川は書く。「心身障害は、本人や家族にはもちろん、民族の将来のためにも、その発生予防に努めるべきである」（同書、二七頁）。

（7）同書、四八～四九頁。さらに、夫婦間以外の不倫の子は「確実に不幸になる」（同書、三五頁）とし、「不幸な子どもは、親の病気に対する無知、倫理観の乱れ、愛情の欠落によって容易に生じることが、明らかにいいきれるようである」（同書、四三頁）とする。

（8）同書、一二一頁。

（9）森山豊ほかによる座談会「日本民族改造論」は、『母子保健』一九七二年五月号に掲載された。東京医科歯科大学人類遺伝学研究室の田中克己の発言。「子どもが異常をもっているという場合には、（中略）次の子供を生まないようにすればまた、何十%か不幸な子供の出生をへらすことができるわけです。こういうふうにして極端に質の悪いものをへらせば、全体としてのレベルが向上してきます」（五頁）。他

の出席者は、日本母性保護医協会会長・森山豊、順天堂大学医学部教授・古谷博、国立公衆衛生院母性小児衛生学部長・林路彰、国立精研・脳発達障害研究班班長・成瀬浩。

(10) 松原洋子、前掲書、二〇五頁参照。

(11) 『あゆみ』一六号（一九七二年）、三頁。

(12) 兵庫県で起きた障害者への去勢手術に対して、大阪「青い芝の会」は、一九七三年に抗議文を出したが、そのなかで「障害者は不幸だ」という考え方を批判している。

　今回の事件の下地になるものは、すでに兵庫県においては、不幸な子供を生まない運動として準備されています。行政を先頭として、優生保護法の改悪を先取りする形で、羊水チェックを行ない、障害者を生むことは、不幸なことだと決めつけて来たのです。これは、私達、障害者はダメで不要な存在だとする考えにうらうちされている（谷奥克己「『羊水検査』実施のねらい!!」五四頁）。

障害をもって生まれるのは不幸だという意識の背後には、「障害者はこの社会には不要だ、存在しない方がいい」という意識があると、彼らは主張している。

(13) 横田弘『障害者殺しの思想』三三二頁。

(14) 横塚晃一『母よ！殺すな』八〇頁。

(15) これが、彼ら独自の言い方である。

(16) 横田弘『障害者殺しの思想』二一〇頁。

(17) 横田、三三一〜三三三頁。

(18) 横塚、一九頁。この「健全者のエゴイズム」という概念は、後に、「健全者幻想」「内なる優生イデオロギー」として、さらに深められていく。

(19) 『あゆみ』一一号表紙の初出のものを採録した。その後、細かい仮名遣い等が、異なってくる。その後、「一、われらは健全者文明を否定する」が付け加わる。

(20) 横田、一二〇頁。

(21) 横田、一二〇〜一二一頁。

(22) 横田、一二一頁。

(23) 横田、一二二頁。

(24) 石川准は、障害者がありのままの自分の自己肯定に至る過程を、「存在証明からの自由」と呼んでいる（「障害、テクノロジー、アイデンティティ」五二頁）。
(25) 横塚、二〇頁。
(26) 横塚、二〇頁。
(27) 横塚、七六頁。
(28) 横塚、四四頁。
(29) 横塚、七四頁。
(30) 横田、五五頁。
(31) 横塚、五一頁。
(32) 横塚は次のようにも言う。「ただ言えるのは己れの健全者幻想（己れの肉体とは関係なく健全者を目標とし、自分もいつの間にか健全者になったつもりで全てを思考し発言する）とたたかってきたことであり、これからもたたかい続けねばならないということである」（横塚、四八〜四九頁）。青い芝の会と横塚晃一の思想を研究したものとして、倉本智明の「未完の〈障害者文化〉」「異形のパラドックス」がある。倉本は、横塚の「内なる健全者幻想」の概念を高く評価しながらも、それが「健全者文明」に対する単なる対抗原理に後退してしまう危険性をはらんだものであったことを指摘している。
(33)「敵はわれわれの内側に潜んでいる」というのが、私の『生命観を問いなおす』での問題意識であった。この「生命学的」な状況は、その後、『無痛文明論』のなかで、「無痛奔流」として分析したので参照してほしい。
(34) 横塚、二六〜二七頁。
(35) 横塚、一八〜一九頁。
(36) 横田、六二〜六三頁。
(37) 横田、六三頁。
(38) 森岡正博編『現代文明は生命をどう考えるか』
(39)『あゆみ』一六号（一九七二年）、一頁。
(40) 横田、八七頁。
(41) 第二章で紹介した、一九七二年のウーマン・リブのパンフレット『リブ論第1集・ノアの箱船―中絶禁止法―優生保護法改悪反対!!資料集』（ぐるーぷ闘うおんな・緋文字・闘う女性連盟・集団エスイーエックス共同製作）にも、「青い芝の会」のこのビラが、資料として収録されている。当時のウーマン・リブの中心的団体に、「青い芝の会」のメッセージがすぐさま伝わっていたことがよく分かる。
(42)『あゆみ』一六号（一九七二年）、一一〜一三頁。

(43) 長谷川良夫「障害を肯定することは命を肯定すること」一八頁。利光恵子「今こそ語ろう、自己決定って何だ!?」（六六頁）にも同様の記述がある。

(44)『あゆみ』一九号（一九七三年）、一四頁。このあと、川崎婦人会議は、「改悪案の胎児が重度の障害児のおそれのある時は中絶出来るとしている部分は、改悪案の『甘いえさ』である」とした京都の婦人民主クラブの、「甘いえさ」ということばのなかに、障害者抹殺の思想が存在するときびしく糾弾している。当時、女性団体のあいだでも、この点に関して意見の相違があったことが分かる（一五頁）。

(45)『あゆみ』一九号（一九七三年）、一五頁。

(46)「青い芝の会」の訴えは、精神薄弱者施設「しきしま学園」の（おそらく男性の）職員のアピールでも、受け止められている。彼は、「私自身にすると敵は自分自身の中にある」と言う。「この運動を進める我々自身の中に、意識の中に。それは我々健常者だけではなくて、障害者の中にさえも、差別の心、差別する心、それはあるんだと。それを認めてからではなければ、この運動は、真に力強いものにはならないだろう」（『あゆみ』一九号、一九頁）。

もちろん、ウーマン・リブのなかにも、「青い芝の会」からの問題提起を否定したグループがあった。第三章で紹介した中ピ連がそれである。

(47)『あゆみ』一九号（一九七三年）、一二七〜一二九頁。

(48) 米津は、後に、以下のように述懐している。障害者からの問いかけを「正面からは切り返せなかった。決意表明としては、「胎児に障害があっても産みます」と言わなければいけないんじゃないかという雰囲気は強くあったし、個人的にそう言った人もいたけれど、運動として「女は胎児に障害があっても産みます」と請け負うわけにはいかない、産むべきだと言いきることもできない。逆に、「障害があったら産まない」とも運動としては言えないし、言うべきでもない」「それで運動としては、「共通の敵に対して、ともに立ち上がりましょう」としか言えない。共通の敵とは、国家権力ね」（米津知子・大橋由香子「重さくらべや後回しからは、何も生まれない」二三五〜二三六頁）／「侵略＝差別と闘うアジア婦人会議」もまた、同集会で、これは障害者と女性を敵対させるという権力の分断支配であると言っている（『あゆみ』一九号、一三頁）。

(49) リブ新宿センターの元メンバーによる座談会で、次のようなやりとりがある。「北山黎子：障害者団体の「青い芝の会」からクレームがついたことがあったでしょ、リブに対して。　町野美和：「産む産まないは女が決める」ということに対して、「おれたちを殺すのか」という問題提起だったんですよ。加納実紀代：そのあとですか、「産みたい社会を」というふうになったのは。　米津知子：あとだと思う。　加納：やはり、それを受けてという感じだったんですか。　米津：それもあった。それがすべてではないけれど」（加納実紀代ほか「リブセンをたぐり寄せてみる」二一七頁）。

(50)『リブニュース・この道ひとすじ・ミニ版』一九七三年七月一〇日号、一二頁。

(51) 一九七二年の「日本民族改造論」において、田中克己は次のように語る。「現在でも正常な子供になるであろうと思われる胎児をいくらでも人工中絶しておりますね。それを認めておきながら、あきらかに障害児になると思われる胎児を中絶することに文句をいうのは、ちょっとおかしいと思うんですけどね」。直後に続く田中のことばも、要注目。「中絶そのものを〝けしからん〟というのは、わかりますけれども、障害児の中絶に反対される方は、自分の近親に、心身障害者がいて、ひじょうに家族が困ったという経験をもっていないからじゃないでしょうか」（森山豊ほか、九頁）。／米本昌平「生命科学の世紀はどこへ向かうのか」二七二頁も参照のこと。

(52)『あゆみ』一九号（一九七三年）、四三頁。

(53) 横塚、一一〇頁。

(54) 斎藤千代「見えない〈道〉」六四～六五頁。

(55) 小沢牧子「産む性の問題としての早期発見・治療」三三六頁。

(56) そのほか、福島みどりも、一九八三年に、「私たちは、内なる優生イデオロギーと闘わねばならない」と書く（「ふりわけられる子どもたち」二四〇頁）。一九八八年には、山田真の論文「われらの内なる優生思想を問う」がある。

(57) ＤＰＩ（障害者インターナショナル）女性障害者ネットワーク「優生保護法、刑法堕胎罪の撤廃を求める要望書」八〇頁。

(58) 日本脳性マヒ者協会全国青い芝の会総連合会「「優生保護法」完全撤廃を求める要望書」八二頁。

(59) 利光恵子「今こそ語ろう、自己決定って何だ!?」六八頁。
(60) 拙論「無痛文明論(2)」参照。
(61) 横田、二〇~二一頁。
(62) 上埜さと子・青海恵子「女の「自己決定権」と生命」六六頁。
(63) 福本英子「生命倫理について」六四頁。
(64) この点についても、「無痛文明論(2)」および「(4)」参照。
(65) 『あゆみ』一九号(一九七三年)、四三頁。
(66) 玉井真理子「出生前診断・選択的中絶をめぐるダブルスタンダードと胎児情報へのアクセス権」七七~七九頁参照。玉井は、「欧米ではこのダブルスタンダードが社会に広く受け入れられている」という日本での言説に根拠がないことを示している。
(67) 松原洋子「優生学批判の枠組みの検討」および「優生学」参照。
(68) 上埜さと子・青海恵子「女の「自己決定権」と生命」六六頁。
(69) Rothenberg,C.H.and Thomson,E.J.(eds.) *Women and Prenatal Testing.*
(70) 森村進「生命技術・自由主義・逆ユートピア」一一七頁。
(71) 立岩真也『私的所有論』四一七、四二六頁。
(72) シンガー『実践の倫理』邦訳四一八頁(原著三五五~三五六頁 訳文は変更した)
(73) 細かい点であるが、「自分の子どもが重い障害をもっていた場合は中絶するが、他人が障害胎児を妊娠した場合には口を出さない」という個人主義的な優生思想と、「そもそも障害胎児は(病気の遺伝を受け継いでいるから)すべて中絶したほうがみんなのためになる」という社会防衛的な優生思想とは、区別しておいたほうがよい。この後者の考え方の典型はナチの優生学である。しかし現代でも、重い遺伝性疾患をもった子を産まないように男女産み分けや受精卵診断をするべきだという話が出たり、あるいは重い遺伝病を根絶するために生殖細胞の遺伝子治療を進めるべきだという話が出たり、あるいは障害児の数が減ったほうが医療費の削減につながるという話が出るときには、後者の優生思想が存在していると考えられる。前者の個人主義的な優生思想は、すでに述べたような「自発的優生学」へと展開しているのである。
(74) 拙著「無痛文明論(2)」参照。
(75) 玉井真理子「出生前診断・選択的中絶をめぐるダブルスタンダードと胎児情報へのアクセス権」八五頁参照。
(76) 米津知子・大橋由香子「重さくらべや後回しからは、何も生まれない」二三八頁。大橋は、七〇年代の運動は「倫理的すぎてついていけない」とも言う(二三六頁)。
(77) 以上のような立場は、胎児の障害を理由とした中絶のほうが、たとえば親の金銭的な都合を理由とした中絶よりも、問題点が多いと考えていることになる。「私たちは子どももなんていらない」のほうが、「私たちは〇〇のような子どももなんていらない」よりも、罪が軽いというわけである。では、体型が崩れるから子どもはいらないとして中絶するのと、どちらがひどいのか。これらは、生命倫理学のなかで精密に議論すべきことがらだろう。
(78)「遺伝子・胎児診断に対する期待と疑問」『からだの科学』一一一頁。
(79) 拙著「無痛文明論(1)」参照。
(80) 横田弘『障害者殺しの思想』一一一頁。
(81) この点こそが、私が『無痛文明論』で表現したかったことにほかならない。『無痛文明論』は、本書と双生児の関係にある。『無痛文明論』は、本書とはまったく別の方向と方法論によって、同一の問題を追求した試みである。拙著『無痛文明論』参照。
(82) シンガー『実践の倫理』邦訳六四、一五一頁(原著五三、一二四頁)。
(83) シンガー『実践の倫理』邦訳六五〜六六頁(原著五三〜五四頁 訳文は変更した)。
(84) この宣言は、現在のところ、http://www.independentliving.org/dpi/022000.html で読むことができる。
(85) 玉井真理子・足立智孝・足立朋子「出生前診断と胎児条項」五六頁。
(86) 玉井真理子・足立智孝・足立朋子「出生前診断と胎児条項」参照。/市野川容孝・立岩真也「障害者運動から見えてくるもの」二七一頁。/ドイツでは、それに先だって、一九八一年から、この問題を議論する学際的な会合が開催されていた。ドイツの改正についての法学的な議論については、松尾智子

「ドイツ人工妊娠中絶における胎児条項をめぐる問題」が詳しい。

(87) アメリカの判決事例の詳細については、宮本隆志「ニュージャージー州における不法生命訴訟と不法出生訴訟」参照。

(88) イギリスの判決事例の詳細については、今井雅子「望まない子の出生に対する医師の責任」参照。引用頁は一七二〜一七二頁。

(89) 以上の点については、赤川学『性への自由／性からの自由』が詳しい。

(90) 金森修「遺伝子改良の論理と倫理」一一二頁。

(91) Caplan, McGee and Magnus, "What is immoral about Eugenics?," pp.1284-1285.

(92) その概要は松原洋子「優生学」に詳しい。松原が述べているように、「強制」のまったくない自由な選択というものは考えにくい。「選択的中絶をサポートするシステムが整備され、遺伝子検査結果を理由に保険加入を拒否され、障害児の医療福祉コストの大きさや障害児の人生の不幸が公然と語られる状況は、「産まない選択」よりも「産む選択」を現実に困難にする圧力となっている」（一九八頁）と、松原は指摘する。これは、地に足のついた批判である。

(93) 拙論「生殖系列細胞の遺伝子治療をめぐる倫理問題」参照。

(94) Caplan, McGee and Magnus, "What is immoral about Eugenics?," p.1285.

(95) 拙著『生命学への招待』参照。

(96) 拙著『生命学への招待』第一〇章において導入された概念である。

最終章

(1) 拙著『自分と向き合う「知」の方法』参照。

(2) 拙著『脳死の人』（法藏館版）一五七頁以降。

(3) 拙論 "The Concept of Inochi" 一〇七頁参照。

(4) 拙論『引き裂かれた生命』参照。『仏教』誌に長期連載されたもので、現在は kinokopress.com より電子出版されている。ウェブ上で閲覧可能。

(5) 拙論「総合研究の理念」参照。

あとがき

書き始めたのは、いまから一〇年前のことだ。こんなに時間がかかるとは思わなかった。夏休み、冬休み、春休みを何度もつぎ込んだが、それでもなかなか完成しなかった。取り扱う内容の広大さと、重さに打ちひしがれて、吐きそうになったこともたびたびあった。限界点での執筆を続けてきたと思う。

この本は、荒削りの未完成品である。生命倫理を素材として、生命学へと突き抜けようとする情念のエネルギーだけで書かれている。あちこちの壁が破れており、思索が中途でとぎれている箇所もある。これは、この地点を通過して、さらに遠くへと飛翔しようとする魂たちのための作品だ。私自身もそのようなものとしてこの本を使用するから、みなさんも、そうやって読んでいただけるとうれしい。現時点での、生命学の到達点がここにある。

この本を読めば、生命学のアウトラインがわかるはずだ。この本は、生命倫理についての入門書として読むこともできるだろう。私は、本書で詰めることのできなかった様々な論点を、あと一〇年かけて考え抜いてゆくつもりだ。生命学に興味をいだいてくれた読者が、これからどうしてゆくのか、私はとても知りたい。生命学は、それを主体的に営もうとするすべての者に開かれている。人文科学、社会科学、生命科学の専門領域に息苦しさを感じている者たちよ、生命学のほうへ来てみないか。

一九九六年に出版された『宗教なき時代を生きるために』（法藏館）が、最後のまとまった単著だったから、まるまる五年間、一般読者の目から遠ざかっていたことになる。その期間、私は、本書と、連載『無痛文明論』の執筆に集中していた。この二つの作品は、双生児の関係にある。『無痛文明論』の雑誌連載分は、私のホームページで全文を読むことができる。それを根本的に書き直し、長大な完結編を付加した単行本を、いずれ出版する予定である。

この本は、私の第一作『生命学への招待』（勁草書房）の全面的な書き直しという性格をも持っている。あのときよりも、生命学のイメージはかなりクリアーになった。「生命学」の英訳は、"life studies"だ。英語世界には、いまのところそういう学問は存在していない。今後の、諸外国の人々との対話も楽しみだ。

本書の原稿段階で全体を読んでくださり、シビアなコメントを寄せてくださった石原明子さん、内山美根子さん、後藤弘子さん、土屋貴志さん、宮地尚子さんに感謝したい。さらにそれ以前の段階の原稿にコメントをくださった、大阪府立大学大学院人間文化研究科の先生方、お手を煩わせた先生方、深く感謝いたします。長期間お待たせした勁草書房の松野菜穂子さん、富岡勝さんにもお詫びと感謝。

本書完成によって、何か、吹っ切れた感じがする。ようやく、自分の書きたいことを、自由に書けるようになるのではないかという予感がある。何ひとつ持たぬまま、真夏の白い空へと、吸い上げられるように飛行してみたい。

森岡正博の生命学ホームページ　http://www.lifestudies.org/jp/
↓私のエッセイや論文の全文が読めます。生命学の最新情報もここでチェック。
kinokopress.com　http://www.kinokopress.com/
↓『自分と向き合う「知」の方法』『引き裂かれた生命』などの電子出版をしています。

二〇〇一年八月三一日　蝉の鳴く高圧線を眺めながら

森岡正博

初出一覧

序　「脳死との出会い」柳田邦男編『現代日本文化論6・死の変容』岩波書店　一九九六年　九三〜一一六頁（若干短縮）

第一章第1節　「日本の「脳死」法は世界の最先端」『中央公論』二〇〇一年二月号　三一八〜三二七頁（若干修正）

第二章　「人間の誕生と廃棄――生殖技術と倫理学」多田富雄・中村雄二郎編『生命――その始まりの様式』誠信書房　一九九四年　一七〇〜一九五頁（原形をとどめない）

第三章　「ウーマン・リブと生命倫理（完全版・第1部）」『生命・環境・科学技術倫理研究Ⅲ』千葉大学　一九九八年　一一〇〜一三八頁（大幅な削除と加筆）

第四章　「現代女性運動の生命論――田中美津の場合」山折哲雄編『日本文化と宗教』国際日本文化研究センター　一九九五年　一二七〜一五七頁（大幅な加筆）

第五章　「暴力としての中絶」『月刊フォーラム』一九九七年六月号　一九〜二九頁（大幅な加筆）「男性から見た避妊」『インパクション』一九九七年一一

月号　七六〜八〇頁（原形をとどめない）

第六章　「生命と優生思想」竹田純郎ほか編『生命論への視座』大明堂　一九九八年　一一五〜一三三頁（原形をとどめない）

＊それぞれの初出論文は、「森岡正博の生命学ホームページ」で、その全文が閲覧できる。

http://www.lifestudies.org/jp/

文献一覧

青木やよひ　1988　「生命とは何か」女の人権と性シンポジウム有志編『沈黙をやぶった女たち』ミネルヴァ書房：76-83

青野透　1999　「生体肝移植の適応拡大——臓器移植法改正論議の前提として」『金沢法学』第41巻2号：363-394

青野透　2000　「角膜移植と臓器移植法の基本理念——法はどう機能したか」植野妙実子編『清水睦先生古希記念論文集 現代国家の憲法的考察』信山社：327-349

青野透　2000　「脳死状態の一五歳未満の子どもからの臓器移植は、どのようにして認められるべきか？」『別冊法学セミナー・法学入門2000』：40

赤川学　1996　『性への自由／性からの自由』青弓社

秋葉聡　1987　「アメリカにおける障害新生児の「助命と生命維持」の諸問題」日本臨床心理学会編『「早期発見・治療」はなぜ問題か』：247-324

秋山洋子　1993　『リブ私史ノート』インパクト出版会

あごら編集部編　1983　『あごら』28号（優生保護法と優生思想を考える—産む産まない産めない）BOC出版部

浅井美智子・柘植あづみ　1995　『つくられる生殖神話——生殖技術・家族・生命』サイエンスハウス

安積純子　1990　『障害は私の個性——共に生き、共に学ぶ』神高教ブックレット16号、神奈川県高等学校教職員組合・高等学校教育会館

安積純子・岡原正幸・尾中文哉・立岩真也　1990　『生の技法——家と施設を出て暮らす障害者の社会学』藤原書店（増補・改訂版　1995）

安倍雄吉　1948　『優生保護法と妊娠中絶』時事通信社

池田祥子　1997　「「中絶」を語る言葉——「悲しいけれど必要なこと」『東京文化短期大学紀要』15号：17-24

石井美智子　1982　「優生保護法による堕胎合法化の問題点」東京大学社会科学協会『社会科学研究』34-4：113-173

石井美智子　1994　『人工生殖の法律学』有斐閣
石川准　1999　「障害、テクノロジー、アイデンティティ」石川准・長瀬修編『障害学への招待』：41-77
石川准・長瀬修編　1999　『障害学への招待』明石書店
石川美智子　1983　「自分のことばで語る反対運動を」『あごら』28号：260-261
李順愛　1992　「ノート・日本の女性運動」『インパクション』73号：174-179
市野川容孝・立岩真也　1998　「障害者運動から見えてくるもの」『現代思想』2月号：258-285
市野川容孝　1999　「優生思想の系譜」石川准・長瀬修編『障害学への招待』明石書店：127-157
市野川容孝　2000　「ドイツ——優生学はナチズムか？」米本昌平編『優生学と人間社会』：51-106
市野川容孝　2000　「北欧——福祉国家と優生学」米本昌平編『優生学と人間社会』：107-140
井上輝子　1975　「ウーマン・リブの思想」田中寿美子編『女性解放の思想と行動』時事通信社：215-235
井上輝子　1980　『女性学とその周辺』勁草書房
井上輝子・上野千鶴子・江原由美子編　1994　『日本のフェミニズム・第1巻・リブとフェミニズム』岩波書店
今井雅子　1992　「望まない子の出生に対する医師の責任」『比較法』東洋大学比較法研究所、第29号：159-187
上野千鶴子・田中美津　1987　『美津と千鶴子のこんとんとんからり』木犀社
上野輝将　1990　「出産をめぐる意識変化と女性の権利」女性史総合研究会『日本女性生活史・第5巻・現代』：101-131　東京大学出版会
梅原猛　1990　「脳死・ソクラテスの徒は反対する」梅原猛編『「脳死」と臓器移植』朝日新聞社（1992年：207-236）
江原由美子　1985　『女性解放という思想』勁草書房
江原由美子編　1996　『生殖技術とジェンダー』勁草書房
大越愛子　1996　『フェミニズム入門』筑摩書房
大越愛子　1996　『闘争するフェミニズムへ』未来社
大越愛子　1887　『近代日本のジェンダー——現代日本の思想的課題を問

う』三一書房
太田典礼　1967　『堕胎禁止と優生保護法』経営者科学協会
太田典礼編　1983　『中絶は殺人でない』人間の科学社
大橋由香子　1986　「産む産まないは女がきめる——優生保護法改悪阻止運動から見えてきたもの」女性学研究会編『女は世界をかえる』（講座女性学３）勁草書房：48-73
大橋由香子　1998　「女のからだへの国家管理と優生思想——堕胎罪・優生保護法への対抗論理を求めて」近藤和子編『性幻想を語る』（近代を読みかえる・第２巻）三一書房：42-74
荻野美穂　1994　『生殖の政治学——フェミニズムとバース・コントロール』山川出版社
荻野美穂　2001　『中絶論争とアメリカ社会』岩波書店
小沢牧子　1987　「産む性の問題としての早期発見・治療」日本臨床心理学会編『「早期発見・治療」はなぜ問題か』：323-367
小沢遼子　1973　「男の責任を問う！」『月刊ペン』12月号：76-83
小沢遼子　1983　「「産まぬ」ことと、女の人権」週刊ブックス特別取材班編『いまなぜ優生保護法「改正」か』：67-80
落合誓子　1983　「水子供養と霊魂教——生命尊重の旗印のかげで」社会評論編集部編『女の性と中絶——優生保護法の背景』社会評論社：59-70
折井美耶子編　1991　『資料・性と愛をめぐる論争』ドメス出版
女たちの現在を問う会編　1996　『全共闘からリブへ』インパクト出版会
女の人権と性シンポジウム有志編　1988　『沈黙をやぶった女たち』ミネルヴァ書房
貝谷久宣ほか　1996　「遺伝子・胎児診断に対する期待と疑問」『からだの科学』11月号：2-16
加藤シヅエ「まず何よりも避妊を」『あごら』28号：170-180
加藤秀一　1997　「ジェンダー論になにができるか」奥村隆編『社会学になにができるか』八千代出版：155-198
加藤秀一　1997　「愛せよ、産めよ、より高き種族のために——一夫一婦制と人種改良の政治学」大庭健・鐘ヶ江晴彦・長谷川真理子・山崎カヲル・山崎勉編『シリーズ【性を考える】3・共同態』専修大学出版局：201-25
加藤秀一　1998　『性現象論——差異とセクシュアリティの社会学』勁草

書房
加藤秀一ほか編　1993　『フェミニズム・コレクション　1・2・3』勁草書房
金井淑子　1985　『転機に立つフェミニズム』毎日新聞社
金井淑子　1989　『ポストモダン・フェミニズム――差異と女性』勁草書房
金井淑子　1992　『フェミニズム問題の転換』勁草書房
金井淑子　1997　『女性学の挑戦』明石書店
金井淑子　1997　「田中美津とフェミニズム」『理想』659号：2-19
金住典子　1984　「優生保護法と中絶の権利」『法学セミナー』25号：209-216
金住典子　1988　「堕胎罪を廃止し産む産まないの自己決定権の確立を」「女の人権と性」シンポジウム有志編『沈黙をやぶった女たち』ミネルヴァ書房：184-190
金森修　2000　「遺伝子改良の論理と倫理」『現代思想』9月号：98-117
加納実紀代　1994　『まだ「フェミニズム」がなかったころ』インパクト出版会
加納実紀代ほか　1996　座談会「リブセンをたぐり寄せてみる」女たちの現在を問う会編『全共闘からリブへ』インパクト出版会：204-251
河上睦子　1997　「生殖の技術化と「身体性」の自由」『理想』659号：72-82
河村直哉・中北幸家族　1999　『百合――亡き人の居場所、希望のありか』国際通信社
菊田昇　1983　「妊娠中絶と実子特例法」週刊ブックス特別取材班編『いまなぜ優生保護法「改正」か』現代書林：143-160
木村利人　1987　『いのちを考える』日本評論社
熊野純彦　1999　『レヴィナス入門』ちくま新書
熊野純彦　1999　『レヴィナス――移ろいゆくものへの視線』岩波書店
倉本智明　1997　「未完の＜障害者文化＞――横塚晃一の思想と身体」『社会問題研究』47巻1号（大阪府立大学社会福祉学部）：67-86
倉本智明　1999　「異形のパラドックス――青い芝・ドッグレッグス・劇団態変」石川准・長瀬修編『障害学への招待』：219-255
グループ・女の人権と性　1989　『ア・ブ・ナ・イ生殖革命』有斐閣選書
グループ「母性」解読講座編　1991　『母性を解読する』有斐閣

黒川清監修　2000　『ドナー・脳死・臓器移植：日本における移植医療の“現在”』アスペクト
剣持加津夫　1982　「小さな生命」日本教文社編『胎児は人間でないのか――優生保護法の疑問点』：53-57
香内信子編　1984　『資料・母性保護論争』ドメス出版
上埜さと子・青海恵子　1988　「女の「自己決定権」と生命」古川清治・山田真・福本英子編著『バイオ時代に共生を問う』柘植書房：45-75
厚生省「脳死に関する研究班」　1991　「脳死判定基準の補遺」中山研一編著『資料に見る脳死・臓器移植問題』：52-74
国際女性法研究会編　1993　『国際女性条約・資料集』東信堂
後藤弘子　1997　『少年犯罪と少年法』明石書店
小松美彦　1996　『死は共鳴する』勁草書房
小松美彦　2000　『黄昏の哲学：脳死臓器移植・原発・ダイオキシン』河出書房新社
駒野陽子　1998　「働くことも産むことも」女の人権と性シンポジウム有志編『沈黙をやぶった女たち』：42-50
斎藤千代　1983　「見えない＜道＞――優生保護法の系譜をたずねて、見たこと、考えたこと」『あごら』28号（優生保護法と優生思想を考える――産む産まない産めない）：4-73
斎藤有紀子　1996　「受精卵の着床前遺伝子診断の社会倫理的問題点」『助産婦雑誌』50-8:60-66
佐藤孝道　1999　『出生前診断――いのちの品質管理への警鐘』有斐閣
社会評論社編集部編　1983　『女の性と中絶：優生保護法の背景』社会評論社
週刊ブックス特別取材班編　1983　『いまなぜ優生保護法「改正」か』現代書林
女性学ゼミ　1987　「優生保護法に関する２つの調査」『女性学年報』第8号：84-98
須川豊　1983　『先天異常の発生予防と母子保健』日本家族計画協会
杉本健郎・裕好・千尋　1986　『着たかもしれない制服』波書房
鈴木貞美編　1995　『大正生命主義と現代』河出書房新社
鈴木貞美　1996　『「生命」で読む日本近代』ＮＨＫブックス
鈴森薫　1995　「胚生検――リスクとベネフィット」『産婦人科の世界』vol.47：17-23

青海恵子　1996　「障害にたいする漠然とした不安と恐怖」『インパクション』97号：6-13
「臓器移植」の性急な立法化に反対する連絡会編　1994　『いのちといのちの間で――私たちにとっての脳死・臓器移植問題』バオバブ社
平智子　1983　「産まれなかったおまえに」社会評論社編集部編『女の性と中絶：優生保護法の背景』社会評論社：97-102
立花隆　1986　『脳死』中央公論社
立花隆　1991　『脳死再論』中央公論社
立花隆　1992　『脳死臨調批判』中央公論社
立岩真也　1990　「「出て暮らす」生活」安積純子・岡原正幸・尾中文哉・立岩真也『生の技法――家と施設を出て暮らす障害者の社会学』：57-74
立岩真也　1992　「出生前診断・選択的中絶をどう考えるか」江原由美子編『フェミニズムの主張』：168-202　勁草書房
立岩真也　1997　『私的所有論』勁草書房
立岩真也　1999　「自己決定する自立――なにより、でないが、とても、大切なもの」石川准・長瀬修編『障害学への招待』：79-107
立岩真也　2000　『弱くある自由へ――自己決定・介護・生死の技術』青土社
田中美津　1972　『いのちの女たちへ――とり乱しウーマン・リブ論』田畑書店→1992河出文庫（頁指定は文庫版）
田中美津　1983　『何処にいようと、りぶりあん――田中美津表現集』社会評論社
田中美津　1983　「＜負＞の窓から見つめつつしどろもどろ生きる」『あごら』28号：188-195
田中美津　1995　『自分で治す冷え症』マガジンハウス
田中美津　1996　『いのちのイメージトレーニング』筑摩書房
田中美津　1997　『ぼーっとしようよ養生法』毎日新聞社
谷合規子　1983　『なみだの選択――ドキュメント優生保護法』潮出版社
谷奥克己　1973　「『羊水検査』実施のねらい!! ――優生保護法「改正」の意図と関連して――＜不幸な子どもを生まない運動とは＞」『臨床心理学研究』10月号：41-57
谷口弥三郎　1948　『優生保護法解説』研進社
玉井真理子　1999　「出生前診断・選択的中絶をめぐるダブルスタンダー

ドと胎児情報へのアクセス権」『現代文明学研究』2号：77-87
玉井真理子　1999　「出生前診断と胎児条項——ドイツの胎児条項廃止とドイツ人類遺伝学会」『信州大学医療技術短期大学研究紀要』24巻：49-60
玉井真理子　1999　「「障害」と出生前診断」石川准・長瀬修編『障害学への招待』明石書店：109-125
田間泰子　1991　「中絶の社会史」井上輝子・上野千鶴子・江原由美子編『日本のフェミニズム・第5巻・母性』：125-149　岩波書店
柘植あづみ　1991　「生殖技術と母性の未来」原ひろ子・舘かおる編『母性から次世代育成力へ——産み育てる社会のために』：169-179　新曜社
ＤＰＩ（障害者インターナショナル）女性障害者ネットワーク 1995「優生保護法、刑法堕胎罪の撤廃を求める要望書」『インパクション』97号(1996)：79-81
土屋貴志　1994　「『シンガー事件』と反生命倫理学運動」『生命倫理』vol.4,no.2:45-49
土屋貴志　1994　「分かちあいとしてのささえあい」森岡正博編著『「ささえあい」の人間学』：304-314
土屋貴志　1995　「『生まれてこなかったほうがよかったいのち』とは——障害新生児の治療停止を支える価値観」浅井美智子・柘植あづみ編『つくられる生殖神話——生殖技術・家族・生命』制作同人社：157-193
土屋貴志　1995　「生命の『置き換え可能性』について——P.シンガーの所論を中心に」『人文研究』（大阪市立大学文学部）第47巻第1分冊：63-84
土屋貴志　1998　「『bioethics』から『生命倫理学』へ——米国におけるbioethicsの成立と日本への導入」加藤尚武・加茂直樹編『生命倫理学を学ぶ人のために』世界思想社：14-27
土屋貴志　2001　「『臓器売買』容認論の倫理学的検討——臓器提供を増やすことは至上目的か」岸本武利監修、瀬岡吉彦・仲谷達也編『腎移植の医療経済』東京医学社：63-83
利光恵子　1996　「今こそ語ろう、自己決定って何だ!?」『インパクション』97号：66-69
中島みち　1985　『見えない死』文藝春秋

中島みち　2000　『脳死と臓器移植法』文春新書
永田えり子　1997　『道徳派フェミニスト宣言』勁草書房
中山研一　1992　『脳死論議のまとめ――慎重論の立場から』成文堂
中山研一　2000　「アメリカおよびドイツの脳死否定論」『法律時報』72巻9号：54-59
中山研一編著　1992　『資料に見る脳死・臓器移植問題』日本評論社
中山研一・福間誠之編　1998　『臓器移植法ハンドブック』日本評論社
日本医師会生命倫理懇談会　1988　「脳死および臓器移植についての最終報告」中山研一編著『資料に見る脳死・臓器移植問題』：86-100
日本家族計画連盟編　1983　『悲しみを裁けますか――中絶禁止への反問』人間の科学社
日本家族計画連盟編　1984　『女の人権と性――私たちの選択』径書房
日本教文社編　1982　『胎児は人間でないのか――優生保護法の疑問点』日本教文社
日本脳性マヒ者協会全国青い芝の会総連合会　1996　「「優生保護法」完全撤廃を求める要望書」『インパクション』97号：82-83
日本臨床心理学会編　1987　『「早期発見・治療」はなぜ問題か』現代書館
橳《ぬ》島《で》次郎　2000　「脳死と移植をめぐる政策問題」『臨床死生学』vol.5, No.1:54-60
橳《ぬ》島《で》次郎　2000　「臓器移植法見直し真の論点」『世界』11月号：130-139
沼崎一郎　1997　「＜孕ませる性＞の自己責任」『インパクション』105号：86-96
沼崎一郎　2000　「男性にとってのリプロダクティブ・ヘルス／ライツ――〈産ませる性〉の義務と権利」『国立婦人教育会館紀要』4号：15-23
野倉一也ほか　1997　「一時性脳粗大病変による無呼吸性昏睡状態で出現した四肢自動運動に関する研究」『臨床神経』37:198-207
唄孝一　1988　『臓器移植と脳死の法的研究――イギリスの25年』岩波書店
唄孝一　1989　『脳死を学ぶ』日本評論社
長谷川良夫　1996　「障害を肯定することは命を肯定すること」『インパクション』97号：18-20
浜渦辰二　1997　「見えないものの現象学のために」『西日本哲学年報』

第5号：83-94
フェミニズム199X研究会　1996　「生命論（倫理）と権利をめぐって――森岡正博「現代女性運動の生命論・田中美津の場合」を読む」『月刊フォーラム』10月号：8-20
福島みどり　1983　「ふりわけられる子どもたち――母子保健法と健康診査」社会評論社編集部編『女の性と中絶――優生保護法の背景』社会評論社：224-245
福本英子　1996　「生命倫理について」『インパクション』97号：58-65
不幸な子の生まれない対策室　1973　『幸福への科学』のじぎく文庫
藤目ゆき　1997　『性の歴史学－公娼制度・堕胎罪体制から売春防止法・優生保護法体制へ』不二出版
藤原史和・藤原康子　1993　『飛翔』自費出版
婦人共同法律事務所編著　1983　『いまなぜ優生保護法改悪か？』労働教育センター
古川清治・山田真・福本英子編著　1988　『バイオ時代に共生を問う』柘植書房
堀口悦子　1997　「リプロダクティブ・ヘルス／ライツの行方」アジア女性資料センター編『北京発、日本の女たちへ』明石書店：107-144
松尾智子　2000　「ドイツ人工妊娠中絶法における胎児条項をめぐる問題」『法の理論』19号：59-102
松原洋子　1997　「＜文化国家＞の優生法――優生保護法と国民優生法の断層」『現代思想』4月号：8-21
松原洋子　1998　「中絶規制緩和と優生政策強化――優生保護法再考」『思想』4月号：116-136
松原洋子　2000　「優生学批判の枠組みの検討」原ひろ子・根村直美編『「健康」と「ジェンダー」』お茶の水女子大学ジェンダー研究センター：37-47
松原洋子　2000　「優生学」『現代思想』2月臨時増刊号vol.28-3:196-199
松原洋子　2000　「日本――戦後の優生保護法という名の断種法」米本昌平編『優生学と人間社会』：169-236
溝口明代・佐伯洋子・三木草子編　1992　『資料・日本ウーマン・リブ史Ⅰ』松香堂
溝口明代・佐伯洋子・三木草子編　1994　『資料・日本ウーマン・リブ史Ⅱ』松香堂

溝口明代・佐伯洋子・三木草子編　1995　『資料・日本ウーマン・リブ史Ⅲ』松香堂
三波沖子　1972　「まさかわたしが……」秋山洋子『リブ私史ノート』インパクト出版会：279-285
宮本隆志　1986　「ニュー・ジャージー州における不法生命訴訟と不法出生訴訟」『英米法学』中央大学：61-68
宮地尚子　1998　「孕ませる性と孕む性——避妊責任の実体化の可能性を探る」『現代文明学研究』1号：19-29
向井承子　2001　『脳死移植はどこへ行く？』晶文社
村上節子　1972　「HOW TO CHUZETSU」秋山洋子『リブ私史ノート』：253-259
森岡正博　1988　『生命学への招待——バイオエシックスを超えて』勁草書房
森岡正博　1989　『脳死の人』東京書籍（1991 福武文庫→2000『増補決定版・脳死の人』法藏館）
森岡正博　1994　『生命観を問いなおす——エコロジーから脳死まで』ちくま新書
森岡正博　1994　「人間の選択と廃棄——生殖技術と倫理学」多田富雄・中村雄二郎編『生命——その始まりの様式』誠信書房：170-195
森岡正博編著　1994　『「ささえあい」の人間学』法藏館
森岡正博　1995　「現代女性運動の生命論——田中美津の場合」山折哲雄編『日本文化と宗教——宗教と世俗化』国際日本文化研究センター：127-157
森岡正博　1995　「日本におけるフェミニズム生命倫理の形成過程」『生命倫理』Vol.5 No.1:60-64
森岡正博　1995　「生殖系列細胞の遺伝子治療をめぐる倫理問題」『生命・環境・科学技術倫理研究資料集』千葉大学：190-197
森岡正博　1996　『宗教なき時代を生きるために』法藏館
森岡正博　1996　「ウーマン・リブと生命倫理」山下悦子編『講座：女と男の時空・現代編』藤原書店：37-67
森岡正博　1997　『自分と向き合う「知」の方法』PHP→2001にkinokopress.com（http://www.kinokopress.com）
森岡正博　1997　「脳死との出会い」柳田邦男編『現代日本文化論 6 ・死の変容』岩波書店：93-116

森岡正博　1997　「暴力としての中絶」『フォーラム』6月号　社会評論社：19-29
森岡正博　1998　「生命と優生思想」竹田純郎ほか編『生命論への視座』大明堂：115-133
森岡正博　1988　「総合研究の理念——その構想と実践」『現代文明学研究』第1号：1-18
森岡正博　1988　「ウーマン・リブと生命倫理（完全版・第１部）」『生命・環境・科学技術倫理研究Ⅲ』千葉大学：110-139
森岡正博　1998-2000　「無痛文明論」(1)-(6)『仏教』44号：62-96、45号：82-120、46号：97-131、47号：134-191、48号：151-187、49号：63-98 全文はhttp://member.nifty.ne.jp/lifestudies/mutsu.htm にて公開
森岡正博編　1999　『現代文明は生命をどう考えるか』法藏館
森岡正博　2000　「子どもにもドナーカードによるイエス、ノーの意思表示の道を」『論座』3-4月合併号：200-209→『増補決定版・脳死の人』法藏館
森岡正博　2000　「臓器移植法・「本人の意思表示」原則は堅持せよ」『世界』10月号：129-137
森岡正博　2001　「日本の「脳死」法は世界の最先端」『中央公論』2月号：318-327
森岡正博　2001　『引き裂かれた生命』kinokopress.com（http://www.kinokopress.com）
森崎和江　1965　『第三の性——はるかなるエロス』河出書房新社
森崎和江　1989　『大人の童話・死の話』弘文堂
森村進　1987　「生命技術・自由主義・逆ユートピア」長尾龍一・米本昌平編著『メタ・バイオエシックス』日本評論社：89-112
森山豊ほか　1972　「日本民族改造論」『母子保健』5月号：4-13
柳田邦男　1995　『犠牲——わが息子・脳死の11日』文藝春秋
柳田邦男　1998　『「犠牲 (サクリファイス) 」への手紙 』文藝春秋
山口研一郎・関藤泰子　1992　『有紀ちゃんありがとう』社会評論社
山田真　1988　「われらの内なる優生思想を問う」古川清治・山田真・福本英子編著『バイオ時代に共生を問う』柘植書房：137-165
横田弘　1979　『障害者殺しの思想』ＪＣＡ出版（1974に『炎群』として出版したものの加筆改訂版）

横塚晃一　1975　『母よ！殺すな』すずさわ書店
吉清一江　1973　「胎児考——堕胎罪と女の論理」『情況』2月号：17-29
吉武輝子　1983　「戦争への道づくり」社会評論社編集部編『女の性と中絶：優生保護法の背景』：10-37
米津知子　1983　「結論なんて出ないけれど……」日本家族計画連盟編『悲しみを裁けますか——中絶禁止への反問』：49-56
米津知子・大橋由香子　1998　「重さくらべや後回しからは、何も生まれない」『現代思想』2月号：234-242
米本昌平　1985　『バイオエシックス』講談社現代新書
米本昌平　1988　『先端医療革命』中公新書
米本昌平　1989　『遺伝管理社会』弘文堂
米本昌平　1998　『知政学のすすめ：科学技術文明の読みとき』中央公論社
米本昌平編　2000　『優生学と人間社会』講談社現代新書
米本昌平　2000　「生命科学の世紀はどこへ向かうのか」米本昌平編『優生学と人間社会』：237-275
臨時脳死及び臓器移植調査会答申　1992　「脳死及び臓器移植に関する重要事項について」中山研一編著『資料に見る脳死・臓器移植問題』：108-137
渡部昇一　1982　「お母さんの頭に角がはえた」日本教文社編『胎児は人間でないのか：優生保護法の疑問点』：15-23

Ad Hoc Committee 1968 A Definition of Irreversible Coma. *JAMA* vol.205,no.6:337-340.
Beauchamp,T.L.&Walters,L. 1982 *Contemporary Issues in Bioethics (second edition)*. Wadsworth Publishing.
Beauchamp,T.L.&Walters,L. 1989 *Contemporary Issues in Bioethics (third edition)*. Wadsworth Publishing.
Beauchamp,T.L.&Walters,L. 1994 *Contemporary Issues in Bioethics (fourth edition)*. Wadsworth Publishing.
Brody,Baruch 1975 "The Morality of Abortion," in Beauchamp, T.L.&Walters,L. 1982:240-250.
Buber,Martin 1950 "Urdistanz und Beziehung."（マルティン・ブーバー『哲学的人間学・ブーバー著作集4』みすず書房所収　1969:5-26）

Byrne,Paul A., O'Reilly,S., and Quay,Paul M. 1979 "Brain Death: An Opposing Viewpoint," *JAMA*, vol.242,no.18:1985-1990.

Byrne,Paul A. 1988 "Understanding Brain Death." http://www.all.org/issues/ie12.htm

Caplan,Arthur L., McGee,Glenn, and Magnus,David 1999 "What is immoral about Eugenics?" *British Medical Journal* 319-13:1284-1285.

Corea,Gena 1985 *The Mother Machine*. Harper&Row. （ジーナ・コリア『マザー・マシン』作品社　1993）

Davis,Colin 1996 *Levinas: An Introduction*. Polity Press. （コリン・デイヴィス『レヴィナス序説』国文社　2000）

Doherty,Peter(ed.) 1995 *Post-Abortion Syndrome: Its Wide Ramifications*. Four Courts Press.

Engelhardt,Jr. H.Tristram 1996 *The Foundations of Bioethics (second edition)*. Oxford U.P.

Flower,Michael J. 1985 "Neuromaturation of the Human Fetus," *Journal of Medicine and Philosophy* 10-3:237-251.

Hardache, H. 1994 "Response of Buddhism and Shinto to the issue of brain death and organ transplant," *Cambridge Quarterly of Healthcare Ethics* 3:585-601.

Holmes,H.B.and Purdy L.M.(eds.) 1992 *Feminist Perspectives in Medical Ethics*. Indiana University Press.

Heytens,Luc et al. 1989 "Lazarus Sign and Extensor Posturing in a Brain-dead Patient," *Journal of Neurosurgery* 71:449-451

Husserl,Edmund 1997 *Cartesianische Meditationen*. Philosophische Bibliothek Bd.291. （フッサール『デカルト的省察』岩波文庫　2001）

Jankelevitch,V. 1966 *La Mort. Flammarion.* （ジャンケレヴィッチ『死』みすず書房　1978）

Jonas, H. 1970 "Against the Stream" in Jonas, H., *Philosophical Essays*. University of Chicago Press 1980. （ハンス・ヨナス「死の定義と再定義」加藤尚武・飯田亘之編『バイオエシックスの展望』東海大学出版　1988：223-234）

Levinas,Emmanuel 1961 *Totalité et Infini*. Kluwer Academic Pub. （エマニュエル・レヴィナス『全体性と無限』国文社　1989）

Levinas,Emmanuel 1974 *Autrement qu'être ou au-delà de l'essence.*

Martinus Nijhoff.（エマニュエル・レヴィナス『存在の彼方へ』講談社学術文庫　1999）
Lock,Margaret 1995 "Commentary on Masahiro Morioka, "Bioethics and Japanese Culture", "*Eubios Journal of Asian and International Bioethics* 5:120-121.
Lock,Margaret 2000 "On Dying Twice: Culture, Technology and the Determination of Death," in Margaret Lock et al.(eds.), *Living and Working with the New Medical Technologies: Intersections and Inquiry*. Cambridge University Press:233-262.
Lock,M. and Honde,C. 1990 "Reaching Consensus about Death: Heart Transplants and Cultural Identity in Japan" in Weisz,G.(ed.) *Social Science Perspectives on Medical Ethics*. Philadelphia:University of Pennsylvania Press:99-119.
Mall,David&Watts,Walter F.(eds.) 1979 *The Psychological Aspects of Abortion*. University Publications of America.
Mandel,Steven Arenas,Apollo, and Scasta,David "Spinal Automatism in Cerebral Death," *The New England Journal of Medicine* vol.307,no.8:501.
Martí-Fàbregas,Joan et al. 2000 "Decerebrate-like Posturing with Mechanical Ventilation in Brain Death," *Neurology* 54:224
Merleau-Ponty,Maurice 1945 *Phenomenologie de la Perception*. Gallimard.（M・メルロー＝ポンティ『知覚の現象学』全2巻　みすず書房　1974）
Merleau-Ponty,Maurice 1964 *Le Visible et L'invisible*. Gallimard.（M・メルロー＝ポンティ『見えるものと見えないもの』みすず書房　1989）
Miyaji,T. Naoko 2001 "Friendly Persuation? Legislative Enforcement of Male Responsibility for Contraception," in Rosemarie Tong (ed.), *Globalizing Feminist Bioethics: Crosscultural Perspectives*. Westview Press.
Morioka,Masahiro 1995 "Bioethics and Japanese Culture," *Eubios Journal of Asian and International Bioethics* 5:87-90.
Morioka,Masahiro 1999 "Two Aspects of Brain Dead Being," *Eubios Journal of Asian and International Bioethics* 10:10-11.
Morioka,Masahiro 2001 "Reconsidering Brain Death: A Lesson from Japan's fifteen Years of Experience," *Hastings Center Report* 31,

no.4:41-46

Morioka,Masahiro & Sugimoto,Tateo 2001 "A Proposal for Revision of the Organ Transplantation Law Based on A Child Donor's Prior Declaration," *Eubios Journal of Asian and International Bioethics* 11:108-110

Numazaki,Ichiro 2000 "Difference, Care and Autonomy: Culture and Human Rights in the Movement for Independent Living among the Japanese with Disabilities," *Global Bioethics* vol.13,no.1-2:15-16

Olick,Robert S. 1991 "Brain death, Religious Freedom, and Public Policy: New Jersey's Landmark Legislative Initiative," *Kennedy Institute of Ethics Journal*, vol.1,no.4:275-288

Parens,Erik and Asch,Adrienne 2000 *Prenatal Testing and Disability Rights*. Georgetown University Press.

Potts,Michael; Byrne,Paul A., and Nilges,Richard G. 2000 *Beyond Brain Death::The Case against Brain Based Criteria for Human Death*, Kluwer Academic Publishers.

President's Commision for the Study of Ethical Problems in Medicine and Biomedical and Behavioral Research 1981 *Defining Death: A Report on the Medical, Legal nad Ethical Issues in the Determination of Death*.

Reardon,David C. 1987 *Aborted Women: Silent no More*. Loyola U.P.

Rix,Bo Andreassen 1999 "Brain Death, Ethics, and Politics in Denmark," in Youngner and Arnold (eds.), *The Definition of Death* (1999):227-238.

Ropper,Allan H. 1984 "Unusual Spontaneous Movements in Brain-dead Patients," *Neurology* 34:1089-1092.

Rothenberg,C.H.and Thomson,E.J.(eds.) 1994 *Women and Prenatal Testing*. Ohio State University Press. (ローゼンバーグ・トムソン『女性と出生前検査』日本アクセル・シュプリンガー出版 1996)

Saposnik,G. et al. 2000 "Spontaneous and Reflex Movements in Brain Death," *Neurology* 54:221

Ralph Seewald 2000 "A survey on the attitudes of 252 Japanese nurses toward Organ Transplantation and Brain Death," *Eubios Journal of Asian and International Bioethics* 10:72-76.

Siminoff,Laura A. and Bloch,Alexia 1999 "American Attitudes and Beliefs about Brain Death: The Empirical Literature," in Youngner and Arnold (eds.), *The Definition of Death* (1999):183-193.

Shewmon,D. Alan 1998 "Chronic 'brain death' : Meta-analysis and Conceptual Consequences," *Neurology* 51 :1538-1545

Singer,Peter 1993 *Practical Ethics - Second Edition*. Cambridge Unversity Press. （ピーター・シンガー『実践の倫理』昭和堂　1999）

Singer,Peter & Wells,Deane 1984 *The Reproductive Revolution: New Ways of Making Babies*. Oxford U.P.（P．シンガー＆D．ウェルズ『生殖革命』晃洋書房　1988）

Thomson.J.Judith, 1971 "A Defence of Abortion," *Philosophy and Public Affairs*, vol.1,no.1:47-66.（ジュディス・J・トムソン「人工妊娠中絶の擁護」加藤尚武・飯田亘之編『バイオエシックスの展望』東海大学出版　1988：82-93）

Tooley,Michael 1972 "Abortion and Infanticide," *Philosophy and Public Affairs*, vol.2,no.1:37-65.（マイケル・トゥーリー「嬰児は人格を持つか」加藤尚武・飯田亘之編『バイオエシックスの展望』東海大学出版 1988：94-110）

Truog,Robert D. 1997 "Is It Time to Abandon Brain Death?" *Hastings Center Report* 27:29-37

Urasaki,Eiichirou et al. 1992 "Preserved Spinal Dorsal Horn Potentials in a Brain-dead Patient with Lazarus' Sign," *Journal of Neurosurgery* 76:710-713

Veatch,Robert M. 1999 "The Conscience Clause: How Much Individual Choice in Defining Death Can Our Society Tolerate?" in Youngner and Arnold (eds.), *The Definition of Death*, 137-160

Warnock,Mary 1985 *A Question of Life: The Warnock Report on Human Fertilisation & Embryology*. Basil Blackwell.（メアリー・ワーノック『生命操作はどこまで許されるか』協同出版　1992）

Youngner et al. 1985 "Psychological and Ethical Implications of Organ Retrieval," *The New England Journal of Medicine*, vol.313,no.5:321-324.

Youngner, Stuart J. and Arnold, Robert M.(eds.), 1999 *The Definition of Death: Contemporary Controversies*. The Johns Hopkins University

Press.

＜定期刊行物・パンフレット＞
『あなたのために』兵庫県衛生部不幸な子どもの生まれない対策室　1969
『あゆみ』「青い芝の会」神奈川県連合会　1960-　（第1号から第58号までは創立30周年記念号『あゆみ』として上中下3巻に製本されている）
『中ピ連ニュース・ネオリブ』中絶禁止法に反対しピル解禁を要求する女性解放連合　1972-1975
『リブニュース・この道ひとすじ』リブ新宿センター　1972-1977
『リブ論第1集・ノアの箱船――中絶禁止法―優生保護法改悪反対!!資料集』ぐるーぷ闘うおんな・緋文字・闘う女性連盟・集団エスイーエックス共同製作1972
『優生保護法改悪とたたかうために』 '82優生保護法改悪阻止連絡会　1982

著者略歴

1958年高知県生まれ。大阪府立大学教員。哲学・生命学。著書に、『生命学への招待』(勁草書房),『脳死の人』『宗教なき時代を生きるために』(法蔵館),『生命観を問いなおす』『意識通信』(筑摩書房),『引き裂かれた生命』『自分と向き合う「知」の方法』(kinokopress.com)など。

生命学ホームページ:http://www.lifestudies.org/jp/
電子メール:lifestudies@nifty.com

生命学に何ができるか　脳死・フェミニズム・優生思想

2001年11月10日　第1版第1刷発行
2002年3月15日　第1版第3刷発行

著者　森《もり》岡《おか》正《まさ》博《ひろ》
発行者　井村寿人

発行所　株式会社　勁《けい》草《そう》書房

112-0005　東京都文京区水道2-1-1　振替　00150-2-175253
(編集)電話　03-3815-5277／FAX　03-3814-6968
(営業)電話　03-3814-6861／FAX　03-3814-6854
本文組版　A&Dスタジオ・平文社・鈴木製本

ISBN4-326-65261-6　Printed in Japan

http://www.keisoshobo.co.jp

森岡正博　生命学への招待　バイオエシックスを超えて　四六判　二七〇〇円
山田昌弘　家族というリスク　四六判　二四〇〇円
浅野智彦　自己への物語論的接近　家族療法から社会学へ　四六判　二八〇〇円
江原由美子編　フェミニズムとリベラリズム　フェミニズムの主張5　四六判　二七〇〇円
上野千鶴子編　構築主義とは何か　四六判　二八〇〇円
奥村　隆　エリアス・暴力への問い　四六判　三八〇〇円
金野美奈子　OLの創造　意味世界としてのジェンダー　四六判　二四〇〇円
小山静子　家庭の生成と女性の国民化　四六判　三〇〇〇円
米山千代　「家」の存続戦略　歴史社会学的考察　A5判　四五〇〇円
木村涼子　学校文化とジェンダー　四六判　二七〇〇円
赤川　学　セクシュアリティの歴史社会学　A5判　五〇〇〇円
瀬地山角　東アジアの家父長制　ジェンダーの比較社会学　四六判　三二〇〇円
吉澤夏子　女であることの希望　ラディカル・フェミニズムの向こう側　四六判　二二〇〇円

＊表示価格は二〇〇二年三月現在。消費税は含まれておりません。